AF501821

PRÉCIS THÉORIQUE & PRATIQUE

DE

NEURO-HYPNOLOGIE

ÉTUDES SUR L'HYPNOTISME

ET

LES DIFFÉRENTS PHÉNOMÈNES NERVEUX PHYSIOLOGIQUES ET PATHOLOGIQUES QUI S'Y RATTACHENT

PHYSIOLOGIE, PATHOLOGIE, THÉRAPEUTIQUE, MÉDECINE LÉGALE,

PAR

LE Dr PAUL JOIRE

ANCIEN INTERNE DES HOPITAUX,
ANCIEN MÉDECIN MAJOR.

PARIS
A. MALOINE, LIBRAIRE-ÉDITEUR
91, BOULEVARD SAINT-GERMAIN, 91

1892

PRÉCIS THÉORIQUE ET PRATIQUE

DE

NEURO-HYPNOLOGIE

ÉTUDES SUR L'HYPNOTISME

DIJON, IMPRIMERIE DARANTIERE
Rue Chabot-Charny, 65.

PRÉCIS THÉORIQUE & PRATIQUE

DE

NEURO-HYPNOLOGIE

ÉTUDES SUR L'HYPNOTISME

ET

LES DIFFÉRENTS PHÉNOMÈNES NERVEUX PHYSIOLOGIQUES
ET PATHOLOGIQUES QUI S'Y RATTACHENT

PHYSIOLOGIE, PATHOLOGIE, THÉRAPEUTIQUE,
MÉDECINE LÉGALE,

PAR

LE Dr PAUL JOIRE

ANCIEN INTERNE DES HOPITAUX,
ANCIEN MÉDECIN MAJOR.

PARIS
A. MALOINE, LIBRAIRE-ÉDITEUR
91, BOULEVARD SAINT-GERMAIN, 91

1892

AVANT-PROPOS

Cette étude sur l'hypnotisme et les différents phénomènes nerveux, physiologiques ou pathologiques qui s'y rattachent, est un résumé aussi exact que possible des nombreux travaux qui, depuis quelques années, ont eu pour objet cette branche si importante de la physiologie pathologique du système nerveux.

Les principaux chapitres sont tirés des leçons et des publications des maîtres les plus autorisés qui se sont livrés à l'étude spéciale de cette matière.

Pour citer les plus éminents, comme pour

rendre à chacun ce qui lui est dû, disons de suite qu'on y trouvera les enseignements de MM. Luys, Richet, Dumontpallier, Jaccoud, Brouardel, Bernheim, Beaunis, Mesnet, Richer, Feré, Magnan, Legrand du Saule, Burq, Liébault, Bérillon, etc...

Nous signalons des faits qui s'appuient sur les lois les plus certaines et les découvertes les plus récentes de la physiologie ; nous citons des observations d'une authenticité incontestable ; mais il faut bien se garder d'aller au delà et de vouloir tirer des uns ou des autres des conclusions philosophiques auxquelles ils ne peuvent conduire. N'oublions pas que nous sommes ici dans le domaine purement scientifique de la physiologie, et que nous ne faisons que constater des phénomènes de la nature, dont nous cherchons l'explication physiologique.

Ces faits ne peuvent donc porter atteinte à aucun système philosophique, quel qu'il soit.

Un fait authentique ne peut contredire une vérité sûrement prouvée ; si nous ne voyons pas, tout d'abord, les traits qui les unissent, il ne faut nous en prendre qu'à l'insuffisance de nos connaissances actuelles.

Il importe à beaucoup d'étudier ces faits dont le monde parle trop sans les connaître ; car, s'ils présentent des inconvénients ou des dangers, ce n'est pas en fermant les yeux que l'on pourra les éviter.

C'est à la science qu'il appartient de faire connaître ces faits, réputés merveilleux, que le vulgaire aime à entourer de mystère ; non pas pour se complaire comme lui dans le vague et les ténèbres, mais pour soulever les voiles qui couvrent la vérité et l'éclairer de sa lumière.

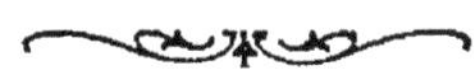

PRÉCIS THÉORIQUE ET PRATIQUE

DE

NEURO-HYPNOLOGIE

CHAPITRE PREMIER

Activité cérébrale. — Sommeil. — Rêves.

Le système nerveux est composé de masses centrales desquelles partent des prolongements périphériques qui vont se répandre dans toutes les parties de l'organisme et les mettent en rapport avec les centres nerveux. Le système nerveux est le siège de la sensibilité générale, des perceptions sensorielles et des facultés intellectuelles et affectives ; il est l'agent incitateur des mouvements volontaires et involontaires ; et il tient, jusqu'à un certain point, sous sa dépendance les fonctions de nutrition.

Dans les masses centrales, on distingue des centres cérébraux particuliers qui sont le siège fonctionnel des facultés connues sous les noms d'instinct, d'intelligence, de volonté, de mémoire, etc.

Les phénomènes réflexes sont ceux par lesquels une excitation, amenée par un nerf centripète ou sensitif à une masse nerveuse centrale, est réfléchie par celle-ci sur un nerf centrifuge ou moteur, de manière à aller provoquer un effet physiologique nouveau tel que la contraction d'un muscle, la sécrétion d'une glande, ou toute autre manifestation périphérique ; mais sans produire de sensation consciente.

Au moment de la formation du jeune être les différents éléments qui composent le système nerveux apparaissent successivement dans un ordre régulier. De même plus tard l'activité automatique de ces divers éléments s'éveille à des époques variables et en suivant le même ordre. Ainsi l'axe spinal, étant dans l'évolution régulière du système nerveux, plus hâtivement développé que le cerveau, ses manifestations automatiques sont déjà aptes à révéler leur existence, alors qu'elles ne se montrent pas encore dans la substance grise cérébrale.

(*) L'activité automatique se développe ensuite peu à peu dans le cerveau en suivant les progrès du développement physique. C'est à l'arrivée des incitations extérieures qui viennent mettre en jeu sa sensibilité dans les divers foyers où elle se concentre, que le jeune être commence à bénéficier du développement de l'activité de son instrument cérébral. C'est par le travail des impressions et des ébranlements continus qui retentissent incessamment dans toutes les régions de son sensorium, que le monde extérieur pénètre en lui, et que les cellules cérébrales acquièrent les énergies spécifiques dont elles sont pourvues. Ainsi le développement mental s'accentue avec cette rapidité prodigieuse qui fait notre étonnement.

(*) Luys, *le Cerveau et ses fonctions.*

En même temps que le monde physique pénètre en lui et y laisse ses empreintes, le petit être commence à sentir les émotions, et à voir se développer en lui les éléments primordiaux de la sensibilité commune. Il sent déjà par lui-même, et, par la vitalité propre de son sensorium, éprouve et diversifie les sensations; bientôt il reconnaît quelles sont les choses et les personnes qui lui sont agréables, quelles sont celles qui lui sont désagréables. Ses premiers sentiments éclatent ainsi, se développent et se perpétuent en vertu des mêmes forces vives inconscientes et sans que la personnalité intervienne d'une façon directe.

Cette notion de la personnalité consciente, comme toutes les opérations actives de l'organisme, n'arrive pas d'emblée à ce degré de perfectionnement complet sous lequel elle se présente chez l'adulte. Elle est rudimentaire tout d'abord chez l'individu qui vient de naître. Dans les premiers temps de la vie, elle est vague, indécise et confuse, aussi imparfaite que les appareils organiques qui servent à lui rapporter les impressions produites par les objets extérieurs et à manifester les sensations qui en résultent.

Ce n'est que peu à peu, par l'effet du développement des appareils sensoriels et de ceux de l'activité cérébrale, que le jeune être arrive à distinguer ses sensations, à voir, à entendre et à garder un souvenir conscient des impressions perçues. L'enfant alors se voit, il se sent se mouvant, il a notion consciente de son activité propre, et de plus il sent les choses qui ont flatté ou contrarié les régions sensitives de son être et qui ont sollicité d'une façon quelconque l'intervention de sa personnalité. En même temps il touche, il voit les objets ambiants ; il sent que tout ce qui l'environne n'est pas lui, que tout cela est extérieur à lui et à sa sensibilité intime. Dès lors un travail incessant se crée inconsciemment dans son esprit ; une sélection naturelle s'opère dans l'ensemble des acquisitions faites, et tandis que les impressions irradiées des régions sensitives de son organisme se fusionnent en une notion homogène de sa personnalité, les impressions du monde extérieur en restent isolées, formant un groupe à part, hétérogène, mais classé désormais comme contingent, d'origine extérieure et indépendant des premières.

Ainsi se développe chez l'enfant la notion de la personnalité consciente, d'abord par les sensations les plus rudimentaires qui font entrer en activité et développent les centres nerveux où s'accomplissent les opérations les plus générales. Plus tard les organes des sens et les embranchements sensoriels du système nerveux s'affinissent, se perfectionnent, et achèvent de mettre l'enfant en communication directe avec le monde extérieur et les autres êtres.

A ce moment les diverses impressions perçues forment déjà des courants déterminés ; les idées anciennes imprimées dans la mémoire peuvent être réveillées par la production d'idées nouvelles. C'est alors que commencent à se produire les associations d'idées, les jugements, les raisonnements les plus simples (*).

Ceci posé, et l'organisation cérébrale arrivée elle-même à ce degré de développement et de puissance

---

(*) Luys, *loc. cit.*

active, nous pouvons analyser les phénomènes de l'activité cérébrale.

Au point de vue de leur développement, ils se réduisent tous, sous une forme abrégée, pour le cerveau comme pour la moelle, en une série de processus, d'opérations physiologiques régulièrement enchaînées dérivant toutes les unes des autres, se compliquant dans leurs phases diverses, mais ayant toujours un fonds commun d'opérations élémentaires.

On peut décomposer en trois phases le mode d'évolution des différents processus de l'activité cérébrale.

La première phase correspond au moment où les impressions extérieures sont communiquées aux centres nerveux par l'intermédiaire des nerfs centripètes, organes des sens, nerfs sensitifs. La seconde phase correspond à la mise en activité du centre cérébral sous l'influence de l'impression reçue. Ce centre, en réagissant lui-même, peut encore en exciter d'autres et augmenter ainsi à l'infini la complexité de l'opération. La troisième phase est celle par laquelle les centres cérébraux, ainsi mis en œuvre, manifestent leur impression à l'extérieur. Cette troisième phase, comme les autres, existe toujours ; mais elle n'est pas toujours perçue par le sujet, car elle peut être consciente et volontaire, consciente et involontaire, ou enfin inconsciente et involontaire.

Tel est le processus élémentaire et constant de l'activité cérébrale ; mais il est loin de se présenter souvent dans toute sa simplicité. Outre la complexité fréquente des incitations, l'activité cérébrale est souvent modifiée d'une façon temporaire ou permanente, provoquée ou spontanée, de manière à se présenter sous une forme qui cache la marche normale de son fonctionnement.

Une modalité transitoire de l'activité cérébrale, qui rentre absolument dans les modifications normales des centres nerveux et qui a une importance capitale dans cette étude, c'est l'état de sommeil.

(*) Le sommeil est une fonction de réparation, c'est une détente, un repos, un temps de suspension d'activité, qui permet à l'homme de recommencer les travaux qu'il a interrompus la veille. Toutes les fonctions ne sont pas suspendues par le sommeil, loin de là ; ainsi le cœur continue à battre, le sang à circuler dans les vaisseaux, l'estomac à digérer, les glandes diverses à sécréter ; l'activité cérébrale elle-même n'est que suspendue en partie, ainsi que le prouvent nos rêves nocturnes. Le sommeil suspend surtout les actes sensoriels et les fonctions du système musculaire locomoteur.

Le sommeil n'est pas seulement un repos, mais aussi une opération d'accumulation de forces. Cette condensation de force, si je puis m'exprimer ainsi, n'est pas égale dans tout sommeil ; elle varie suivant le moment du sommeil, suivant l'individu, suivant les circonstances du sommeil lui-même ; de sorte que le résultat de cette fonction d'accumulation n'est pas en rapport avec la durée du sommeil.

Comment expliquer ce fait bizarre en apparence, que celui qui semble dépenser le plus est celui qui dort le moins. Ainsi c'est l'enfant qui dort le plus ; chez l'adolescent, l'adulte, le sommeil diminue de durée ;

(*) Lasègue, *Leçon sur le sommeil*, rés.

enfin, c'est le vieillard qui dort le moins, il dort à peine le quart du temps d'autrefois. Il ne faut pas considérer le sommeil comme une réparation nécessaire seulement proportionnellement à la somme de travail produit à l'extérieur. Si le travail extérieur peut être considéré comme moins considérable chez l'enfant, en revanche le travail de la croissance, qui se produit incessamment en lui et dans tous ses organes, absorbe une dépense considérable de forces de son organisme tout entier.

Après une certaine dépense de forces ou d'activité, le sommeil devient un besoin impérieux, une nécessité telle qu'un individu pris subitement du besoin de dormir, de l'appétit du sommeil, ne peut y résister.

On rapporte l'histoire d'un garçon marchand de vins qui, pris ainsi dans l'exercice de ses fonctions, d'une envie subite de dormir, y succomba instantanément, debout, le verre en main, tandis qu'il servait une pratique, au grand étonnement du consommateur, pour se réveiller quelques minutes plus tard à la façon des hypnotiques.

De même un garçon de magasin, employé à porter en ville des paniers remplis de cristaux, se sentait pris tout à conp de l'appétit du sommeil et s'endormait subitement dans la rue, le panier sur l'épaule, le dos appuyé contre un mur ou contre un bec de gaz.

Dans d'autres conditions il s'annonce différemment et affecte une certaine durée. Un jour, une jeune fille de seize à dix-sept ans, habitant la campagne, est prise tout à coup, à l'église, d'un besoin de dormir dont elle a parfaitement conscience, et rentre au plus tôt chez elle avec sa mère. Elle se déshabille, se met au lit et dort trois jours de suite, sans qu'il y ait catalepsie, sans qu'elle présente aucun signe d'hypnotisme. Elle se réveille ensuite lentement et reprend sa vie ordinaire, pour retomber au bout d'un mois dans un sommeil semblable.

D'autres fois le sommeil irrésistible et spontané est de nature hypnotique.

(*) Un riche fermier de Normandie s'en va chasser avec quelques amis ; c'est un homme jeune, trente ans, marié, sobre. En traversant un pré il s'assoit et s'endort. Au bout d'un certain temps, ses amis, ne le voyant plus, l'appelant en vain de tous côtés, se mettent à sa recherche ; ils le trouvent enfin endormi et le secouent de toutes façons sans pouvoir le réveiller. On le transporte chez lui toujours endormi, et ce n'est qu'au bout de sept heures qu'on parvient à le réveiller.

Le lendemain même sommeil survenant subitement, alors qu'il était dans sa cour. Et tous les jours ainsi, à dater de ce moment, il s'endormit à des heures variables. On put constater chez cet homme un sommeil absolument hypnotique, à ce point que sa femme le réveillait hypnotiquement aussi en lui soufflant sur la figure. Une petite fille, plus hypnotique encore, s'endormait périodiquement chaque jour à huit heures précises ; qu'il fît jour ou qu'il fît nuit, que la pendule avançât ou retardât, elle s'endormait à une heure fixe et toujours la même.

L'exemple le plus intéressant est celui de cette comtesse belge qui, pendant deux ans, s'endormait chaque soir, à neuf heures précises, quoi qu'elle fît,

---

(*) Lasègue. Cité par Lasègue.

restant figée pour ainsi dire dans l'action commencée au moment du sommeil. Mais là s'ajoutait la catalepsie ; elle restait fixe, la bouche ouverte, dans la même position jusqu'au lendemain matin.

Le sommeil naturel peut être provoqué ou favorisé par une action physique extérieure, et ce n'est pourtant pas le sommeil hypnotique, qui est le vrai sommeil provoqué. Cette action peut être un mouvement continu et uniforme comme le bercement par lequel on amène si souvent le sommeil chez les enfants, comme l'ébranlement d'une voiture qui porte si facilement au sommeil dans les voyages du soir. Le sommeil est encore provoqué par un son monotone, une pensée fastidieuse, et ces causes peuvent se réunir entre elles et à d'autres causes occasionnelles. C'est ainsi qu'un prédicateur ennuyeux, un cours peu intéressant, surtout après un repas et dans un lieu chauffé, provoquent un sommeil irrésistible qui n'a rien d'hypnotique.

Le sommeil offre de nombreuses variétés dans son invasion, sa durée, sa fin et son degré de profondeur suivant le caractère de la veille qui a précédé, la constitution individuelle, l'habitude et l'état actuel des excitants extérieurs et intérieurs. Chacun a, sous le rapport du sommeil, ou du besoin qu'a le système nerveux de se refaire, sa constitution propre. Tel éprouve plus fréquemment le besoin de dormir, tel autre peut veiller plus longtemps.

Généralement le besoin du sommeil paraît être en raison de l'excitabilité et de l'activité du système nerveux. L'habitude a une influence sur le sommeil, comme sur tout autre acte organique. Le sommeil revient en général périodiquement à la même heure, et il est d'autant plus réparateur et s'établit d'autant plus facilement qu'il est plus régulièrement périodique.

L'activité cérébrale n'est pas complètement suspendue pendant le sommeil ; bien souvent au contraire elle entre en action et semble produire un travail considérable dans les rêves.

Le rêve est l'activité psychique propre au sommeil, activité caractérisée principalement par une succession continue de faits d'imagination créatrice. Les rêves, longtemps considérés comme des actes surnaturels, comme des avertissements célestes, des présages de l'avenir, sont le produit d'un travail du cerveau irrégulier et non réglé par la volonté. Les rèves peuvent être rapprochés des phénomènes du délire, des hallucinations, de l'extase ; la seule différence, c'est que dans les rêves le travail irrégulier du cerveau se fait pendant le sommeil, tandis que dans les autres états il se fait pendant la veille, ce qui rend le sujet qui les éprouve porté à croire à la réalité de ces chimères. Souvent les rêves ont par leur nature quelques rapports avec la cause qui oblige le cerveau à les engendrer. Souvent ils sont relatifs aux travaux, aux passions qui ont occupé pendant la veille, parce que ceux-ci ont laissé dans l'organisme une susceptibilité particulière à les produire. Chez certains individus, ils se rapportent à une période de la vie déjà éloignée, et la même période peut revenir fréquemment dans les rêves.

Les rèves se bornent quelquefois à la production d'actes intellectuels, ou à la mise en jeu de quelques facultés affectives. Mais d'autres fois, ils s'accompagnent de tous les phénomènes expressifs qui, dans l'état de veille, auraient été la conséquence de l'impression des centres cérébraux ; on se meut, on parle, on gémit, on se plaint, on chante. Si la passion mise en jeu produit une vive émotion, la respiration est haletante, entrecoupée de soupirs, le cœur palpite avec force, on éprouve la même angoisse que si l'on était en proie à la passion la plus réelle ; les sensations qu'on éprouve alors sont même plus vives, parce que, les actions ordinaires de la veille étant suspendues, ces sensations sont ressenties sans distractions. Certaines des idées et émotions qui se produisent dans les rêves prennent quelquefois leur source dans des impressions extérieures au sensorium. C'est ainsi qu'une sensation pénible, causée par un membre placé dans une situation gênante, donne l'idée que ce membre est lié et retenu par une personne étrangère ; et comme la volonté n'a pas assez d'empire pour nous faire changer de position, nous rêvons que nous faisons de vains efforts pour nous soustraire à cette étreinte ou pour fuir un danger. Mais le plus souvent les idées des rêves naissent spontanément par des excitations internes du sensorium. Selon le degré de profondeur du sommeil, on conserve ou non le souvenir de ses rêves, quelquefois on s'interroge pour savoir s'ils sont un songe ou une réalité.

Quelquefois pendant le sommeil, se reproduisent de véritables travaux intellectuels, et que la volonté semble diriger. Il n'est personne qui, en dormant, n'ait travaillé les divers objets de ses études. Souvent on résout alors tout à coup avec promptitude des difficultés de mémoire, de jugement, d'imagination qu'on n'avait pu vaincre pendant la veille, et l'on est étonné de la fécondité de ses idées et de la facilité avec laquelle on les exprime alors. La mémoire et les sens subissent parfois pendant le sommeil une exaltation considérable qui peut paraître extraordinaire. Brière de Boismont, dans son ouvrage « *Des Hallucinations* », cite ce fait très remarquable qu'il emprunte lui-même à Abercromby. Une jeune fille de sept ans, de la plus basse extraction, occupée dans une ferme à conduire un troupeau, avait l'habitude de coucher dans une pièce qui n'était séparée que par une mince cloison de celle habitée par un joueur de violon. Ce dernier, musicien ambulant d'une grande force, passait souvent une partie de la nuit à jouer des morceaux choisis qui n'étaient pour l'enfant qu'un bruit désagréable. Après une résidence de six mois, cette fille tomba malade et fut conduite chez une dame charitable qui, après sa convalescence, l'employa comme domestique. Il y avait déjà quelques années qu'elle avait été admise chez cette dame, lorsqu'on commença à entendre pendant la nuit une très belle musique qui excita beaucoup de surprise et d'intérêt dans la famille. Ce ne fut qu'au bout d'un certain nombre de veilles qu'on reconnut que le son venait de la chambre de la domestique. On s'y rendit et on la trouva endormie, mais modulant des sons absolument semblables à ceux d'un petit violon.

Deux heures s'étaient écoulées dans cet exercice; elle commença à s'agiter, préluder par des accords qui semblaient sortir d'un violon, puis elle attaqua des morceaux de musique savante, qu'elle exécuta avec beaucoup de soin et de précision ; les sons qu'elle émettait ressemblaient aux plus délicates modulations de cet instrument. Pendant l'exécution de ces morceaux elle s'arrêta plusieurs fois pour accorder son instrument, et recommença, de la manière la plus correcte, le morceau au passage même où elle l'avait laissé.

Ces paroxysmes avaient lieu à des intervalles inégaux qui variaient d'une à quatorze et même vingt nuits. Ils étaient généralement suivis de la fièvre et de douleurs dans diverses parties du corps.

Durant cet état maladif, qui se prolongea dix à onze ans, elle se montrait, à son réveil, bornée, maladroite, très lente à recevoir toute espèce d'instruction, quoiqu'on prît beaucoup de soin dans ce but ; son intelligence était évidemment très inférieure à celle des autres domestiques ; elle n'avait plus alors aucune aptitude pour la musique ; elle ne paraissait pas avoir souvenir de ce qui se passait pendant son sommeil.

Les sons et les morceaux entendus par cette jeune fille, ceux qui avaient frappé son oreille pendant son sommeil, plus encore peut-être que les autres, s'étaient gravés dans sa mémoire tout à fait à son insu. Plusieurs années après, se trouvant dans des conditions particulières d'activité et de sensibilité nerveuse, ce souvenir reparaissait tout à coup dans tous ses détails, et sa voix reproduisait, sans en omettre aucun, tous les sons qui avaient frappé ses oreilles bien des années auparavant.

Souvent, comme dans le cas que nous venons de citer, il ne reste rien, pas même un souvenir après le réveil, des rêves qui ont été créés par l'imagination durant le sommeil ; mais quelquefois le courant cérébral, produit pendant le rêve, garde pendant un certain temps après le réveil une aptitude particulière à se développer de nouveau. C'est ainsi que le souvenir conscient ou inconscient des rêves de la nuit peut, pendant la journée qui suit, avoir une certaine influence sur les idées, sur le caractère et même sur les actes du sujet.

Bibliographie des auteurs cités dans ce chapitre : — Luys, *le Cerveau et ses fonctions*. — Lasègue, *Leçon sur le sommeil*, rés. — Brierre de Boismont, *des Hallucinations*.

CHAPITRE DEUXIÈME

Mémoire. — Exaltation de la mémoire. — Maladies de la mémoire. — Mémoire criminelle. — Mémoire auditive. — Imagination.

La mémoire est une des facultés fondamentales de l'intelligence. Sa fonction est double, et, à vrai dire, on entend par mémoire deux facultés fort différentes : 1° la conservation ; 2° la reproduction, le rappel des idées. Par idées, il faut entendre ici tous les faits, les états, les événements dont nous avons eu conscience, les impressions des sens internes et externes, les émotions, les pensées de toutes sortes, les actes volontaires.

La conservation des souvenirs a lieu hors de la conscience, le nombre des idées ainsi conservées à l'état latent ou statique est incalculable : des sciences entières, une quantité prodigieuse de faits lus ou observés, peuvent exister virtuellement en nous alors que nous pensons à tout autre chose. Au contraire la reproduction des idées ou remémoration se fait d'une manière successive ; normalement les idées reviennent une à une à la conscience, et dans ce retour elles suivent les lois de l'association des idées. On entend par là qu'elles sont soit amenées à la conscience par les rapports qu'elles ont soit entre elles, soit avec les idées nouvelles ou les sensations nouvelles.

La mémoire, dans le détail de son action, n'est pas soumise à la volonté ; néanmoins nous pouvons, par un acte volontaire d'attention, diriger notre esprit vers l'ordre d'idées que nous cherchons à rappeler, ou vers l'ordre d'actes que nous désirons accomplir ; et alors encore, c'est par l'association des idées que nous arrivons à notre but.

La mémoire est de toutes nos facultés intellectuelles celle qui faiblit la première ; mais, comme sa vivacité est en rapport avec celle des impressions reçues, il en résulte que, tout en s'éteignant graduellement avec l'âge à l'égard des idées nouvelles, elle reste active pour les idées anciennes et d'autant plus que celles-ci se rapprochent plus de l'adolescence et même de l'enfance. Nous pouvons par l'exercice augmenter et modifier considérablement la mémoire comme aussi lui donner une direction particulière ; nos goûts, nos professions, déterminent, avec notre spécialité intellectuelle, la spécialité de notre mémoire.

(*) La mémoire doit être différemment comprise suivant qu'on l'envisage au point de vue de la biologie ou de la psychologie. En physiologie générale elle peut être considérée comme une propriété très géné-

---

(*) Legrand du Saule, *les Maladies de la mémoire*. Leç. Rés.

rale, commune à divers et peut-être à tous les éléments anatomiques. Les cellules de la moelle, par exemple, ont leur mémoire comme celles du cerveau, et les actes réflexes coordonnés résultent de l'habitude que ces cellules ont acquise et conservent de fonctionner d'une certaine façon. Il va sans dire que nous ne saurions avoir en vue ici que la mémoire cérébrale, la seule dont on ait à s'occuper en psychologie comme en clinique mentale.

L'exercice régulier de la mémoire suppose plusieurs conditions : 1° l'intégrité des cellules nerveuses qui sont, dans le cerveau, préposées au souvenir, quel que soit d'ailleurs le siège encore indéterminé de ces cellules ; 2° le fonctionnement normal de ces éléments anatomiques, fonctionnement qui, sans lésion au moins grossière de la structure, peut être entravé par diverses influences agissant directement sur la cellule, comme la fatigue, par exemple ; 3° une irrigation sanguine suffisante, ni trop peu ni trop active ; 4° l'intégrité de la constitution chimique du sang ; la présence, dans cette humeur, de substances toxiques étant susceptibles d'apporter une perturbation plus ou moins profonde dans le jeu physiologique des éléments cellulaires.

Toutes les altérations de la mémoire dépendent de la réalisation défectueuse de l'une ou de plusieurs des conditions précitées ; du moins la pathologie générale nous autorise à le penser.

C'est principalement dans les empoisonnements par des substances venues du dehors, que les troubles de cette faculté acquièrent une importance quelquefois remarquable. Les poisons qui, comme l'alcool, le plomb, sont susceptibles de déterminer des accidents aigus (delirium tremens, encéphalopathie saturnine) amènent par cela même des désordres de la mémoire, soit exaltation, soit dépression, qui se produisent dans toutes les variétés de délire maniaque ou de délire à tendance comateuse. Forbes Winslow rapporte, d'après Combes, l'observation très curieuse d'un portier irlandais qui oubliait, lorsqu'il était dégrisé, ce qu'il avait fait étant ivre; mais qui, lorsqu'il s'enivrait de nouveau, se rappelait très distinctement les faits qui s'étaient passés pendant sa précédente intoxication. Il perdit un jour, dans un état d'ivresse, un paquet d'une certaine valeur, et, dans un moment de lucidité, il ne put donner aucun renseignement sur l'endroit où il avait pu perdre cet objet. S'étant enivré de nouveau, il se rappela très clairement le lieu où il avait laissé cet objet, qui put alors être rendû à celui qui le réclamait.

(*) Mais en dehors des faits de cet ordre, dans lesquels l'agent toxique détermine des accidents en quelque sorte aigus, les poisons peuvent imprégner lentement le cerveau par suite de l'usage quotidien qu'on en fait, et amener alors des troubles chroniques et parfois irrémédiables de la mémoire.

La fidélité et la puissance de la mémoire sont très-variables suivant les individus, et aussi chez le même individu aux divers âges de la vie. Tandis, en effet, que chez certains sujets les souvenirs sont rapides et vivaces, chez d'autres ils sont fugaces et transitoires.

(*) Legrand du Saule, *les Maladies de la mémoire.*

D'autre part, il est des personnes douées d'une mémoire brillante à l'égard de certaines sensations et qui retiennent fort mal certaines autres. Un musicien, par exemple, conservera sans peine le souvenir d'une partition longue et compliquée, qui, sous les autres rapports, ne jouira pas d'une mémoire meilleure que la première personne venue. Les enfants se rappellent d'ordinaire les mots avec une très grande facilité et ont à apprendre les langues beaucoup moins de peine que les adultes et surtout les vieillards. Il n'y a donc pas un état normal de la mémoire pouvant servir de commune mesure à tous les individus. L'exaltation ou l'affaiblissement de cette fonction, s'ils sont légers, ne se reconnaîtront souvent que comparativement à l'état du malade aux différentes périodes de sa vie. D'autres fois, les modifications pathologiques de la mémoire sont accusées au point que nul doute n'est possible et que, abstraction faite de l'état antérieur du sujet, on peut affirmer la réalité d'un trouble morbide.

La mémoire s'altère de deux façons. Tantôt elle est exaltée, on dit alors qu'il y a hypermnésie; tantôt elle est affaiblie ou abolie, il y a amnésie.

L'hypermnésie et l'amnésie sont d'ailleurs générales ou partielles, suivant qu'elles intéressent la mémoire tout entière, dans toutes ses modalités, ou qu'elles affectent seulement certaines catégories de souvenirs.

L'exaltation de la mémoire se produit dans un certain nombre de circonstances physiologiques ou pathologiques. La mémoire acquiert alors une vivacité insolite, les souvenirs se succèdent, se pressent en foule, certains épisodes de la vie, quelquefois très éloignés et totalement oubliés revivent pour l'esprit. Les conditions et les caractères de ce phénomène varient du reste selon les cas. Tantôt le trouble cérébral est tel que l'accroissement momentané de la mémoire est général ; l'excitation de cette fonction se traduit par la surprenante facilité avec laquelle défilent devant la conscience les souvenirs nombreux et variés. Le fait s'observe notamment chez quelques maniaques ou chez les individus atteints de délire à formes alternes, durant la période d'excitation. Certains de ces malades récitent, avec une correction parfaite, de longs fragments des auteurs classiques qu'ils avaient depuis longtemps oubliés, les moindres faits de leur vie leur reviennent à l'esprit avec précision. Dans ces cas l'exaltation de la mémoire est l'une des manifestations d'une surexcitation plus générale des opérations cérébrales.

Plus fréquemment, cette exaltation s'accuse par la réapparition soudaine de certains faits passés, d'épisodes qu'on eût pu croire à tout jamais effacés. La mémoire garde en effet des traces d'impressions dont nous n'avons plus conscience. Nous portons en nous, sans nous en apercevoir, une série d'idées qui nous ont été jadis communiquées, ou que nous devons à un travail antérieur ; ces idées sont contenues dans notre esprit sans que nous nous en doutions. Or il faut, pour qu'elles reviennent, des conditions spéciales qui communiquent à la mémoire une puissance inaccoutumée.

Ces conditions sont réalisées assez souvent dans le sommeil naturel, plus fréquemment dans le sommeil provoqué. Cette exaltation de la mémoire, qui est l'accompagnement possible du sommeil physiologique et l'accompagnement à peu près obligé du sommeil hypnotique provoqué, peut apparaître dans diverses situations pathologiques. On l'a vu se produire au cours des affections aiguës fébriles.

(*) A l'âge de quatre ans, un enfant, par suite d'une fracture du crâne, subit l'opération du trépan. Revenu à la santé il n'avait gardé aucun souvenir ni de l'accident ni de l'opération. Mais à l'âge de quinze ans, pris d'un délire fébrile, il décrivit à sa mère l'opération, les gens qui y assistaient, leur toilette et autres petits détails, avec une grande exactitude. Jusque-là il n'avait jamais parlé de rien, et il n'avait jamais entendu personne donner tous ces détails.

Ainsi des impressions fugitives qu'on eût pu supposer n'avoir laissé dans le cerveau aucune trace, surgissent tout à coup avec une étrange vivacité, à l'occasion d'un épisode pathologique accidentel. C'est au même ordre de faits qu'appartiennent ces cas, si bizarres en apparence, dans lesquels certaines personnes semblent acquérir tout à coup le don des langues, du moins de certaines langues (**). On a souvent cité le cas d'une fille de vingt-cinq ans, très ignorante et ne sachant même pas lire, qui, devenue malade, récitait d'assez longs morceaux de latin, de grec et d'hébreu rabbinique, mais qui, une fois guérie, parlait tout au plus sa propre langue. Pendant son délire, on écrivit sous sa dictée plusieurs des morceaux qu'elle débitait. En allant aux informations, on sut qu'à l'âge de neuf ans, elle avait été recueillie par son oncle, pasteur fort

(*) Abercromby, *Essay on intellectual pawers.*

(**) Taine, *de l'Intelligence.*

savant, qui se promenait d'ordinaire, après son dîner, dans un couloir attenant à la cuisine et répétait alors ses morceaux favoris d'hébreu rabbinique et de grec. On consulta ses livres et on y trouva, mot pour mot, les morceaux récités par la malade.

(*) Une jeune fille fut saisie d'une fièvre grave et, dans le paroxysme de son délire, on observa qu'elle parlait une langue étrangère que, pendant un certain temps, personne ne comprit. Enfin on s'assura que c'était le gallois, idiome qu'elle ignorait entièrement lorsqu'elle tomba malade, et dont elle ne put dire une syllabe quand elle fut guérie. Pendant quelque temps, cette circonstance fut inexplicable. Après enquête, on trouva qu'elle était née dans le pays de Galles et qu'elle avait parlé le langage de ce pays pendant son enfance. Or elle l'avait entièrement oublié dans la suite.

Sous l'influence de certaines intoxications, par le haschich, l'opium, l'oxyde de carbone, de pareilles réviviscences d'impressions restées jusque-là latentes peuvent se produire.

Tous ces faits, quelque différents qu'ils puissent paraître les uns des autres, appartiennent à la même catégorie et relèvent de la même cause générale. Le fond de notre mémoire est beaucoup plus riche qu'il ne nous semble. Mais il est une foule des impressions qui y sont déposées qui restent en quelque sorte latentes et dont nous n'avons nulle conscience. Que l'excitabilité des éléments nerveux vienne à être modifiée, soit par un trouble circulatoire, soit par le con-

(*) Cité par Ribot, *les Maladies de la mémoire*.

tact d'un sang vicié ou intoxiqué, alors certaines de ces impressions emmagasinées se dégagent, la reviviscence des souvenirs est plus active, tout comme, dans certains cas, l'enchaînement et la succession des idées sont plus rapides, sinon plus logiques et plus corrects. La mémoire révèle alors à l'observateur surpris des trésors qu'elle tenait soigneusement dissimulés, mais qui n'en faisaient pas moins partie depuis longtemps de son fonds propre.

Les amnésies, c'est-à-dire les faits d'affaiblissement ou d'abolition de la mémoire s'observent beaucoup plus fréquemment en clinique que son exaltation.

Une division s'impose tout d'abord, c'est celle qui consiste à admettre une amnésie totale et une amnésie partielle. Tantôt, en effet, la lésion de la mémoire intéresse toutes les catégories de souvenirs, tantôt seulement une catégorie restreinte.

Nous étudierons d'abord les amnésies générales. La diminution ou l'abolition de la mémoire se présente avec des caractères fort variés, si on envisage les conditions dans lesquelles elles se produisent, la marche et l'évolution qu'elles affectent.

(*) Chez les idiots et les enfants arriérés, la mémoire est défaillante au même titre que les autres fonctions intellectuelles. Certains imbéciles ou crétins sont incapables d'acquérir et de conserver la moindre notion. Il en est chez qui le développement cérébral est tellement incomplet, qu'ils n'arrivent même pas à fixer dans leur esprit les souvenirs, fort élémentaires pourtant, à l'aide desquels se constituent les habitudes

(*) Legrand du Saule, *les Maladies de la mémoire.*

et la routine de la vie journalière. Ces dégénérés manquent de toute spontanéité. Ils se comportent comme de véritables automates, qu'on est obligé de conduire et de diriger dans tous les actes de leur malheureuse existence. Chez d'autres, la mémoire est moins embryonnaire ; certaines impressions se gravent dans l'esprit. En envisageant ainsi les divers degrés de l'échelle on voit ainsi la mémoire se développer d'une façon progressive : tel enfant encore très arriéré aura simplement le souvenir des choses concrètes, tel autre arrivera à posséder la mémoire des mots; des substantifs ; enfin en haut de l'échelle, sur la limite du crétinisme et de l'état normal, se constituera la mémoire des noms propres.

Un fait fort curieux qu'on a depuis longtemps révélé chez les idiots, c'est la vivacité et la persistance remarquable de certaines catégories de souvenirs, contrastant d'une façon étrange avec la faiblesse ou la nullité des autres (*). Un imbécile se rappelait le jour de chaque enterrement fait dans une paroisse, depuis trente-cinq ans. Il pouvait répéter avec une invariable exactitude, le nom et l'âge des décédés, ainsi que des gens qui conduisaient le deuil. En dehors de ce registre mortuaire, il n'avait pas une idée ; il ne pouvait répondre à la moindre question et n'était pas même capable de se nourrir.

D'autres arriérés, chez qui la mémoire est d'ailleurs à peu près nulle, se rappellent cependant avec une curieuse exactitude et une fidélité étonnante les impressions visuelles ; chez d'autres, c'est le souvenir des sons

(*) Cité par Ribot, *loc. cit.*

qui acquiert une plus grande puissance. Ces faits établissent que la mémoire est une faculté complexe, qu'il y a non pas une, mais plusieurs mémoires et que chacune de ces mémoires peut se développer isolément, alors que, par suite d'une défectuosité de l'organisation cérébrale, les autres font défaut.

Plusieurs auteurs ont cité une observation fort curieuse, qui est un remarquable exemple de conservation des impressions visuelles coïncidant avec une grande débilité intellectuelle(*). Un garçon de quatorze ans, presque idiot, avait eu beaucoup de peine à apprendre à lire. Il avait néanmoins une facilité merveilleuse pour retenir l'ordre dans lequel les mots et les lettres se succédaient. Si on lui donnait deux ou trois minutes pour parcourir une page imprimée dans une langue qu'il ne connaissait pas, ou traitant de questions qu'il ignorait, il était en état d'épeler de mémoire les mots qui s'y trouvaient, absolument comme si le livre fût resté ouvert devant lui.

Lorsque, sous l'influence d'une cause quelconque (traumatisme, intoxication, ramollissement cérébral, etc...), la mémoire est lésée, elle peut l'être de plusieurs façons. Ou bien il se crée tout d'un coup une lacune dans le champ du souvenir, lacune qui porte sur une période de la vie, sur l'un des modes particuliers de la mémoire, mais qui est d'emblée ce qu'elle doit être et qui tend plutôt à se rétrécir qu'à s'étendre; ou bien la mémoire s'affaiblit d'une façon lente et progressive, chaque catégorie de souvenirs s'éteignant d'autant plus vite qu'ils sont moins solidement ancrés

(*) Drobisch, *Empirich psychologie.*

dans le cerveau. C'est ce dernier cas qui constitue l'amnésie progressive et qui nous permet d'étudier l'organisation successive des souvenirs. C'est là ce qui se réalise au cours des diverses variétés de démence, particulièrement de la paralysie générale. Les progrès de la déchéance peuvent s'arrêter à un moment donné, si bien que le trouble aboutit à l'amoindrissement, et non à l'anéantissement de la fonction. L'amnésie progressive détruit la mémoire en quelque sorte en la disséquant, en effaçant les souvenirs couche par couche. C'est qu'en effet les souvenirs sont hiérarchisés et superposés les uns aux autres, de telle façon que l'ordre de leur disparition est constamment le même chez tous les individus. Cet ordre est le suivant : l'amnésie est d'abord limitée aux faits récents ; la mémoire conserve fidèlement les acquisitions faites de longue date, mais elle est incapable d'en faire de nouvelles ; les événements récents ou actuels ne se fixent pas ou se fixent mal dans le cerveau. La perte de la mémoire des noms propres est d'ordinaire contemporaine de celle des événements récents, et marque, comme cette dernière, le début de l'affaiblissement cérébral. C'est à une époque un peu plus tardive que l'amnésie s'étend aux idées. Les acquisitions intellectuelles se perdent peu à peu, connaissances scientifiques, artistiques, professionnelles, etc. Les souvenirs personnels s'effacent en descendant vers le passé. Ceux de l'enfance disparaissent les derniers. Les déments arrivent souvent à oublier une grande partie de leur propre langue. Enfin au dernier degré de la déchéance, l'activité automatique elle-même, celle qui résulte des habitudes depuis longtemps contractées, se supprime.

Le dément est dans une situation analogue à celle de l'idiot chez lequel toute activité cérébrale fait défaut. Ainsi, par une gradation insensible, nous avons vu la mémoire se modifier en se perfectionnant aux divers degrés de l'échelle des dégénérés ; nous venons de la voir maintenant, suivant une marche inverse, s'atténuer de plus en plus et finalement disparaître à mesure que s'accentue le travail de désorganisation du cerveau.

(*) Les amnésies temporaires diffèrent de tous points des amnésies progressives. Il ne s'agit plus ici d'une déchéance continue de la mémoire, mais d'une ou plusieurs lacunes que les circonstances pathologiques créent dans le champ des souvenirs. Le malade a oublié tout ce qui se rapporte à une période plus ou moins longue de son existence ; à l'égard des souvenirs qui se rapportent aux époques antérieures ou postérieures de cette période, la mémoire est intacte. Certains rêves réalisent des exemples d'amnésie temporaire, la mémoire n'en conserve aucune trace, ou garde seulement des traces confuses, suffisantes pour nous révéler la réalité du songe, insuffisantes pour nous en rappeler les épisodes et la nature.

Un autre exemple, mais d'ordre pathologique, se présente dans l'amnésie des épileptiques. Le vertige épileptique, en effet, ou la grande attaque convulsive s'accompagnent souvent de phénomènes délirants, d'actes impulsifs, de mouvements automatiques, dont le malade ne garde point le moindre souvenir, après être revenu à lui. L'individu atteint de mal comitial

(*) Legrand du Saule, *loc. cit.*, et suiv.

ressemble au rêveur dont nous venons de parler, qui, au réveil, ne se souvient plus de ce dont il a rêvé, qui ne sait pas même s'il a rêvé. Il s'est déshabillé en public, a erré à travers les rues, a frappé, quelquefois même tué, et de tout ce qui vient de se passer il n'a nulle conscience. Il y a une lacune dans son passé, un point noir qui recouvre tout un moment de sa vie. C'est de l'amnésie temporaire dans toute l'acception du mot.

Dans certains cas l'amnésie se rapporte à des idées, à des actes qui n'ont jamais fait partie de la mémoire. Ces idées, ces actes ne se sont point effacés du souvenir : ils ne s'y sont jamais fixés. Chez les hystériques, le délire de la grande attaque, dans bien des cas, ne laisse aucune empreinte dans la mémoire ; et, en dehors de la période convulsive, les malades ont presque toujours grand peine à se rappeler les hallucinations de l'accès. De même, les phénomènes psychiques si complexes de l'état hypnotique s'effacent souvent du souvenir, dès qu'on réveille le malade, qui ne se doute en aucune façon des idées provoquées dont il vient d'être le jouet, des actes auxquels il s'est livré, des faits de suggestion dont il a été le sujet.

Il se passe quelque chose d'analogue chez certains individus soumis à un choc cérébral, et chez lesquels la mémoire s'arrête, pour ainsi dire, au moment de l'accident : à dater de celui-ci les acquisitions nouvelles sont devenues impossibles (*). Le mécanicien d'un navire à vapeur tombe sur le dos, le derrière de la tête heurte contre un objet dur, il reste quelque temps

(*) Laycock, *On certain disorders and defects of memory.*

inconscient. Revenu à lui, il recouvre assez vite une parfaite santé physique, il conserve le souvenir de toutes les années écoulées jusqu'à son accident ; mais à partir de ce moment, la mémoire n'existe plus, même pour les faits strictement personnels. En arrivant à l'hôpital, il ne peut dire s'il est venu à pied, en voiture ou par le chemin de fer. En sortant de déjeuner, il oublie qu'il vient de le faire ; il n'a aucune idée de l'heure, ni du jour, ni de la semaine. Il essaye par la réflexion de répondre aux questions qui lui sont posées, il n'y parvient pas. Sa parole est lente, mais précise. Il dit ce qu'il veut dire et lit correctement.

Dans d'autres cas, les phénomènes observés sont autres. Sous l'influence d'un traumatisme cérébral, d'une impression vive de frayeur, d'une syncope, d'une commotion nerveuse quelconque, il s'établit une lacune dans la mémoire ; mais cette lacune comprend des souvenirs antérieurs à l'accident. Comme tout à l'heure, il y a bien impossibilité ou difficulté de la fixation des impressions, à partir de l'époque du choc cérébral, mais il y a encore effacement d'un certain nombre des événements du passé, qui, jusqu'à l'accident, faisaient partie du domaine de la mémoire.

(*) Une jeune femme, mariée à un homme qu'elle aimait passionnément, fut prise en couches d'une longue syncope, à la suite de laquelle elle avait perdu la mémoire de tout ce qui s'était passé depuis son mariage inclusivement. Elle se rappelait très exactement tout

(*) Lettre de Ch. Villier à G. Cuvier, citée par Louyer-Villermay, *Essai sur les maladies de la mémoire*, et par Ribot, *Maladies de la mémoire*.

le reste de sa vie jusque-là. Elle repoussa avec effroi, dans les premiers instants, son mari et son enfant qu'on lui présentait. Depuis, elle n'a jamais pu recouvrer la mémoire de cette période de la vie, ni des événements qui l'ont accompagnée. Ses parents et ses amis sont parvenus, par raison et par l'autorité de leur témoignage, à lui persuader qu'elle est mariée et qu'elle a un fils. Elle les croit parce qu'elle aime mieux penser qu'elle a perdu le souvenir d'une année que d'admettre des impostures, mais sa conviction, sa conscience intime n'y est pour rien. Elle voit là son mari et son enfant, sans pouvoir s'imaginer par quelle magie elle a acquis l'un et donné le jour à l'autre. En général, comme dans ce fait, la lacune de la mémoire porte sur le souvenir de la période de la vie qui a immédiatement précédé l'accident. Exceptionnellement cependant, le malade se rappelle les événements immédiatement antérieurs à sa maladie et oublie ceux d'une époque plus lointaine de sa vie. Tel était le cas d'un homme dont M. Brown-Sequard a rapporté l'observation, qui, à la suite d'une attaque d'apoplexie, avait perdu le souvenir de cinq des années de sa vie ; les cinq ans qui comprenaient l'époque de son mariage, et finissaient juste six mois avant la date de l'attaque.

Il peut arriver aussi que le trouble cérébral, quelle qu'en soit la cause, soit assez profond pour que tous les souvenirs du passé s'effacent en bloc ; quitte à se rétablir ensuite, il est vrai, sous l'influence de la rééducation. En voici un exemple rapporté par Forbes Winslow.

Un homme âgé de trente ans, fort instruit, à la

suite d'une grave maladie, avait tout oublié, jusqu'au nom des objets les plus communs. Sa santé rétablie, il recommença à tout apprendre comme un enfant, d'abord le nom des choses, puis à lire ; puis il commença à apprendre le latin. Ses progrès furent rapides. Un jour, étudiant avec son frère qui lui servait de maître, il s'arrêta subitement et porta la main à son front : « J'éprouve, dit-il, dans la tête une sensation particulière, et il me semble maintenant que j'ai su tout cela autrefois ». A partir de ce moment il recouvra rapidement toutes ses facultés.

Les amnésies périodiques, dont la science possède aujourd'hui un certain nombre d'observations bien recueillies, constituent de véritables curiosités cliniques. C'est un état nerveux bizarre qui consiste, en somme, dans les faits de double personnalité que nous étudierons un peu plus tard. Un individu névropathe, le plus souvent même hystérique, se trouve, à l'état que nous désignerons comme état normal, ignorer tout ce qu'il a fait, tout ce qu'il a dit, tout ce qu'il a vu et entendu dans un autre état qui peut être, soit un état de veille, soit un état de sommeil. Par contre, quand il retombe de nouveau dans cette dernière condition il a perdu tout souvenir de son état normal, mais se rappelle exactement les moindres détails de tous ses précédents accès. L'individu chez qui existe ainsi cette double vie peut présenter des qualités et des défauts absolument différents dans ces deux existences. Il peut être bon, doux, sincère, dans l'un de ces états, méchant, brutal et menteur dans l'autre, et chaque fois la même condition ramène les mêmes penchants et pendant ce temps il agit en conséquence. Ces exemples de double conscience et de double vie nous permettent d'interpréter certains faits qui n'en sont pour ainsi dire que l'ébauche, et qu'il n'est pas possible de comprendre qu'en les rapprochant de leur type. Macario a rapporté l'histoire d'une jeune fille qui fut violée pendant un accès de sommeil somnambulique. Au réveil, elle ne se rappela point ce qui s'était passé et n'en avait nulle conscience. Mais, dans un accès suivant, elle révéla le fait à sa mère. Hamilton raconte le cas d'un pauvre apprenti qui, dès qu'il s'endormait, se croyait riche, sénateur, père de famille. Ce qu'il y avait de bizarre dans cette sorte de rêve et ce qui permet de le rapprocher des faits de double vie, c'est que chaque nuit ce jeune homme reprenait très régulièrement son histoire, la racontait tout haut fort distinctement, et reniait son état d'apprenti, quand on l'interpellait à cet égard.

Nous arrivons à l'étude des amnésies partielles qui, par opposition aux amnésies générales, intéressent seulement un groupe restreint de souvenirs. Dans les cas types, sauf les souvenirs dont il s'agit, qui sont amoindris ou effacés, les autres conservent toute leur vivacité et leur puissance.

(*) Par exemple un individu, à la suite d'une attaque d'apoplexie, et après être revenu à lui et avoir recouvré son intelligence, constate avec étonnement qu'il a perdu le souvenir de l'image visuelle des objets. Sa mémoire, en ce qui concerne les impressions auditives ou celles de contact, n'est que peu ou pas touchée. Il

(*) Legrand du Saule, *loc. cit.*

se rappelle fort bien la signification des sons, des mots qu'il entend, se souvient de certains morceaux de musique ; mais il ne peut se représenter les objets, il ne les voit plus mentalement, et lorsqu'on les lui montre, ces objets n'éveillent plus chez lui, comme chez tout autre, le souvenir de telle destination ou de tel usage. Que s'est-il passé chez ce malade ? Un groupe, mais un groupe seulement de souvenirs se sont effacés de la mémoire, ceux qui y avaient été déposés par le sens de la vue. Alors qu'au point de vue des souvenirs se rattachant aux impressions des autres sens, le malade est dans la situation de tout adulte normal ayant fait son éducation sensorielle, au point de vue des impressions visuelles, il est dans la situation d'un enfant nouveau-né, et chez lui une rééducation est nécessaire.

L'étude des amnésies partielles nécessite une analyse psychologique assez délicate ; celles que nous connaissons le mieux sont celles qui se rapportent à la mémoire des impressions auditives ou visuelles et des souvenirs qui dérivent de ces impressions.

Comme les impressions auditives, les impressions qui arrivent au cerveau par les yeux, y marquent leur passage et s'y fixent avec plus ou moins de ténacité. La mémoire visuelle se subdivise elle-même en plusieurs groupes ; ainsi nous avons le souvenir de la forme des objets, celui de leur relief, de leur coloration ; à un degré plus élevé se constitue le souvenir des personnes, c'est-à-dire des individualités. La lecture ou la faculté d'interpréter les mots écrits est aussi sous la dépendance de la mémoire visuelle. Cette faculté de comprendre les signes représentant les objets ou les mots peut disparaître ; c'est ce qu'on appelle la cécité verbale. Mais ce n'est pas là la seule forme d'amnésie partielle se rattachant au souvenir des impressions visuelles. On a cité des cas dans lesquels les malades, presque tous atteints de ramollissement cérébral, ne reconnaissaient plus les personnes. Tel ce vieillard dont parle Louyer-Villermay, qui étant avec sa femme, s'imaginait être chez une dame à laquelle il consacrait autrefois toutes ses soirées, et lui répétait constamment : « Madame je ne puis rester plus longtemps ; il faut que je revienne auprès de ma femme et de mes enfants ». Mais dans ces cas de ramollissement l'amnésie se combine presque toujours avec un certain degré de démence.

Il n'en est plus de même dans certains faits dans lesquels l'amnésie s'est montrée aussi nettement partielle que possible. Nous en citerons un cas absolument typique qui a été rapporté par M. Charcot.

(*) Il s'agit d'un homme fort instruit, connaissant parfaitement plusieurs langues, et qui, jusqu'alors, jouissait d'une mémoire très remarquable. C'était surtout une mémoire visuelle ; la vision mentale lui donnait au premier appel la représentation des traits d'une personne, la forme et la couleur des objets, avec autant de netteté et d'intensité, assure-t-il, que la réalité même. La mémoire auditive a au contraire constamment paru chez lui au second plan. Il n'a jamais eu, entre autres, aucun goût pour la musique.

A la suite de préoccupations morales, un profond changement se produisit dans l'état intellectuel de

(*) *Progrès médical*, juillet 1883.

M. X. Il constata qu'il avait perdu la mémoire visuelle des couleurs et des formes ; ce qu'il est facile de vérifier et ce qui contraste étrangement avec l'état antérieur du malade.

Chaque fois que M. X. retourne à A, d'où ses affaires l'éloignent fréquemment, il lui semble entrer dans une ville inconnue. Il regarde avec étonnement les monuments, les rues, les maisons, comme lorsqu'il y arriva pour la première fois. Paris, qu'il n'a pas moins fréquenté, lui produit le même effet. On lui demande la description de la place d'A, de ses arcades, de sa statue : « je sais, dit-il, que cela existe, mais je ne m'en puis rien figurer, et je ne vous en pourrai rien dire ». Il a autrefois plusieurs fois dessiné la rade d'A ; il essaye aujourd'hui en vain d'en retracer les lignes principales, qui lui échappent complètement.

Prié de dessiner un minaret, il réfléchit, et après avoir dit que c'est une tour carrée et haute, il trace sur le papier quatre lignes, deux verticales plus longues et égales, deux horizontales. C'est un dessin rudimentaire. « Vous voulez une arcade, je parviendrai à la tracer, car je me souviens qu'un plein cintre est une demi-circonférence, qu'une ogive est formée par deux arcs se rencontrant à angle aigu ; mais je ne vois pas du tout ce que sont ces choses dans la réalité ». Le profil d'une tête d'homme que trace M. X. sur notre invitation, serait l'œuvre d'un jeune enfant. Il avoue pourtant s'être aidé, en le dessinant, de la figure des personnes qui l'entourent. Un informe griffonnage représente l'arbre qu'on l'a prié de tracer. Le souvenir visuel de sa femme et de ses enfants est impossible. Il ne les reconnaît pas plus d'abord que la rade et les rues d'A., et alors même qu'en leur présence, il y est parvenu, il lui semble voir de nouveaux traits, de nouveaux caractères dans leur physionomie.

(*) Les exemples de lésions de la mémoire que nous venons de citer nous permettent de mieux comprendre son mécanisme normal. Les psychologistes considèrent volontiers la mémoire comme une faculté une et indissoluble. C'est là une erreur, et une erreur qui aurait pu être fort préjudiciable à la science si les spéculations *a priori* étaient susceptibles de prévaloir contre les faits. Or les faits enseignent que la mémoire est une faculté très complexe, ou plutôt qu'il n'y a pas une mais plusieurs mémoires, indépendantes, dans une certaine mesure, les unes des autres. On se rendra compte de cette multiplicité des mémoires en se rappelant comment se constituent les souvenirs. Les souvenirs ne sont pas autre chose que des sensations conservées par le cerveau, et de même qu'il y a des sensations auditives, visuelles, olfactives, de contact, etc..., il y a une mémoire auditive, une mémoire visuelle, une mémoire olfactive, etc... D'autre part, la puissance de chacune de ces mémoires varie chez les divers individus, car tous les cerveaux ne retiennent pas avec une égale facilité les impressions sensorielles des différentes catégories. Il est, on le sait, des individus qui ont la mémoire des sons particulièrement vive et facile ; chez d'autres, ce sont les impressions visuelles qui se fixent le plus aisément dans le cerveau. Il suffit de se rappeler Mozart notant le *Miserere* de la chapelle Sixtine, après l'avoir entendu deux fois ;

(*) Legrand du Saule, *loc. cit.*

les peintres, comme Horace Vernet ou Gustave Doré, faisant un portrait de mémoire.

Mais il n'y a pas seulement une indépendance réelle entre les mémoires auditive et visuelle ; chacune de celles-ci est elle-même constituée par tout un groupe de mémoires partielles. C'est ainsi, en ce qui concerne la vue, que certains individus se rappellent plus aisément le contour et la forme des objets, d'autres les couleurs et les jeux de lumière. « Pour mon compte, dit M. Taine, je n'ai qu'à un degré ordinaire la mémoire des formes, à un degré un peu plus élevé celle des couleurs. Je revois sans difficulté à plusieurs années de distance cinq ou six fragments d'un objet, mais non son contour précis et complet ».

Toutes ces différences individuelles indiquent que les divers cerveaux ne vibrent pas avec la même facilité sous l'influence des diverses impressions qui y laissent une trace plus ou moins profonde et durable, suivant les prédispositions individuelles. Il est des individus qui jouissent d'une mémoire très bornée, sauf pour certaines notions très spéciales. Il en est, par exemple, qui retiennent surtout les noms propres, les dates, les chiffres.

Le jeune Colborn, qui n'avait jamais été à l'école et ne savait ni lire ni écrire, faisait de tête les calculs les plus compliqués, grâce à la faculté qu'il possédait de se représenter les nombres et les chiffres comme s'ils eussent été écrits sous ses yeux. Un homme dont parle Lewes, après avoir parcouru une rue longue d'un demi-mille, pouvait énumérer toutes les boutiques dans leur position relative.

Par contre, certains sujets, doués d'une intelligence

d'ailleurs brillante, sont incapables de conserver certaines variétés de souvenirs. Gall, par exemple, se cite lui-même comme une preuve remarquable de l'absence de mémoire des figures. Lorsqu'il sortait d'une société où il avait passé la soirée, il lui était impossible, dit-il, de reconnaître le lendemain les personnes qu'il y avait vues la veille.

Ces considérations nous permettent de comprendre comment il se fait que l'amnésie puisse rester partielle et intéresser seulement telle ou telle catégorie de souvenirs.

La mémoire est l'une des plus brillantes et des plus précieuses facultés que nous possédions, c'est aussi l'une des plus instables. Plus que toute autre, elle est susceptible de se perfectionner par l'éducation et au moyen d'une bonne hygiène cérébrale ; mais plus que toute autre aussi, elle subit le contre-coup des mille influences qui impressionnent et modifient à chaque instant l'activité de notre système nerveux. On a dit depuis longtemps qu'elle diminue si on ne l'exerce point. Il ne suffit pas de l'exercer, il faut encore la ménager en la mettant, autant que possible, à l'abri des nombreuses causes susceptibles de lui porter dommage.

L'imagination est une faculté qui, en réalité, n'est qu'un dérivé de la mémoire. En psychologie, c'est la faculté à laquelle on rapporte la production des images. L'acte de l'imagination est l'évocation d'images tirées d'une ou de plusieurs parties de la mémoire. L'imagination est reproductrice si elle tire de la mémoire et reproduit sans modifications un tout complet. L'imagination est aussi appelée créatrice, parce que souvent elle puise dans la mémoire des parties diverses, appartenant à des objets ou à des faits plus ou moins variés, et en forme un tout nouveau, assemblage purement fictif de parties existantes.

L'imagination créatrice ou imagination proprement dite est la faculté maîtresse du poète, du romancier, du musicien, de l'artiste ; elle n'est pas inutile au savant, à condition que ses suggestions soient contrôlées par les opérations purement intellectuelles de l'entendement.

Nous allons voir que l'imagination joue un rôle considérable dans la pathologie et surtout dans la pathologie nerveuse. Elle a pu aggraver des maladies, en créer de nouvelles, même des maladies ayant régné d'une façon épidémique ; dans d'autres cas, elle a certainement procuré des améliorations et même des guérisons complètes. Enfin, l'imagination exercée par un cerveau malade crée les idées fausses, les hallucinations, les illusions, les sensations, erronées ; c'est à elle aussi qu'il faut rapporter en grande partie les phénomènes extraordinaires et merveilleux, ceux surtout que le vulgaire se plaît à orner de surnaturel.

L'imagination, nous l'avons vu, ne peut créer de toutes pièces les objets qu'il représente, elle ne fait que rappeler des sensations déjà éprouvées et elle a pour les reproduire une puissance merveilleuse. Une sensation fugitive, à peine aperçue le jour de sa naissance, se réveille quelquefois avec une vivacité qui frappe d'étonnement. Et si, après son accès de sommeil ou de délire, ou simplement la période d'excitation qui a exalté son imagination, on demande au sujet s'il se souvient avoir eu connaissance des faits qu'il a révélés, des objets qu'il a décrits ou de la langue qu'il a parlée, c'est avec la plus grande bonne foi qu'il peut le nier absolument ; car l'imagination et la mémoire, en lui remettant sous les yeux des traits gravés dans son cerveau, ne lui ont pas rappelé le moment ni la manière dans lesquels ces images s'y étaient introduites.

Moreau de la Sarthe a cité le cas d'un enfant d'une douzaine d'années qui connaissait à peine les éléments du latin, et qui, pendant une fièvre ataxique, parlait cette langue avec une assez grande pureté, suivant le témoignage de ce médecin. L'état fébrile avait donc dans ce cas, en affaiblissant toutes les autres facultés, donné à la mémoire son plus grand développement, et réveillé assez fortement les images des mots latins qu'un enfant avait lus sans les apprendre, pour le mettre à même de les réciter.

La faculté de comprendre la signification des mots est, nous l'avons vu, sous la dépendance d'une fonction de la mémoire auditive ou visuelle. Cette fonction particulière de la mémoire peut se trouver exaltée elle-même plus que toute autre. C'est ainsi que l'on a pu voir des personnes, surtout sous l'empire d'une exaltation maladive, comprendre et parler le latin sans l'avoir jamais appris. La signification d'un grand nombre de mots latins a été gravée dans la mémoire, dans bien des cas où l'on a eu sous les yeux la traduction des prières liturgiques. Il n'en faut pas plus pour permettre à la mémoire aidée de l'imagination de représenter un certain nombre d'idées par les mots appropriés. Du reste, les témoins de faits pareils ne sont pas souvent bien difficiles sur la pureté et l'élégance de la langue employée. Si un certain nombre de mots ont pu correspondre à la pensée exprimée, cela suffit pour que leur imagination elle-même se mette de la partie et supplée à tout ce qui manquera au reste du discours. On crie au prodige, et désormais, l'halluciné ou le rêveur passera toujours dans le vulgaire pour avoir le don des langues.

Chez les personnes non hystériques, on observe de temps à autre certains phénomènes étranges, qui présentent bien quelquefois par eux-mêmes une particularité digne de remarque, mais qui, par les récits du vulgaire, sont bien vite élevés à la hauteur de faits extraordinaires quand on ne va pas jusqu'à les traiter de surnaturels. Ce qui dans ces faits frappe vivement l'esprit des ignorants, c'est surtout le cadre dont l'imagination se plaît à les entourer, et la manière dont on les raconte. Le premier qui raconte l'histoire cite les faits à peu près exactement ; mais à mesure qu'elle passe de bouche en bouche, elle s'amplifie de détails nouveaux et toujours plus invraisemblables les uns que les autres ; en peu de temps elle devient merveilleuse. Dans ces faits, beaucoup plus fréquents qu'on ne veut le croire, il faut considérer deux choses ; d'abord le fait en lui-même, ensuite l'état d'esprit et surtout l'imagination des narrateurs et des auditeurs. Ceux-ci peuvent quelquefois offrir une chaîne d'une longueur considérable, et la plupart du temps, il faut remonter très haut et à l'époque même où se sont passés les faits, pour trouver l'origine des exagérations et les causes qui ont fait dénaturer par les témoins les faits réels. Plus tard, le récit se transmet par la tradition ou se trouve même relaté dans des livres, tel qu'il a été admis le plus généralement par le public de l'époque.

Pour les faits, il n'est pas bien difficile de démontrer qu'ils sont, la plupart du temps, d'une extrême simplicité et très faciles à expliquer. Le plus souvent, c'est une simple coïncidence qui les rend un peu saillants. D'autres fois, le système nerveux du sujet, chez qui ou par l'intermédiaire duquel le fait s'est passé, a été en cause, en ce sens que ce système nerveux, qu'ici nous supposons tout à fait sain et normal, s'est trouvé, par une cause quelconque, momentanément surexcité ; et l'imagination a été rendue ainsi susceptible de grossir ou de modifier les faits. Il n'est même pas besoin d'une hallucination ; l'interprétation vicieuse seule d'un fait réel peut s'imposer à l'imagination en délire.

Si alors une coïncidence toute fortuite vient se mêler, d'une manière plus ou moins exacte, à ce fait, comment ramener à une explication réelle, mais trop simple, ce sujet qui a pris plaisir à forger, à grand peine quelquefois, une interprétation qui plaît à son imagination délirante, mais dont le seul défaut est, le plus souvent, d'être non pas seulement invraisemblable mais parfaitement absurde.

Les faits de ce genre sont très nombreux ; pour n'en citer qu'un exemple, nous donnerons l'histoire rapportée par Tissot dans son traité des nerfs et de leurs maladies (*) : Deux jeunes gens, liés d'une étroite amitié, s'étaient promis, en se séparant, que le premier qui mourrait viendrait voir son ami après sa mort et la

(*) Tissot, *des Nerfs et de leurs maladies.*

lui apprendre. L'un d'eux était en voyage ; l'autre, en allant aux champs surveiller les moissonneurs, prend un accès de fièvre avec délire qui dure trois jours. Le troisième jour, il dit que son ami mort lui a apparu, et il raconte plusieurs circonstances de cette mort, qui était en effet réelle, et quelques circonstances se trouvaient vraies.

C'est là un exemple absolument typique et auquel on peut comparer tous les autres faits du même genre auxquels le vulgaire a donné le nom emphatique de don de double vue. Un jeune homme, fréquemment préoccupé d'un objet, est atteint d'une fièvre quelconque. L'esprit déjà frappé par la promesse mutuelle qu'ils s'étaient faite en se séparant, on comprend que, dans cette circonstance il a dû rêver de son ami, le croire mort, le voir revenir et entendre son récit. Le rêve était donc dans l'ordre des choses, et aurait eu lieu, quoique la mort ne fût pas arrivée. Les circonstances vraies dépendaient de ce que le rêveur connaissait des projets du voyage de son ami, de ses habitudes, des lieux où il allait, etc...

Les faits de ce genre ne sont pas absolument rares, on en trouve un certain nombre dans l'histoire et de nos jours même on en cite encore quelquefois. Si l'on n'y attache pas, au moins généralement, la même importance qu'autrefois, certains esprits versent encore dans le merveilleux ; ce qui prouve qu'il ne faut pas considérer ces choses comme absolument propres à une époque reculée où l'ignorance était grande. N'oublions pas que la plus grande part dans toutes ces choses revient à l'imagination ; et certes, de nos jours, l'imagination, considérée d'une manière générale, n'est pas plus saine qu'il y a deux cents ans et elle se laisse au moins aussi facilement entraîner dans le domaine des rêves et des illusions.

Occupée fortement d'un objet, exaltée par cet objet, l'imagination peut arranger toutes les circonstances d'un fait qui la regarde avec le plus grand ordre, quoique cet objet soit éloigné ; et, si le fait arrive avec quelqu'une de ces circonstances, on croit avoir deviné ou prédit. La force de l'imagination va jusqu'à nous offrir comme continuellement présents des objets éloignés ; comme réels des objets factices, quelquefois même des objets chimériques. C'est ainsi que Spinello, après avoir peint le diable, fut si effrayé lui-même des traits terribles qu'il lui avait donnés, que tout le reste de sa vie, dit-on, il crut le voir à ses côtés lui reprocher de l'avoir fait si laid. C'est encore par le même mécanisme que la description d'un objet répugnant peut occasionner des nausées et des vomissements ; qu'un morceau de cire, présenté comme une araignée à une femme qui les avait en horreur, lui causa une attaque de nerfs.

La tension d'esprit causée par l'attente d'un grand événement mystérieux surexcite l'imagination et la prédispose à tous les errements. Les effets de l'imagination fortement affectée peuvent aller au point de faire éprouver involontairement les mêmes mouvements que la personne qu'on a sous les yeux. C'est ainsi que s'expliquent ces prétendus cas de possession s'étendant d'une façon véritablement épidémique à un certain groupe d'individus. (*) On cite ainsi l'histoire

(*) Tissot, *loc. cit.*

d'une communauté très nombreuse de filles, qui se trouvaient saisies, tous les jours, à la même heure, d'un accès des plus singuliers par sa nature et son universalité, car tout le couvent y tombait à la fois. On entendait un miaulement général par toute la maison, qui durait jusqu'à plusieurs heures, au grand scandale de tout le voisinage qui entendait miauler toutes ces filles. On ne trouva pas de meilleur moyen, plus prompt, ni plus efficace pour arrêter ces imaginations exaltées, qu'en les frappant d'une autre idée qui les retînt toutes et toutes à la fois. Ce fut de leur faire signifier, par ordre des magistrats, qu'il y aurait à la porte du couvent une compagnie de soldats, qui, au premier miaulement, entreraient dans le couvent, et que sur le champ ces soldats fouetteraient chaque fille qui aurait miaulé. Il n'en fallut pas davantage pour faire cesser cette scène ridicule ; car l'imagination de ces religieuses, frappée par la honte qu'elles auraient d'être fouettées par des soldats, les réduisit à un si parfait silence que les soldats n'eurent pas à exécuter une seule fois leur commission.

En appréciant les effets de l'imagination, il faut bien remarquer qu'ils ne sont pas toujours ses effets immédiats ; mais ils peuvent être provoqués, modifiés, ou même complètement dénaturés par une autre passion qu'elle-même met en jeu. C'est ainsi que la peur, surexcitant l'imagination d'une manière excessive, peut arriver, non pas comme le dit quelquefois le vulgaire, à donner des maladies de toutes pièces, mais bien réellement prédisposer l'organisme à une foule de maladies. C'est surtout dans certaines épidémies que des faits de ce genre ont été observés :

la tension excessive de l'imagination et une crainte continuelle produisent à la longue une dépression considérable du système nerveux qui peut causer alors des désordres dans la nutrition et un affaiblissement dans tout l'organisme. Celui-ci devient alors éminemment propre à la réception et au développement des germes morbides ; et, lorsqu'ils ont pénétré en lui, il se trouve incapable de lutter contre eux et de résister à leur envahissement.

C'est ainsi que lorsque des hommes animés de mauvaises intentions, ou des charlatans ont su mettre en jeu l'imagination combinée avec une autre passion comme la crainte, le désir, l'espérance, ils ont pu arriver à des résultats qui ont paru extraordinaires. C'est ce principe qui a pu être cause que des morts sont arrivées dans le moment prédit : l'imagination frappée et effrayée a produit l'affaiblissement, effet naturel de la crainte ; à mesure que le temps marqué approchait, la frayeur augmentait et avec elle la dépression nerveuse, et consécutivement l'affaiblissement de l'organisme. Le sentiment de cet affaiblissement, ajoutant à la certitude de la prédiction, l'augmentait encore ; et l'on conçoit sans peine que, dans les derniers jours, la moindre cause extérieure ou l'affection la plus légère en elle-même, ont pu conduire à un marasme mortel.

Si au lieu d'inspirer la crainte, l'imagination présente un objet de confiance, au lieu de produire ou d'aggraver les maux, elle les dissipera. Si les amulettes, les charmes ou les remèdes des charlatans ont quelquefois guéri, c'est que l'imagination, trompée sur leur puissance, inspire pour eux la plus grande confiance ; et, en dissipant la crainte, qui seule suffit souvent pour prolonger les maladies les moins graves, ils font ce que fait quelquefois la seule présence d'un médecin en qui l'on a la plus juste et la plus grande confiance. C'est cette même confiance qui donne quelquefois aux remèdes les plus inefficaces et que l'on ne prescrit que pour amuser le malade, tels que les pilules de mie de pain ou les granules homœopatiques, une action qui n'est que celle de l'espérance mais qui peut devenir salutaire.

Les effets de l'imagination sont ordinairement encore plus frappants pendant le sommeil, parce que rien ne peut alors nous avertir de ses erreurs ; elle se livre par cela même tout entière à ses égarements, et il peut y avoir des états de veille qui à cet égard ressemblent au sommeil. Dans ces cas, le sommeil, qui est alors accompagné d'une excitation plus ou moins vive et plus ou moins apparente du système nerveux, présente ce point de ressemblance avec l'état de somnambulisme réel qu'un ou plusieurs sens, ou une faculté et le plus souvent la mémoire, sont portés au point le plus élevé de leur acuité. Toute l'activité nerveuse se portant dans une seule et même direction, les autres sens et les autres facultés étant, pour un instant, complètement effacés n'entravent plus en rien les sens ou la faculté mis en action et leur laissent acquérir leur plus grand développement. Ils paraissent alors réellement augmentés, au point que le sujet se trouve avoir des connaissances qu'on ne pouvait pas même lui soupçonner. On a vu, dit encore Tissot, un jeune homme à qui son précepteur n'avait jamais rien pu apprendre et qui ne savait point joindre, comme on dit, l'adjectif avec son substantif, parler latin sans hésiter après quelques jours de fièvre maligne, réciter des choses qu'il n'avait jamais sues, et développer des idées qui jusque-là ne l'avaient point frappé.

Il est donc bien vrai de dire qu'on ne peut assigner aucune limite à la durée de la trace laissée par une sensation. Toute sensation, si rapide, si inaperçue qu'elle ait été, si effacée qu'elle paraisse, conserve une aptitude indéfinie à renaître sous l'influence de certaines conditions. Mais n'oublions pas non plus que l'imagination jointe à la mémoire peut faire plus encore que rappeler, même dans tous ses détails, un fait qui s'est passé réellement, ou présenter une image exacte d'un objet qui existe en réalité quelque part. La mémoire est comme un vaste magasin où sont déposées des reproductions de tous les faits, de tous les objets, qui ont produit quelque sensation dans l'individu. Mais l'imagination n'est pas obligée de prendre, dans cette réserve immense, un fait au complet avec toutes ses circonstances ou un objet en entier; elle peut prendre certaines circonstances d'un fait et les encadrer des détails d'un autre fait; elle peut décomposer un objet et reconstruire un être nouveau d'un assemblage de parties les plus disparates. Elle peut, de la manière quelquefois la plus insensée, mêler des faits, des acteurs et des objets, de manière à en former un tout, qui le plus souvent ne présentera aucune vraisemblance, mais qui, on le comprend, pourra aussi, par le hasard du mélange, présenter quelque coïncidence avec un fait réel. C'est surtout dans ces cas, source d'une grande partie des erreurs dans lesquelles tombe souvent avec plaisir le vulgaire trop facile, qu'il faut examiner avec le plus grand soin les faits quand on voudra chercher leur explication ; et se rappeler surtout que l'imagination ne peut pas créer de faits ni d'objets nouveaux, mais seulement retracer, exacts ou dénaturés, ceux qu'elle a puisés dans la mémoire.

Bibliographie des auteurs cités dans ce chapitre : Legrand du Saule, *Leçons sur les maladies de la mémoire*. Res. passim. — Abercromby, *Essay on intellectual pawers*. — Taine, *de l'Intelligence*. Ribot, *les Maladies de la mémoire*. — Drobisch, *Empirich psychologie*. — Laycock, *On certain disorders and defects of memory*. — Louyer-Villermay, *Essai sur les maladies de la mémoire*. — Charcot, *Leçons, Progrès médical*. — Tissot, *des Nerfs et de leurs maladies*.

CHAPITRE TROISIÈME

Hallucinations.— Sujets aptes aux hallucinations.— Causes qui favorisent les hallucinations. — Causes déterminantes. — Hallucinations collectives. — Sorciers — Hallucinations rapportées aux différents sens.

Les hallucinations sont un des phénomènes nerveux les plus curieux et les plus intéressants que nous ayons à étudier. Il ne faut pas confondre les hallucinations avec les illusions des sens (*). Dans l'hallucination, il y a perception là où la cause d'une perception n'existe pas. Dans l'illusion, il y a perception différente de ce qu'elle devrait être. Les illusions des sens sont de tous les instants et existent pour tout le monde ; les hallucinations dépendent toujours d'un état morbide.

L'illusion étant une perception dénaturée, il faut nécessairement pour y donner lieu un objet qui devienne la cause d'une perception ; à la suite de cette perception, l'esprit ait une opération de laquelle il tire

(*) Brierre de Boismont, *des Hallucinations*.

une déduction ; mais c'est cette opération qui est mal faite, c'est cette déduction qui est fausse. Le point de départ ou l'origine de l'illusion étant dans un objet réel, il en résulte que cet objet détermine le plus souvent simultanément une même impression sur plusieurs personnes, et cette impression produisant naturellement les mêmes sensations, l'illusion s'impose pour ainsi dire à tout un groupe d'individus dans les mêmes conditions.

Une chose qui résulte aussi de ce que le point de départ de l'illusion est extérieur, c'est que tout le monde à l'état normal est sujet aux illusions.

L'hallucination a son point de départ dans l'individu lui-même ; il faut que son système nerveux présente une certaine prédisposition, une aptitude spéciale qui n'est pas l'état normal, mais qui toutefois, sous les autres rapports, ne s'en écarte pas à tel point que le sujet ne puisse paraître parfaitement sain en dehors de ces circonstances ou à un examen superficiel. De ce fait que l'origine de l'hallucination est dans le sujet, il résulte naturellement que tout le monde n'est pas sujet aux hallucinations ; il ne faut pas en conclure toutefois qu'il ne peut pas y avoir d'hallucinations collectives. L'état nerveux nécessaire pour qu'un sujet soit passible d'hallucinations est très fréquent, et il est loin d'être rare que plusieurs personnes, présentant cette disposition à des degrés différents, se trouvent réunies. De plus elles s'influencent alors souvent mutuellement, augmentant ainsi réciproquement le degré d'excitation nerveuse auquel elles sont déjà parvenues. Ceci arrivera surtout si un groupe d'individus dans ces conditions se trouve impressionné par une même cause extérieure, car nous verrons que, le plus souvent, on peut trouver aussi un objet ou un fait extérieur qui devient la cause déterminante de l'hallucination. C'est ce qui explique que, quelquefois, on a confondu dans les observations trop superficielles des illusions avec des hallucinations, dans des cas précisément où l'on a pris la cause déterminante pour la cause efficiente.

(*) Les hallucinations sont aussi anciennes que le monde et on en rencontre à chaque page de l'histoire de l'espèce humaine. Le poète qui représente Oreste dans le délire, poursuivi par le simulacre des Euménides, effrayé par les sifflements d'affreux reptiles, et, dans un moment de désespoir, se précipitant sur son arc pour en finir avec les cruelles déités de l'enfer, fait une peinture effrayante d'hallucinations.

Tout ce que l'on raconte des évocations, du sabbat, des obsessions diaboliques, des revenants, des spectres, des fantômes, des farfadets, des lutins, des enchantements magiques ne peut avoir de réalité que dans des imaginations malades en proie à des hallucinations. Mais, par un contraste frappant, la plupart des malades, au moment même où ils sont assaillis par une hallucination, jugent, à l'aide des mêmes sens, les objets réels comme les personnes saines qui les environnent. De là vient certainement la conviction inébranlable que l'on rencontre en général chez les hallucinés. Ils voient les personnes qui les entourent d'accord avec eux sur les qualités des objets qui les affectent réellement autour d'eux, et ils ne compren-

(*) Calmeil, *Dictionnaire de médecine*, art. *Hallucinations*.

nent pas pourquoi une sensation plutôt qu'une autre les plongerait dans l'erreur. Lorsqu'on les qualifie de visionnaires ils accusent les autres de nier l'évidence, de prononcer avec mauvaise foi, et souvent ils leur imputent les maux qu'ils endurent. Ce fait est des plus fréquents et bon nombre de personnes ne manqueraient pas de s'irriter si on leur prouvait que, dans certains cas, elles ont été victimes d'hallucinations.

Quelques hallucinés cependant forment exception sous ce rapport et distinguent assez bien les sensations imaginaires des sensations réelles; mais ils n'en sont pas moins sous l'empire de la maladie, se comportant en général comme les autres hallucinés.

Nous allons maintenant étudier les différentes conditions dans lesquelles se présentent les hallucinations ; nous les diviserons en trois groupes : 1° Conditions requises chez le sujet lui-même pour qu'il soit apte à subir les hallucinations. 2° Conditions extérieures exerçant une influence sur un ou sur plusieurs sujets et capables de développer ou de faire naître en eux les conditions précédentes. Ces mêmes conditions peuvent quelquefois tenir lieu aussi de causes déterminantes. 3° Causes déterminantes de l'hallucination qui, chez des sujets se trouvant dans la première ou dans la seconde catégorie, peuvent fixer le moment, la forme et la durée des hallucinations.

§ 1° Conditions requises chez le sujet pour qu'il soit apte à subir l'hallucination.

L'hallucination est un phénomène qui est au premier chef sous la dépendance du système nerveux. Les conditions que nous recherchons sont donc les causes qui placent le système nerveux dans un état particulier de sensibilité ou d'excitation.

En premier lieu nous trouvons les affections dans lesquelles le système nerveux se trouve toujours d'une sensibilité ou d'une excitation anormale. Et d'abord les névroses et en tête l'hystérie. La fréquence des hallucinations dans cette affection est si grande, que certains auteurs les considèrent comme un des symptômes qui accompagnent le plus fréquemment la maladie. On les prévoit et on les attend avec une telle certitude qu'on n'y attache pour ainsi dire aucune importance, et elles se trouvent englobées dans le cercle de la maladie elle-même. Ce n'est pas à dire pour cela que l'on n'ait vu quelquefois signaler et décrire ces hallucinations, séparément et d'une manière particulière, par des personnes qui pouvaient ignorer l'existence de la maladie chez le sujet observé ou ne l'ont examiné que superficiellement, à un moment où les hallucinations étaient le seul vestige de la maladie.

Les hallucinations les plus fréquentes, celles qui prêtent le plus à des discussions délicates et à des interprétations difficiles, sont celles qui se présentent chez les personnes atteintes d'hystérie latente. Cette difficulté vient de ce que ces malades, et même les personnes qui les entourent, ignorent leur affection et ne peuvent même pas le plus souvent la connaître.

Ils ne voudraient pas rapporter à leur véritable cause leurs différents accès dont les formes varient à l'infini. Les hallucinations elles-mêmes ne sont autre chose qu'une manifestation particulière de la maladie, la seule quelquefois, et c'est celle qu'ils mettent le plus d'ardeur à nier ou à expliquer d'une manière quelconque.

Enfin, même en dehors de l'hystérie latente, les sujets d'un tempérament nerveux très irritable, ou d'une sensibilité nerveuse très développée, sont tous plus ou moins exposés, s'ils se trouvent dans certaines conditions particulières, à présenter divers troubles nerveux parmi lesquels on trouve assez fréquemment les hallucinations.

§ 2° Nous devons étudier ici les conditions extérieures qui exercent une influence sur un ou sur plusieurs sujets et qui peuvent développer ou faire naître en eux les conditions précédentes, et les mettre ainsi au rang des sujets, prédisposés aux hallucinations. Ces mêmes conditions peuvent aussi, avons-nous dit, devenir quelquefois la cause déterminante de l'hallucination.

Les hallucinations les plus communes coïncident avec un grand affaiblissement physique. Qu'une longue maladie, une longue détention aient épuisé les forces, qu'une diète trop longtemps sévère ait affaibli le sujet, ou même qu'un traitement excessivement actif ait été mis en usage, on voit survenir, en même temps que la faiblesse générale, une sensibilité ou une surexcitation nerveuse très prononcée.

Dans les longues convalescences, la santé se rétablit à peu près complètement dans toutes les fonctions, mais cette sensibilité nerveuse persiste pour un temps plus ou moins long ; alors il n'est pas rare que des hallucinations diverses viennent s'ajouter aux autres manifestations pénibles de cet état.

D'autres fois, sans qu'il y ait eu de maladie, il peut

y avoir un état comparable à ces pénibles convalescences ; soit qu'un régime insuffisamment réparateur ait été en désaccord avec un travail excessif et ait produit le surmenage que l'on observe dans certaines guerres, dans certaines navigations, dans certains voyages ; ou que de longues misères aient développé à l'excès l'activité nerveuse jusque-là contrebalancée par la validité de toutes les fonctions bien satisfaites.

C'est ce qui arrive dans les longues navigations, sous des climats extrêmes; quand les voyageurs longtemps épuisés par la fatigue, par une nourriture insuffisante, par un froid ou par une chaleur excessifs, le cerveau incessamment tourmenté par les idées de la terre avec ses jouissances, ou de la fraîcheur et du repos, confondent dans une sorte de désespoir délirant ce qu'ils regrettent, ce qu'ils désirent, ce qu'ils espèrent, avec le monde extérieur ; ils finissent par peupler la solitude environnante des signes sensibles de leurs idées.

Dans certains cas, on voit des individus qui se sont imposé des privations excessives avec une constitution trop faible originairement pour les supporter ; qui se sont éloignés de la société humaine et plongés matériellement et moralement dans la solitude qu'ils se sont faite. Le régime anormal auquel ils se sont soumis a épuisé leurs forces, les idées dont ils se sont nourris ont exalté leur cerveau, les hallucinations sont venues.

Les hallucinations dont nous venons de parler peuvent exister chez tous les individus, pourvu qu'ils soient placés dans des conditions convenables ; mais il en est d'autres qui, pour être moins communes, n'en méritent pas moins toute notre attention. Je veux parler de celles qui appartiennent seulement aux esprits les plus distingués de l'espèce humaine.

Le sujet est dans le plus parfait état de santé ; toutes ses fonctions ont leur régularité normale et leur plein exercice ; mais l'activité cérébrale est portée à un haut degré. L'équilibre normal est rompu. Pour le cerveau surexcité, ce qu'on pense, ce qu'on imagine, devient une réalité. L'hallucination est alors une sorte de poésie dans laquelle l'esprit entraîné prend pour des réalités les idées qui le frappent et l'occupent.

Entre ces hallucinations et celles beaucoup plus communes dont nous parlions plus haut, il n'y a qu'une différence, c'est la plus grande puissance de l'activité cérébrale. Tout à l'heure, dans certaines organisations nerveuses ou primitivement ou artificiellement, il fallait peu de chose pour changer la pensée en perception ; ici, au contraire, une puissante contention d'esprit est nécessaire. Les premières sont dues à une sensibilité nerveuse développée par des causes diverses ; les secondes à une surexcitation excessive du système nerveux. Les premières hallucinations sont possibles pour tous, et surtout pour les esprits bornés que le travail et l'instruction n'ont point prémunis ; les secondes hallucinations, au contraire, sont le privilège exclusif de quelques natures d'élite qui ont seules le pouvoir de s'élever ainsi par activité cérébrale au delà de la perception ordinaire. Cela ne veut pas dire que toutes ces hallucinations seront toujours d'accord avec la grande raison que l'on nomme le sens commun ; mais elles prouvent une activité cérébrale marquée, et les produits en seront divers selon les temps, les préoccupations, les pensées, les dispositions morales, religieuses, politiques des hallucinés.

Outre ces deux cas extrêmes, de l'hallucination facile chez les sujets débilités et nerveux, et de celle qui résulte, même dans les têtes les plus fortes, d'une grande contention ou d'une violente exaltation mentale, une troisième circonstance peut encore donner lieu, dans la meilleure santé, au désordre cérébral dont nous parlons.

Nous voulons indiquer ici les vives et brusques émotions qui viennent parfois nous assaillir et laissent dans le cerveau une impression qui ne s'efface plus. Tous les médecins ont vu des exemples de ces sortes d'hallucinations causées par une vive frayeur. La frayeur est en effet celle des émotions vives qui cause le plus souvent le trouble des perceptions dont nous nous occupons. Mais elle n'a pas seule ce triste privilège et l'on en connaît des exemples à la suite de toute sorte d'autre secousse morale. La joie, la colère, la haine, l'amour, la jalousie, réclament aussi des faits nombreux d'hallucination qu'elles ont causés.

§ 3° Dans les cas isolés ou épidémiques sur lesquels nous venons de jeter un coup d'œil, pour que l'hallucination soit complète, il ne faut pas un acte violent du cerveau : toutes les prédispositions admises, il suffit qu'une cause occasionnelle soit mise en jeu. Ce sont ces causes occasionnelles ou déterminantes que nous allons étudier ici, et qui fixent souvent le moment, la forme et la durée des hallucinations.

Dans toutes ces circonstances où toutes les conditions extérieures sont réunies, les hallucinations apparaissent pour la moindre cause. La prédisposition est acquise, et tout ce qui excite vivement l'action cérébrale est capable de les produire avec la plus grande facilité.

La cause la plus légère suffit : une contrariété auparavant incapable de déranger le moins du monde la netteté des sensations, un désir excité, une volonté provoquée, un souvenir réveillé, et il n'en faut pas plus pour que le cerveau incertain confonde le souvenir, la volonté, le désir, avec la sensation matérielle, et prête à tout cela un corps, un lien, un enchaînement, une présence matérielle qui n'existent pas.

C'est cet état physique et moral qui rend compte des épidémies d'hallucinations dont est pleine l'histoire de l'espèce humaine.

(*) Une idée politique ou religieuse tourmente une contrée, une génération, un rassemblement : la prédisposition morale s'est emparée de toutes les têtes ; une communication sympathique, comme il en existe dans toutes les agglomérations humaines que lie une même idée, augmente incessamment dans chacun la susceptibilité cérébrale qui lui était naturelle. Ajoutez à cette disposition morale des souffrances longtemps endurées, des craintes vives et légitimes, des privations de toute nature qui rendent le système nerveux plus impressionnable ; joignez à ces deux circonstances une ignorance et une crédulité comme l'histoire et la pratique des hommes nous les montrent trop souvent ; puis au milieu de tous ces éléments de troubles nerveux et d'exaltation cérébrale, concevez, sur-

(*) Calmeil. *Dictionnaire de médecine*

tout s'ils sont tous réunis, l'influence que pourra prendre un bruit répandu et propagé, une affirmation tranchante et enthousiaste, une conviction capable de résister même aux supplices, sortie d'une bouche connue, appuyée de témoignages authentiques, répandue avec terreur, ou bien avec espoir et consolation. Alors, dans l'agglomération d'individus bien préparés, l'hallucination, qui avait eu lieu pour quelque cerveau plus exalté ou plus faible que les autres, pour quelques personnes en qui les conditions physiques avaient exagéré l'état nerveux, se répand, se propage, devient un article de foi, une affaire de parti, un sujet universel de terreur, d'admiration ou de consolation.

Les habiles s'en servent pour arriver à leur but ; les crédules adoptent et défendent ; et, s'ils n'ont pas partagé la vision, ils se retranchent derrière le témoignage ou au moins derrière le silence de ceux qui règlent d'habitude leurs opinions ; les exaltés répandent et grossissent le fait, et l'hallucination devient épidémique.

C'est ainsi que des caravanes, des armées, des populations presque entières sont trompées par des mirages ; que dans les grandes famines, les sièges désastreux, on note des prodiges ; que dans les grands malheurs publics, dans les temps calamiteux, dans les grandes rénovations sociales, on voit, on entend, on affirme des choses surnaturelles. Et dans tout cela, combien de témoins affirment, comme ce vieux grenadier à qui la proclamation du général Bonaparte avait appris que quarante siècles le contemplaient du haut des pyramides : « nous avons regardé, disait-il, et il n'y avait rien ; mais nos officiers les ont vus ».

L'état de surexcitation anormal propre à enfanter des visions, des hallucinations de toute espèce, n'est pas toujours spontané. L'effet du vin et des autres spiritueux sur les cerveaux faciles à troubler, certains médicaments, l'action des boissons hypnotiques, les narcotiques qu'emploient les orientaux, les pommades narcotiques en si grande vogue autrefois parmi les sorciers, nous montrent des effets semblables de visions, de rêves et d'hallucinations.

Voyons d'abord la substance dont les effets s'observent le plus fréquemment, l'alcool. Avec des formes et des circonstances qui varient beaucoup suivant la nature et la dose des liquides absorbés, l'ivresse alcoolique s'accompagne presque toujours d'hallucinations. Quand l'ivresse est complète et manifeste, c'est pendant la période d'excitation que les hallucinations s'observent. Elles sont alors très fréquentes, mais elles présentent moins d'intérêt pour nous, car elles sont accompagnées d'une foule de phénomènes qui leur sont étrangers ; elles ne peuvent donner lieu à aucune erreur, et sont du reste en général, dans ces cas, très mobiles et de courte durée.

Des hallucinations d'une nature plus intéressante se présentent, dans certains cas, sous l'influence des boissons alcooliques, mais sans qu'il y ait eu une ivresse bien évidente. Il y a seulement dans ces cas une excitation plus ou moins grande du système nerveux sous l'influence de l'alcool absorbé ; et cet effet peut se produire seulement un certain temps après l'ingestion des liquides alcooliques. Ce sera surtout au moment où une autre cause d'excitation viendra s'y ajouter, comme un changement de milieu, la solitude, une émotion vive comme la frayeur, la colère, le désir. Un voyageur, après un repas un peu copieux, quitte la ville à la nuit tombante ; il a une route assez longue à parcourir avant d'arriver chez lui et doit traverser un endroit désert où l'on voit encore quelques vestiges des ruines d'une ancienne abbaye. Il avait bien entendu raconter, pendant la soirée, toutes les histoires fantastiques qui couraient parmi le peuple au sujet de ces ruines. Epuisé de fatigue, il s'assied un instant et se croit aussitôt assailli par tous les fantômes qui peuplent son imagination ; et il reste ensuite persuadé qu'il a eu à soutenir contre eux une lutte terrible.

Dans une autre forme de l'intoxication alcoolique, dans l'alcoolisme chronique, les malades sont tourmentés par des hallucinations de la vue et de l'ouïe ; ils voient des animaux, des rats, des souris, qui traversent leur chambre et se promènent sur leur lit ; ils croient entendre des propos malveillants, des injures à leur adresse. Des accès de délire peuvent se produire brusquement, sans avoir été précédés d'aucun trouble de l'intelligence ; les malades, dont les hallucinations redoublent, se croient poursuivis, menacés et cherchent par tous les moyens possibles à se délivrer de la persécution dont ils sont l'objet. La tendance au suicide est souvent une conséquence de cet état.

Un certain nombre d'agents médicamenteux sont bien connus pour donner lieu à des hallucinations. Les chirurgiens sont tous les jours témoins des hallucinations auxquelles sont sujets les malades soumis à l'influence du chloroforme, pendant la période d'excitation qui précède le sommeil.

L'Opium produit très fréquemment des phénomènes

de ce genre; l'on sait combien sont sujets aux hallucinations les fumeurs d'opium, c'est même dans cet effet qu'ils recherchent une source nouvelle de jouissances. Les mêmes effets s'observent chez les morphinomanes. On a encore cité bien des observations authentiques d'hallucinations produites à la suite de l'ingestion, volontaire ou accidentelle, d'une dose trop élevée de laudanum.

Enfin le haschisch, est employé par les orientaux dans le même but que l'opium, il procure des rêves et des hallucinations qu'ils recherchent. Théophile Gautier, ayant voulu un jour expérimenter sur lui-même les effets de ce narcotique, nous a laissé la description des visions étranges qui passèrent alors sous ses yeux (*). « Les fantômes grotesques m'assaillirent en masse, dit-il. Tous les types inventés par la verve narquoise des peuples et des artistes se trouvaient réunis là, mais décuplés, centuplés de puissance. C'était une cohue étrange: le pulcinella napolitain tapait familièrement sur la bosse du Punch anglais; l'arlequin de Bergame frottait son museau noir au masque enfariné du paillasse de France, qui poussait des cris affreux; le docteur Bolonais jetait du tabac dans les yeux du père Cassandre; Cartaglia galopait à cheval sur un clown et Giles donnait du pied au derrière de Dom Spavento. Plus loin se démenaient confusément les fantaisies des songes drôlatiques, moines ayant des roses pour pieds et des marmites pour ventre, guerriers bardés de vaisselle brandissant des sabres de bois dans des serres d'oi-

(*) Théophile Gautier, in *Revue des deux mondes.*

seaux, hommes d'état mus par des engrenages de tourne-broche, alchimistes à la tête arrangée en soufflet, aux membres contournés en alambics. Cela grouillait, cela rampait, cela trottait, cela sautait, cela grognait, cela sifflait, comme dit Gœthe dans la nuit de Walpurgis ». L'auteur continue longtemps sur le même ton. Le désordre de ce rêve et sa nature même ne doivent pas étonner si l'on connaît l'auteur et si l'on songe qu'il avait pris le narcotique dans le but d'en éprouver les effets extraordinaires. Il s'attendait donc à une vision bizarre et fantastique. Mais si la même substance est prise par un individu poursuivi par une idée fixe, plus ou moins exalté, sous l'entraînement de quelque passion, l'on conçoit facilement que la direction donnée d'avance à l'imagination pourra modifier considérablement l'hallucination.

(*) On peut rapprocher de ces substances certains onguents dont se servaient, paraît-il, autrefois les prétendus sorciers. Gassendi, le célèbre émule de Descartes, voulant étudier de près un berger, qui passait pour sorcier et que l'on avait garrotté pour le livrer à la justice, pria, comme à l'insu de tout le monde, ce malheureux de l'initier dans la pratique des moyens secrets auxquels il convenait d'avoir recours pour être admis aux assemblées infernales. Le berger lui ayant proposé de partager avec lui une sorte de bol narcotique qu'il tenait d'un ami, affirma qu'après l'avoir avalé et s'être couché vers minuit vis-à-vis de la cheminée, le diable, sous la forme d'un puissant chat noir, viendrait

(*) Calmeil, *Dictionnaire de médecine.*

les prendre et qu'il les déposerait au sabbat. Gassendi, d'accord avec le magicien, s'étend comme lui au moment indiqué sur la planche, en substituant toutefois un peu de confiture à la portion d'opiat qui lui a été concédée. A peine son compagnon a-t-il introduit dans l'estomac la drogue dont l'usage lui est familier, que d'abord il semble comme étourdi et comme ivre, et bientôt il est plongé dans une sorte de sommeil narcotique, parlant haut, adressant la parole aux démons, à des camarades qu'il croit comme lui figurer au sabbat. Cet état dure plusieurs heures. Au réveil, le prétendu sorcier félicite Gassendi des honneurs qu'il a reçus du bouc qui présidait le sabbat, et il raconte dans les plus grands détails toutes les hallucinations de son sommeil, comme autant d'impressions positives qui l'ont frappé dans l'assemblée nocturne.

Déjà, d'après Bodin, le maître des requêtes Belot avait fait une expérience presque semblable. Une sorcière de Bordeaux s'accusa d'être allée au sabbat, d'y avoir vu et embrassé le bouc, d'avoir renié Dieu et fait serment de servir le diable. Belot, voulant être témoin de son transport au sabbat, la fit élargir et surveiller. Lorsque cette malheureuse fut libre, elle se mit toute nue, se frotta avec une pommade et tomba à l'instant comme morte sur la place. Cette sorte de léthargie s'étant terminée après cinq heures, la prétendue sorcière raconta ce qu'elle avait vu dans les divers lieux qu'elle venait de parcourir.

Ces exemples sont loin d'être rares ; mais tel était alors l'aveuglement de certains esprits, que, pendant longtemps, les juges n'ont point voulu croire que ces sensations fussent purement du domaine de l'imagination, de la nature des hallucinations ; et forcés de convenir que les corps des misérables qu'ils livraient au bûcher étaient au moins restés immobiles dans la prison ou dans leur salle d'épreuves, ils avaient fini, les uns par charger l'âme du crime de fréquenter seule le sabbat, les autres par accuser le diable de fasciner leurs propres yeux, et de se mettre à la place des accusés dont il affectait la ressemblance, tandis qu'en réalité, ainsi qu'ils le racontaient eux-mêmes, les sorciers étaient bien allés prendre leurs ébats parmi les assemblées diaboliques.

Il ne faut pas s'étonner de la prétendue concordance d'un certain nombre de ces hallucinations ; c'est ainsi que la plupart de ces sorciers voyaient le diable sous la forme d'un bouc. Ces hallucinations ne se produisaient en effet que chez ceux dont l'imagination avait été le plus frappée par les récits fantastiques en vogue parmi le peuple, et dont l'origine elle-même était dans un de ces rêves racontés et développés. Ces imaginations malades reproduisaient donc, plus ou moins exactement, les points principaux de ces fables qui étaient restées gravées dans leur mémoire. Du reste, le champ des variantes était déjà très vaste, car nous voyons le diable représenté sous la forme d'un bouc ou sous celle d'un chat noir, d'un âne ou d'une chauve-souris, d'un serpent ou d'une poule noire, etc., etc... Mais remarquons en passant que ces hallucinés voient toujours ce qu'ils s'attendent à voir ou ce qu'on leur prédit qu'ils verront. C'est ainsi que dans le premier exemple que nous avons transcrit, le berger, persuadé qu'il introduit Gassendi dans l'assemblée nocturne, le voit au milieu de tous les autres fantômes évoqués par son imagination, et voit le bouc qui préside l'assemblée le recevoir comme un nouveau venu, ainsi qu'il le raconte après son réveil.

Les éléments de ces hallucinations sont donc puisés dans la mémoire, quoique bien souvent l'individu puisse ne pas avoir conscience de ses souvenirs. Bien souvent aussi l'imagination ne prend dans les souvenirs que des parties détachées et disparates d'objets divers, et, avec ces matériaux informes et méconnaissables, construit un être nouveau qui ne ressemble plus à rien de ce que pouvait présenter la mémoire.

Après avoir examiné les conditions nécessaires au développement des hallucinations, et l'influence qu'exercent sur elles les différentes circonstances pathologiques, morales ou physiques qui peuvent agir sur le sujet, nous devons étudier plus spécialement les hallucinations en elles mêmes, en les rapportant aux différents sens sous la dépendance desquels elles peuvent se présenter.

Les hallucinations de l'ouïe paraissent les plus fréquentes ; et d'abord quelques-unes s'observent en plein jour, pendant la veille, sur des sujets dont l'ouïe paraît bien fonctionner du reste. Les tintements d'oreille se classent parmi les hallucinations dont ils constituent la forme la plus simple. Quelques malades perçoivent, en vaquant à leurs travaux, des sons de cloches, des bruits de grelots, des bruits de soufflets, des chants d'oiseaux, le son du tambour ou d'autres instruments. On rencontre très souvent ces phénomènes dans la pratique médicale et les malades se plaignent quelquefois d'en être fort incommodés. Ces sensations imaginaires sont quelquefois simplement la continuation d'une sensation qui a existé ; c'est ainsi que quittant une voiture après un voyage de plusieurs jours, le bruit des roues semble persister encore quelque temps au sein de la solitude et du silence. Quand ce phénomène est poussé plus loin, on voit quelquefois des malades qui reconnaissent des voix qui les injurient, qui répondent à des êtres imaginaires, s'engageant dans des conversations animées comme s'ils avaient autour d'eux plusieurs interlocuteurs.

En général, les malades font beaucoup de suppositions pour expliquer les hallucinations de l'ouïe. Les uns se figurent que les murailles et les parquets sont creux, qu'il existe des cabinets secrets dans les plafonds, sous les toits ; les autres que leur chambre a été mise en communication avec les personnes dont elles entendent la voix par des téléphones ou des porte-voix.

Il est rare que les deux oreilles ne soient pas en même temps le siège de l'hallucination, cependant il y a des cas où les sujets entendent une voix à droite et une autre voix à gauche.

Si les hallucinations de l'ouïe s'observent quelquefois en plein jour, plus souvent elles présentent une sorte de rémittence et se réveillent surtout à l'entrée de la nuit; soit que le mouvement, les occupations de la journée exercent sur l'esprit une diversion heureuse; soit que l'obscurité, le silence, l'isolement contribuent, en concentrant l'attention sur un petit nombre d'objets, à exalter l'imagination, à égarer le jugement.

Dans certains cas les hallucinés se figurent que les voix qu'ils entendent sont émises par un de leurs organes, ou partent d'une partie de leur corps ; ils croient les entendre venir de leur poitrine, de leur ventre et font mille conjectures sur les causes de ce phénomène. Un malade entendait dans son cerveau un grand nombre de voix dont les tons étaient différents et qui divulgaient hautement ses pensées, au fur et à mesure qu'elles naissaient dans son esprit.

Une vieille fille qui a séjourné à Charenton sentait une chienne dans son ventre : cette chienne ayant mis bas, ses petits ne tardèrent pas à unir leurs aboiements à ceux de la mère, et la malade, fatiguée par ce vacarme, entrait dans des accès de colère affreuse contre celui qui était, disait-elle, la cause d'un pareil malheur.

Ce genre d'hallucination vocale était surtout répandu au temps où les possédés étaient à la mode et pullulaient : le diable, après s'être introduit dans le corps des individus, répondait à leurs questions ou les interpellait de son propre mouvement.

Les hallucinations de la vue peuvent encore se ranger parmi les plus communes et les plus intéressantes à étudier ; elles laissent des impressions profondes sur l'esprit des malades qui en sont affectés en grand nombre et que l'on qualifie dans le monde de visionnaires. Plus encore que les autres peut-être, ils sont persuadés de la réalité de leurs hallucinations.

(*) Une malade affirme que, se trouvant au bain, elle vit un homme entièrement vêtu de noir entrer dans son appartement et la regarder attentivement en lui faisant des grimaces. Comme elle lui témoignait son indignation, il s'approcha du tuyau du poêle, le saisit, grimpa jusqu'au haut et disparut par l'ouverture. Encore

(*) Brierre de Boismont, *des Hallucinations*.

étourdie de ce singulier spectacle, elle aperçut trois hommes sortir de dessous son lit, et s'avancer à sa rencontre en lui faisant les mêmes grimaces. La fureur s'empara d'elle, et comme elle cherchait une arme pour les tuer, ils montèrent également le long du poêle et disparurent par le même trou.

(*) Gratiolet fait des remarques sur la coloration de l'objet fantastique aperçu dans l'hallucination. Suivant lui, il est rarement rouge ou bleu. Il est rouge dans les hallucinations de l'épileptique. Le plus souvent, il est couleur de feu, comme les impressions lumineuses que l'on aperçoit les yeux fermés ; d'autres fois, il est d'un blanc pâle ressortant sur le fond noir des ténèbres, et comme phosphorescent. Gratiolet lui-même, après avoir pris une dose d'opium, eut la vision d'une fontaine de feu. Une autre fois, il vit dans la nuit une tête de feu gigantesque et grimaçante qui finit par disparaître en une multitude de rosaces lumineuses.

Les hallucinations que nous venons de citer tranchent tout à fait sur les conditions normales de la vie réelle ; leur caractère est une étrangeté qui se répète et persévère, étrangeté qui offusque le bon sens. Ce sont des personnages qui apparaissent tout à coup et disparaissent par un trou de cheminée ; ou bien des images vaporeuses, vacillantes, indécises, sans fixité dans les formes ni fermeté dans les contours ; quelquefois elles sont incomplètes ou tronquées. Dans ces cas peut-être la remarque de Gratiolet sur les couleurs est assez souvent exacte ; mais il n'arrive que trop sou-

(*) Gratiolet, *Anatomie comparée du Système nerveux.*

vent que l'hallucination ne montre que des objets absolument identiques à ceux qui existent réellement, quelquefois même l'hallucination présente une certaine vraisemblance.

Les visions s'effacent quelquefois lorsque le sujet a le soin de fermer les paupières ; mais, en général, la sensation persiste alors que les yeux sont absolument clos.

Il est très rare que l'hallucination obéisse à l'action de la volonté ; nous devons cependant mentionner ce fait puisqu'il a été observé dans quelques cas. Il faut alors des qualités d'imagination extraordinaires pour la provoquer. Un peintre anglais, après avoir vu ses modèles une seule fois, pouvait en reproduire l'image à son gré, la faire poser devant lui. La ressemblance était si parfaite que, le modèle étant présent, il ne distinguait plus la fiction de la réalité. Ce don singulier lui coûta trente années de folie.

Le plus souvent, pour ne pas dire toujours, l'hallucination est fatale : elle s'impose, naît et disparaît à ses heures.

La nuit est le temps le plus propice aux visions, et ce n'est pas d'aujourd'hui qu'elle prête son voile aux esprits malfaisants, aux spectres, aux fantômes. C'était toujours la nuit que les sorciers évoquaient les êtres mystérieux qui leur découvraient les choses cachées, ou leur donnaient le secret des philtres merveilleux. C'était la nuit que ces malheureuses victimes de l'ignorance et du fanatisme populaire étaient accusées d'aller participer au sabbat et aux assemblées diaboliques, crimes dont ils se croyaient eux-mêmes coupables, victimes eux-mêmes de leurs propres hallucinations.

Beaucoup d'hallucinés, frappés des visions qui les ont poursuivis pendant leur sommeil, sont restés convaincus et sont parvenus à persuader à leurs semblables, que ces visions avaient en dehors de leur cerveau une cause matérielle.

Il en est beaucoup dont toutes les idées délirantes se groupent, pour ainsi dire, autour d'un certain nombre de sensations qui ne manquent presque jamais d'empoisonner leur sommeil. Dans la persuasion où ils sont que leurs sens ne les trompent pas, les uns barricadent leur porte, les autres chantent, s'agitent, résistent au sommeil jusqu'à ce que la nature triomphe de leur obstination ; presque tous demandent à changer de chambre, attendu que l'appartement qu'ils occupent communique au dehors par quelque voie souterraine. Les plus instruits accusent le pouvoir de la physique et entrent dans des explications qui prouvent combien ils font d'efforts pour donner un corps aux fantômes qui existent uniquement dans leur imagination. La présence d'un ami, d'un domestique, calme parfois ces infortunés visionnaires dont le voisinage n'est pas sans danger et qui deviennent souvent eux-mêmes victimes de leur erreur.

(*) Les hallucinations du goût sont assez rares ; elles se montrent ordinairement au début de la folie et dans la période la plus aiguë. Les cas où elles persistent isolées, à l'état chronique, sont peu fréquents. Les malades croient manger des mets délicieux, boire de bons vins, quoiqu'ils ne touchent à rien. Dans d'autres cir-

---

(*) Brierre de Boismont, *op. cit.*

constances ils se plaignent d'avoir pris des aliments détestables. Les festins des sorciers, qui n'apaisaient pas plus la faim que ceux de l'homme qui rêve, semblent devoir se rapporter à la même catégorie d'hallucinations.

On pourrait faire pour les hallucinations de l'odorat les mêmes observations que nous avons faites relativement à celles du goût. Il est rare de les observer isolément et surtout qu'elles soient d'une importance suffisante pour être notées ; elles sont au contraire fréquentes au début de toutes les folies. Les malades se figurent que l'on médite leur perte, accusent l'odeur de l'arsenic, de l'ammoniaque, les odeurs qu'ils supposent les plus pernicieuses et que la plupart d'entre eux n'ont certes jamais senties.

(*) Baillarger cite un cas d'hallucination de l'odorat chez une dame, qui était continuellement obsédée par une odeur infecte qu'elle croyait s'exhaler de son corps. Elle demandait avec instance qu'on ne s'approchât pas d'elle et elle ne manquait pas de reculer dès qu'on voulait le faire. Un jour qu'on l'engageait à se promener dans un jardin, elle refusa, craignant de faire mourir les plantes par l'odeur empestée qui s'exhalait de toute sa personne. Les sujets, qui rêvent le bonheur et la plénitude de toutes les illusions, respirent des odeurs suaves et manquent d'expressions pour peindre leurs délices. Les femmes hystériques, les extatiques, sont habituées aux hallucinations de ce sens. Au temps où les possédés faisaient les frais des hallucinations, le

---

(*) Baillarger, *de l'Influence de l'état intermédiaire à la veille et au sommeil sur la production et la marche des hallucinations.*

diable ne manquait jamais d'empester l'atmosphère d'une odeur de soufre, ainsi que l'attestent les interrogatoires de tous les sorciers.

Les hallucinations du toucher ou de la sensibilité sont, plus encore que les autres, difficiles à étudier isolément ; leurs caractères et leurs formes offrent peu de stabilité, et elles sont presque toujours mêlées à d'autres hallucinations.

Certains malades éprouvent une sensation d'humidité à la surface de la peau ; d'autres une sensation de brûlure ou d'un froid intense se produisant subitement, sans qu'absolument aucune cause ait pu occasionner ces phénomènes. Quelques-uns se figurent sentir un corps étranger sous la peau, dans l'épaisseur des chairs ou dans un organe quelconque, et ils indiquent exactement la nature du corps imaginaire et la place qu'il occupe. Certains de ces malades ont été guéris par le simulacre d'une opération, au moyen d'une simple incision superficielle à la peau, après laquelle on leur présentait un objet semblable à celui dont ils se plaignaient.

La sensation qu'accusent le plus souvent les malades est celle d'un insecte ou d'un animal quelconque, qui leur passerait sur le corps, grimperait le long des membres. Un vieux soldat sentait, courir sous sa chemise un rat énorme dont les mouvements excitaient sa colère. Vingt fois par jour il portait avec précipitation la main à l'endroit où il le sentait, en s'écriant : je le tiens, il est enfin pris ; et il passait ainsi sa vie à ôter et à remettre ses vêtements (*). Un monomaniaque

(*) Esquirol, *des Maladies mentales.*

de Charenton était persuadé que toutes les nuits on le conduisait dans les souterrains de l'Opéra ; et que là on lui enfonçait des couteaux, des poignards dans le dos, dans la poitrine ; on lui enlevait tantôt un bras, tantôt la cuisse, on lui coupait même la tête.

Il faut encore rapporter à des hallucinations de la sensibilité, les blessures que se font avec acharnement certains aliénés que l'on voit s'écorcher la peau, ronger leur chair, creuser dans leurs tissus avec plaisir, et employant pour cela un caillou, un clou, un instrument quelconque.

Dans un autre ordre d'idées, il est démontré que, pour certains individus, l'habitude du fouet est la source des plus cyniques jouissances. C'est ainsi que l'on voyait, aux XIIIe et XIVe siècles, des bandes de flagellants qui parcouraient le monde en se frappant de verges pour exciter la pitié. Cœlius Rhodoginus parle d'un homme d'une lascivité brutale, qui se faisait cingler des coups de fouet jusqu'au sang, et qui savourait avec la même fureur le charme de l'amour et celui des coups. Les cas de ce genre ne sont pas si rares qu'on pourrait le croire, on en retrouve de semblables chez certaines femmes hystériques et chez de vieux débauchés.

Il y a enfin une certaine classe d'hallucinations qui ne doivent pas être placées sous la dépendance d'une aberration sensorielle simple ; ce sont celles dans lesquelles les sensations de mouvement, de changement de forme ou de volume ont la principale part. Ces hallucinations ont quelque rapport avec le vertige ou la sensation de tournoiement qui nous poursuit après un exercice circulaire, le balancement qui persiste après quelque temps passé en bateau ou en ballon (*). Une personne voit un char rempli de soldats et traîné par des chevaux. Les chevaux, d'abord très petits, grandissent pendant plusieurs heures, deviennent aussi gros que des éléphants, puis ils diminuent peu à peu de volume et disparaissent lorsqu'ils n'ont plus deux pouces de hauteur. Après cela le char se métamorphose en un grand arbre dont les feuilles pâlissent à leur tour, se détachent et tombent ; l'arbre s'évanouit le dernier. Un ancien employé voyait tous les jours, à la même heure, une araignée descendre par un fil du plafond de sa chambre. Ce hideux animal, restant suspendu, se mettait à grossir rapidement, de manière à remplir tout l'appartement, et le malade sortait éperdu de peur d'être étouffé.

Quelques hallucinés se sentent rapetisser ou grandir d'une manière prodigieuse ; d'autres se sentent élevés dans les airs ; un jeune homme, qui a éprouvé une fois cette sensation en plein jour, l'attribue à l'influence d'une *potion aimantée* qu'il se figure avoir été mélangée avec ses boissons. Cette hallucination se manifeste chez beaucoup de prétendus extatiques ou sorciers, d'individus endormis ou narcotisés. Les sorciers croient aller au sabbat sur un bâton, sur un nuage, sur un bouc, une poule noire ou un chat, sur les épaules d'un homme velu armé de cornes ; ils perçoivent le mouvement de translation à ne pas douter de sa réalité. Certains d'entre eux ont confessé devant leurs juges que, certains jours, les danses du sabbat

---

(*) Brierre de Boismont, *op. cit.*

étaient purement aériennes, et que le gazon n'était pas foulé par la joyeuse assemblée.

(*) Plusieurs possédés ont avoué à leurs juges que le diable les a précipités contre terre, les a roués de coups dans leurs cachots ou qu'il leur a fait au sabbat quelque marque sur l'épaule ou sur les membres. Et comme ces infortunés, à la manière de beaucoup de lypémaniaques, avaient l'habitude de se faire à la peau des égratignures, des écorchures, ces marques, qui attestaient encore l'égarement de leur raison, causaient indubitablement leur perte.

Certains individus sentent leur tête de verre, une tête extraordinairement lourde, ou une tête d'oiseau, une tête de coton, un corps de cire, une main de bois. Quelquefois c'est un de leurs membres ou une partie du corps qui prend des dimensions énormes et semble tout absorber ; c'est souvent la langue ou les dents que les malades sentent grandir prodigieusement, remplir toute leur bouche, l'immobiliser, acquérir un poids et un volume considérables.

D'autres se croient changés en objet ou en animal, métamorphosés en cruche, en lanterne, en bœuf, en chien, le plus grand nombre en loup.

C'est ici que nous devons classer le délire de Cynanthropes et des lycanthropes qui a tant frappé les populations dans les temps d'ignorance et de superstition. Ces malheureux abandonnaient leur domicile pour vivre au fond des bois, laissant croître leurs ongles, leur barbe et leurs cheveux ; ils se croyaient couverts de longs poils, armés de griffes et de dents meurtrières,

(*) Calmeil, *op. cit.*

et poussaient la férocité jusqu'à mutiler, parfois à tuer et dévorer de malheureux enfants. Il en est qui proféraient comme des aboiements et des hurlements dans l'obscurité et couraient, au dire des témoins, avec de véritables loups.

On pourrait à notre époque mettre en doute des faits de ce genre, mais ils sont attestés par des pièces authentiques. Ainsi, par arrêt du parlement en date du mois de novembre 1598, Roulet, qui avait été condamné à mort par le lieutenant criminel Arnaut, fut envoyé à l'hôpital de Saint-Germain-des-Prés, où à cette époque on enfermait les aliénés. Roulet avait été saisi dans la campagne, où il errait à l'aventure, et où l'on venait de relever les restes d'un enfant à moitié décharné. Cet aliéné déclara qu'il avait trente ans, qu'il mendiait son pain, qu'il avait l'habitude, ainsi que son frère et son cousin, de se frotter d'un onguent qu'il tenait de ses parents; les frictions terminées, ils devenaient loups. Il avait tué et commencé à dépecer, ainsi que l'attestaient sa figure et ses mains sanglantes, le jeune garçon dont on voyait le cadavre. Ce n'était pas la première fois qu'il cherchait à se repaître de semblables victimes. Son frère et son cousin s'étaient joints à lui pour dévorer le dernier enfant; mais celui-ci avait cessé de vivre quand les deux autres lycanthropes étaient accourus sur le terrain. Les paysans attestaient qu'ils avaient vu deux loups s'enfuir parmi les genêts, et que Roulet, qu'ils avaient saisi sous la forme humaine, leur avait paru d'abord sous celle d'un loup.

Les quelques faits que nous avons puisés dans des ouvrages anciens, d'une authenticité incontestable, trent combien il est utile d'étudier les récits qui nous ont été transmis par l'histoire ou la tradition, en les analysant à la lumière de la science. Ainsi l'on rencontre certains faits que l'on serait tenté de nier, au premier abord, à cause de leur invraisemblance et de leur apparente absurdité; et pourtant ces faits sont attestés par des témoignages irréfutables. Par une analyse attentive et en leur appliquant les données certaines de la science, nous arrivons à les faire rentrer dans leur véritable cadre ; il est facile dès lors de les débarrasser de tout le merveilleux dont les avait entourés l'ignorance du peuple et les imaginations délirantes de l'époque.

A un point de vue différent, nous verrons, dans un autre chapitre, quel moyen puissant nous possédons maintenant dans la suggestion hypnotique, pour soulager et guérir les malades tourmentés par les divers genres d'hallucinations.

Bibliographie des auteurs cités dans ce chapitre. — Calmeil, *Dictionnaire de médecine*, art. *Hallucinations*. — Brierre de Boismont, *des Hallucinations*. — Gratiolet, *Anatomie comparée du système nerveux*. — Baillarger, *de l'Influence de l'état intermédiaire à la veille et au sommeil sur la production et la marche des hallucinations*. — Esquirol, *des Maladies mentales*.

CHAPITRE QUATRIÈME

Névroses. — Hystérie. — Extase. — Catalepsie. — Diverses manifestations de l'hystérie. — Amaurose hystérique. — Mutisme hystérique. — L'hystérie en médecine légale.— Démoniaques et convulsionnaires.

Les maladies nerveuses deviennent de plus en plus communes au fur et à mesure que la civilisation fait plus de progrès. L'abus croissant de certaines substances toxiques, et particulièrement de l'alcool, y entre pour beaucoup ; mais il faut aussi attribuer pour une bonne part la multiplicité des névroses et des vésanies, chez les peuples les plus civilisés et dans les classes élevées de la société, à la suractivité des fonctions nerveuses, entretenue par l'accroissement des besoins et les exigences d'une lutte plus rude et plus âpre pour la vie. C'est pour cela qu'on les rencontre surtout chez les gens placés dans une situation sociale difficile ou irrégulière, les célibataires et les veuves, par exemple, les individus dont l'éducation a été mal dirigée, plus sentimentale que positive, ceux chez lesquels on a développé à l'excès les tendances religieuses ou les idées mystiques. Il existe aussi des désordres viscéraux, particulièrement les affections utérines ou gastro-intestinales, qui amènent à leur suite des troubles nerveux et cérébraux dénommés sympathiques. Ce ne sont pas des troubles spéciaux, mais des troubles reconnaissant une cause occasionnelle spéciale. Cette cause est occasionnelle et non déterminante, car l'élément qui domine l'étiologie de ces troubles nerveux sympathiques est encore et toujours la prédisposition nerveuse.

(*) Nous possédons aujourd'hui des données assez nombreuses et assez précises sur la physiologie pathologique du cerveau, et sur le mécanisme en vertu duquel agissent certains agents morbides. Nous ne saurions cependant parcourir cette étude sans faire quelquefois appel à l'hypothèse, là où la donnée positive nous fera défaut. Mais il n'y aura pas grand danger à procéder de la sorte, à la condition de ne donner pour certain que ce qui est certain, et pour probable que ce qui est simplement probable.

Les affections du cerveau résultent tantôt d'une perturbation primitive de la cellule, tantôt d'un trouble secondaire dans le jeu de cet élément, trouble qui tient alors à une irrigation défectueuse, par un sang trop ou trop peu abondant (congestion ou anémie) ou par un sang vicié. Dans les deux cas le désordre cérébral peut exister, être même prolongé, sans qu'il existe de lésions macroscopiquement ou même microscopiquement appréciables. Les altérations desquelles dé-

---

(*) Legrand du Saule, *les Maladies du cerveau.*

pendent les phénomènes morbides observés sont, dans l'espèce, vraisemblablement d'ordre chimique ; il n'y a alors rien d'étonnant à ce que l'œil, armé ou non du microscope, ne puisse les découvrir. A ces affections cérébrales sans lésions appréciables on donne communément le nom de névroses.

Un grand nombre d'affections cérébrales dépendent d'une disposition à un fonctionnement vicieux de la cellule nerveuse. La plupart des vésanies, les névroses comme le mal comitial et l'hystérie, sont de ce nombre. La preuve en est dans la part prépondérante que prend à la genèse de ces affections l'hérédité nerveuse. Le vice originel, transmis des ascendants aux descendants, et qui fait de la cellule nerveuse un élément impropre à un fonctionnement régulier, ne s'accuse pas constamment et d'emblée par un de ces troubles profonds qui ont un nom en pathologie. Il s'affirme simplement, dans bien des cas, par une excitabilité anormale de l'individu, par une tendance à l'exaltation cérébrale, par l'excentricité dans les actes de la vie, quelquefois par une propension spéciale au vice ou même au crime, ou au contraire par le développement exagéré de certaines facultés intellectuelles. Dire du génie qu'il est une névrose, c'est émettre une proposition qui, sous cette forme générale, n'est pas moins fausse que paradoxale. Il n'en est pas moins vrai que certaines formes du génie ont d'étroits rapports de parenté avec la folie. C'est en effet chose assez commune que de trouver, dans la famille de certains hommes de génie, des épileptiques, des hystériques ou des fous.

Ainsi la rupture de l'équilibre cérébral, qui se traduit tantôt par des dispositions exceptionnellement brillantes, tantôt par la perversion du sens moral, ou par divers troubles cérébraux, exprime que la cellule nerveuse fonctionne trop ou trop peu, d'une façon défectueuse ou anormale. C'est cette défectuosité du fonctionnement cellulaire, tenant à l'organisation même ou au *modus vivendi* de la cellule qui, en se transmettant elle-même de génération en génération, va, en dépit de ses multiples aspects, être la cause principale et dominante de la plupart des troubles cérébraux.

Lorsque, par suite de son organisation vicieuse héréditaire, la cellule cérébrale est exposée au dérangement de ses fonctions normales, les causes occasionnelles susceptibles de modifier son activité ont sur elle, on le conçoit aisément, une prise très spéciale. Ainsi s'explique le rôle d'une foule de conditions accessoires, qu'on considère trop souvent comme capables d'engendrer des troubles cérébraux permanents, et qui, dans la majorité des cas, sinon toujours, n'aboutissent aux conséquences fâcheuses dont il s'agit que parce qu'elles portent leur action sur des éléments anatomiques déjà compromis. C'est ce qu'a fort bien exprimé M. Ball, lorsqu'il dit : (*) « On invoque à chaque instant, pour justifier l'explosion d'un trouble intellectuel, les chagrins, les fatigues, les ennuis, les excès ; mais les misères de l'existence sont notre commun partage : les uns supportent sans fléchir le fardeau de la vie, les autres s'affaissent sous le poids ; les uns perdent la santé, les autres la raison. D'où vient cette

(*) Ball, *Maladies mentales.*

différence profonde ? Elle découle surtout de l'héritage physique que nous ont laissé nos ancêtres. »

On peut sans doute admettre que, sous l'influence de fatigues cérébrales excessives, d'incessantes préoccupations, de chagrins violents et prolongés, les cellules nerveuses subissent dans leur manière d'être des modifications qui, sans le concours d'aucune prédisposition, entraînent un dérangement de leurs fonctions, passager ou durable ; mais c'est un fait fort rare. Ces éléments étiologiques jouent le plus souvent le rôle de simples causes occasionnelles et ne déterminent l'hystérie, le mal comitial, la folie, que parce qu'ils trouvent un terrain héréditairement préparé. Et d'abord, l'intervention de ces causes occasionnelles, bien qu'habituelle dans la genèse des troubles cérébraux, n'est pas indispensable. Combien de vésaniques, de comitiaux ou d'hystériques sont pris de leurs premiers accidents d'une façon tout inopinée, sans que rien dans leur passé personnel ne vienne expliquer l'éclosion de ces accidents.

(*)D'autres fois, la cause déterminante des désordres est un événement de hasard, un incident en apparence sans portée, qui vient provoquer le système nerveux comme une étincelle mettant le feu aux poudres.

Ces incidents ont droit à une place dans l'étiologie des névroses, mais cette place il faut se garder de la faire trop grande. Si la peur engendre la folie, un simple traumatisme sur la tête ou un coup de soleil peut avoir semblable conséquence ; mais à une con-

---

(*) Legrand du Saule, *op. cit.*

dition, toujours la même, c'est que l'organisme soit prédisposé au dérangement cérébral.

La grande névrose, l'hystérie a longtemps été considérée comme exclusivement due à un trouble génésique ou tout au moins à une maladie de la matrice et de ses annexes. Le nom de *fureur utérine* caractérise cette opinion, et trop souvent encore, parmi les gens du monde, on est disposé à accuser plutôt qu'à plaindre les hystériques.

Ce qui fait principalement le fond de l'hystérie c'est la rupture de l'équilibre cérébral. Ce manque d'équilibre serait le résultat de la suppression d'une action inhibitoire. Certaines régions du cerveau sont chargées de modérer et de régler les impressions reçues, comme leurs manifestations; et la lésion porterait sur ces points. Il y a dans ces cas une sorte d'abolition momentanée de l'action des régions modératrices ou des centres d'arrêt psychiques, en vertu de laquelle les forces automatiques, subordonnées d'habitude, se développent avec d'autant plus d'entrain que la puissance coercitive a été détruite ou fonctionne d'une manière défectueuse. Le centre de personnalité psychique se trouverait affecté dans l'hémiplégie émotive, et cette suppression fonctionnelle se traduirait soit par une disposition larmoyante, soit par une irritabilité, une agitation incessante. Il n'est pas rare d'en voir en proie à un véritable accès d'excitation maniaque, avoir de fausses conceptions, du délire de persécution, etc. etc... Nous ne sommes pas positivement de l'avis de M. Huchard, lorsqu'il rapporte uniquement au manque de volonté l'état cérébral des hystériques, ce qu'il exprime en disant que « les hystériques ne savent pas, elles ne peuvent pas, elles ne veulent pas vouloir ». C'est plutôt au manque d'équilibre de leur personnalité psychique que nous rapportons les diverses modalités de leur caractère, de leur état mental. C'est parce qu'elle est sans cesse dans un état d'équilibre instable que leur volonté est toujours chancelante ou défaillante ; c'est pour cela qu'elle tourne au moindre vent comme la girouette sur nos toits, c'est pour toutes ces raisons que les hystériques ont cette mobilité, cette inconstance et cette mutabilité dans leurs désirs, dans leurs idées ou dans leurs affections. Leur penchant au mensonge a encore pour cause ce manque d'équilibre dans leur personnalité psychique.

(*) Le fonctionnement régulier de l'appareil nerveux demande la subordination naturelle et innée de l'activité spinale à l'activité cérébrale, des sensations à la volonté ; c'est la condition absolue de l'harmonie normale des fonctions nerveuses. Or dans l'hystérie, cet équilibre harmonique est rompu et toujours dans le même sens, toujours au profit de la moelle. Quel que soit le mode générateur, la maladie, une fois réalisée, présente toujours réunis ces deux éléments fondamentaux : l'affaiblissement de l'action cérébrale, de la volonté en particulier, et l'exagération de l'action automatique ou spinale. Or cela peut se présenter de deux façons : que la puissance cérébrale ne soit pas directement atteinte et que le désordre résulte simplement de l'accroissement de la puissance spinale, il est bien certain que, dans cette condition, l'activité

(*) Jaccoud.

cérébrale est dans un affaiblissement relatif ; ou bien la puissance spinale restant dans ses limites naturelles, si l'action cérébrale est directement diminuée, la première arrive nécessairement à une prédominance relative, et les mêmes effets sont produits. La hiérarchie physiologique est renversée et ainsi est engendrée une maladie de l'être moral et physique, laquelle est caractérisée par la prédominance des impressions sensibles et affectives sur les déterminations volontaires et raisonnées. Dans les formes les plus accusées, l'action cérébrale en tant qu'action régulatrice n'est pas seulement diminuée, elle est éteinte ; le moi voulant et pensant est asservi jusqu'à l'anéantissement, et dans les phases paroxystiques, on ne constate plus qu'un déchaînement irrésistible de l'automatisme cérébro-spinal.

Telle étant la modalité de l'hystérie, on conçoit que la maladie est infiniment plus fréquente chez la femme que chez l'homme. Essentiellement impressionnable et mobile, la femme porte en elle une prédisposition véritable dont elle ne triomphe que par l'éducation ou par la force innée de son organisation cérébrale. Plus accessible que l'homme aux impressions qui affectent le moi sensible, la femme est moins apte à les dominer, elle est impuissante à prévenir les réactions automatiques et involontaires que ces excitations provoquent en elle, et souvent, lasse de la lutte avant même de l'avoir entreprise, elle laisse subjuguer sa volonté et sa raison par des impressions sensibles ou psychiques, dont ces deux facultés devraient être les souverains régulateurs. La maladie se développe rarement avant l'âge de la puberté ; c'est à ce moment, en effet, qu'interviennent les émotions passionnelles et affectives, les excitations génitales qui concentrent l'activité nerveuse dans les sphères inférieures de l'animalité, et favorisent ainsi l'affaiblissement de la volonté et des facultés cérébrales supérieures.

(*) L'éducation qui, bien dirigée, est un des meilleurs préservatifs de la maladie, en devient, dans les conditions opposées, une des causes les plus efficaces ; et cela doit s'entendre à la fois de l'éducation physique et morale. L'absence d'exercice physique, la vie confinée, la fatigue cérébrale résultant d'études prématurées, sont autant de circonstances qui favorisent et préparent le développement de l'hystérie ; il en est de même des lectures qui exaltent l'imagination et les sens, et de la tolérance coupable qui permet aux enfants de s'abandonner à des colères, à des larmes ou à des tristesses intempestives à la suite des impressions les plus légères. Ces vices d'éducation deviennent, chez les jeunes filles, un état de sensiblerie qui est déjà l'indice de l'assujettissement de la volonté aux excitations sensibles et affectives, et qui constitue une opportunité morbide véritable.

Les causes psychiques les plus puissantes sont les émotions dépressives, les chagrins de toute sorte, surtout ceux qui sont produits par la perte des affections, par l'amour malheureux ou par l'humilité d'une situation sociale qui n'est pas en rapport avec les rêves de l'imagination.

La grande attaque d'hystérie ou hystéro-épilepsie se

(*) Jaccoud, *Path. médic. hystéric.*

présente sous des formes variables et généralement avec des convulsions violentes, des contractions spasmodiques des muscles, qui donnent au corps de l'individu les positions les plus bizarres et les plus invraisemblables, accompagnées quelquefois de cris, de mouvements violents dans lesquels la force du sujet est décuplée. Elle présente des caractères définis et variables suivant le sexe.

Dans certaines circonstances, la convulsion fait place à un état d'extase ou à une syncope qui peut se prolonger plus ou moins longtemps et simuler la mort réelle. Ces phénomènes peuvent survenir sans convulsions antérieures, et souvent l'extase coïncide avec l'état cataleptique du système musculaire. C'est à cette catégorie qu'il faut rapporter ces histoires, réputées merveilleuses, dans lesquelles un individu, presque toujours une femme, tombant en état de catalepsie et d'extase, reste ainsi, pendant un temps quelquefois très long, inerte et indifférente à tout ce qui se passe autour d'elle, insensible à la douleur et à toutes les excitations sensorielles comme à la faim et à la soif.

L'extase et la catalepsie ne sont donc que des variétés de l'attaque d'hystéro-épilepsie, qui est modifiée par extension ou prédominance d'une période aux dépens des autres qui peuvent s'atténuer ou même s'effacer.

Les attaques d'extase ont été décrites par les auteurs classiques, qui ne les ont pourtant pas rattachées en général au type fondamental. Cependant, Briquet dit que les attaques d'extase peuvent se produire de deux manières : quelquefois elles sont précédées par les préludes ordinaires des attaques de spasmes ou de convulsions hystériques, de sorte que l'extase n'est qu'un des incidents de l'attaque ; d'autresfois les malades tombent brusquement en extase sans aucun prodrome.

Cette variété d'attaque, qui peut être reproduite expérimentalement, est constituée par la prédominance de la période des attitudes passionnelles, précédées parfois de quelques phénomènes épileptoïdes qui sont alors comme le sceau de la maladie ; mais les attitudes passionnelles peuvent aussi se montrer à l'état d'isolement complet. L'attaque peut même être réduite à une seule attitude passionnelle qui se prolonge plus ou moins ; ainsi se produit l'attitude extatique.

La catalepsie et le somnambulisme surviennent parfois spontanément chez les hystériques, sans montrer aucune relation apparente avec l'attaque convulsive. Briquet considère la catalepsie comme une névrose complètement distincte, quoique fort voisine de l'hystérie. Mais il peut se faire que les deux états se rencontrent simultanément chez un même sujet, et les phénomènes de catalepsie ou de somnambulisme viennent se surajouter aux phénomènes de l'attaque convulsive. Les observations de catalepsie et de somnambulisme ne sont pas rares, et tous les auteurs qui ont traité de l'hystérie en ont parlé.

Souvent les attaques de catalepsie et de somnambulisme débutent par des convulsions hystériques ; souvent aussi elles se terminent de la même façon, c'est-à-dire après des convulsions, à la suite desquelles la malade recouvre complètement l'usage de ses sens, sans conserver aucun souvenir de ce qui s'est passé. Il est intéressant à ce propos de rappeler ici que dans les expériences de catalepsie et de somnambulisme provoqués, le début de la catalepsie ou du somnambulisme est marqué en général par quelques phénomènes épileptoïdes (inspiration sifflante, mouvements de déglutition bruyants, écume à la bouche), qui se reproduisent presque de la même façon au moment où l'on fait sortir les malades de l'état dans lequel elles étaient plongées.

L'extase se présente quelquefois, quand elle est isolée surtout, accompagnée de circonstances particulières qui frappent par leur étrangeté l'esprit du public.

En 1850 M. Brown Sequard fut prié par un commissaire de police de se rendre auprès d'une jeune fille, afin de savoir si elle en imposait au public ou si réellement elle était en état de catalepsie. Il s'agissait d'une jeune fille, habitant le voisinage de l'église Saint-Sulpice, qui, au moment même où les cloches se mettaient à sonner, se plaçait sur le rebord très étroit de son lit, et s'y tenait en équilibre pendant douze heures, sans faire un mouvement, et en récitant des prières à la Vierge. La position de cette jeune fille était telle qu'il eût été absolument impossible au gymnasiaque le plus expérimenté de prendre et surtout de garder une pareille position. Il y avait donc chez elle un état particulier d'exagération de la puissance du sens musculaire, coïncidant avec l'extase.

Outre ces grandes crises générales, on observe presque toujours chez les hystériques des désordres partiels du système nerveux, désordres dont la constatation est très utile au diagnostic de l'affection générale.

Les troubles de la sensibilité sont des modifications

quantitatives ou qualitatives de l'excitabilité des nerfs centripètes ou de leurs récepteurs. L'accroissement morbide de cette propriété est connu sous le nom d'hyperesthésie, il est général ou limité. Dans le premier cas, les malades sont dans un état permanent d'impressionnabilité craintive que décèlent surtout les impressions qui atteignent les organes des sens ; elles sont incommodées par la lumière, elles tressaillent au moindre bruit, elles entendent des sons qui ne sont pas encore appréciables pour les personnes saines, le parfum d'une fleur les fait évanouir. Ces femmes deviennent de véritables sensitives qu'anéantit la plus légère excitation ; bien souvent cet état est simulé ou exagéré par l'imagination, mais cette susceptibilité du système nerveux appréhensif et récepteur n'en est pas moins un des traits les plus communs de l'hystérie. Indépendamment de cette hyperesthésie générale qui n'est mise en jeu que sous l'influence d'une excitation périphérique, on observe souvent des hyperesthésies absolument localisées et assez vives pour acquérir le caractère de la spontanéité. C'est à cela qu'il faut attribuer les névralgies de tout genre si fréquentes chez les hystériques ; ces névralgies peuvent apparaître dans tous les points, et les névralgies viscérales sont au moins aussi fréquentes que les autres.

Quand les organes internes ne sont pas le siège de douleurs, ils sont souvent le point de départ de sensations perverties ou erronées qui sont purement subjectives. Les malades accusent des palpitations ou des pulsations artérielles qui n'existent pas ; elles se plaignent de ne pouvoir respirer, alors que l'examen direct démontre l'intégrité parfaite des organes ; elles font une énumération terrifiante des sensations extraordinaires qu'elles éprouvent dans l'estomac ou dans le ventre ; il n'est pas très rare que ces illusions viscérales coïncident avec des hallucinations sensorielles. Des contractures musculaires peuvent se joindre à ces sensations douloureuses et simuler diverses tumeurs à l'examen de gens peu exercés. C'est là ce qui nous donne l'explication de ces tumeurs internes et de ces prétendus cancers guéris instantanément et merveilleusement par des amulettes, des sortilèges ou des remèdes homœopathiques.

A côté de l'exaltation de la sensibilité on trouve chez les hystériques toutes les formes d'anesthésie. L'anesthésie cutanée, comme l'hyperesthésie locale avec laquelle elle coïncide fréquemment, n'existe souvent que dans des régions limitées dont la découverte exige une exploration prolongée. Dans d'autres cas, au contraire, elle présente une distribution des plus régulières ; elle porte sur toute une moitié latérale du corps, constituant alors le symptôme connu sous le nom d'hémianesthésie.

(*) On arriverait facilement à exagérer la fréquence de l'anesthésie chez les hystériques, si l'on n'était soigneusement en garde contre une cause d'erreur qui tient aux caprices inexplicables des malades. Lorsque l'exploration est réellement douloureuse et que la femme n'accuse aucune sensation, on peut admettre l'anesthésie ; mais si l'exploration n'est pas pénible, l'impassibilité et le silence de la malade ne prouvent

(*) Jaccoud, *op. cit.*

pas grand chose, en raison de la fantaisie et du mauvais vouloir inhérents à son état cérébral.

Les troubles de la motilité ne sont pas moins variés que ceux de la sensibilité ; et, comme ces derniers, ils consistent en des modifications quantitatives ou qualitatives de la fonction normale. Nous ne parlerons plus des troubles apparaissant sous forme de convulsions. Dans leur intervalle ou en leur absence, ils se présentent sous forme de contractures ou de spasmes viscéraux.

La contracture se présente le plus souvent dans les muscles des membres, elle est plus rare dans ceux du tronc, elle est passagère et mobile, et coïncide quelquefois avec des douleurs articulaires très vives. Il est très important de noter que le temps que durent ces contractures est essentiellement variable ; il en est qui se montrent seulement pendant quelques instants, quelques heures ou quelques jours ; mais on en observe aussi qui persistent durant de longues années. La contracture peut occuper les deux membres inférieurs ou les supérieurs, ou l'un d'eux seulement ; dans d'autres cas elle frappe les deux membres du même côté. Elle s'accompagne souvent de l'anesthésie du membre contracturé, quelquefois elle a eu pour origine une attaque antérieure ; mais dans d'autres cas une contracture hystérique peut se présenter chez une personne n'ayant jamais eu aucune crise convulsive, ainsi que nous en verrons plus tard une observation, et, dans ce cas, elle est la première manifestation d'une hystérie latente.

Après avoir persisté durant des mois ou des années, la contracture hystérique peut disparaître spontanément et tout d'un coup ; cela se présente surtout à la suite d'une émotion vive, ou lorsque l'imagination, après avoir subi une tension longue et continue, se trouve sous le coup d'une impression subite ; et ce fait donne la clef de bon nombre de guérisons dites merveilleuses. Nous verrons plus tard qu'il est possible de reproduire expérimentalement ces faits, et que l'on peut arriver à la guérison tout aussi instantanée de ces contractures par la suggestion.

Le désordre du système nerveux central chez les hystériques se manifeste encore quelquefois par des troubles dans le fonctionnement des organes des sens. Les plus fréquents et les plus intéressants sont l'amaurose hystérique ou perte de la vision, et le mutisme hystérique.

(*) L'amaurose hystérique, comme toute hémianesthésie sensitivo-sensorielle des hystériques, est purement psychique. Le sujet voit avec sa rétine ; il voit avec son cerveau ; la rétine reçoit l'impression, le centre cortical visuel la perçoit. Mais l'hystérique neutralise l'image inconsciemment avec son imagination ; il ne voit pas avec les yeux de l'esprit, il se fait une illusion négative ou destructive des impressions perçues, il ne sait pas qu'il voit.

Deux hystériques du service de M. Bernheim avaient une hémianesthésie sensitivo-sensorielle, et entre autres symptômes, on observait une amaurose gauche complète.

Or, après avoir constaté que le sujet, l'œil droit

(*) Bernheim, *Communication au Congrès de Nancy. Association Française pour l'avancement des Sciences.*

fermé, ne voyait rien de l'œil gauche, il fut facile de s'assurer que cette cécité était purement psychique. A cet effet, M. Bernheim se servit d'un appareil qui sert à déjouer les amauroses simulées. Il met à une hystérique des lunettes ayant un verre rouge et un verre vert, et il lui fait lire sur un cadre, six lettres imprimées sur des verres alternativement verts et rouges.

On sait que, si avec un verre rouge on regarde un verre vert par transparence, on ne distingue rien, le vert et le rouge mélangés donnant du noir. En effet, les hystériques de M. Bernheim, lisant de l'œil droit seul (le gauche étant fermé) avec le verre rouge, ne voyaient que les lettres sur verre rouge et non les vertes ; mais si on leur laissait les deux yeux ouverts, elles lisaient couramment toutes les lettres sur verre rouge et sur verre vert ; elles lisaient ce qu'elles étaient censées ne pas voir, et qu'elles voyaient à leur insu et d'une façon inconsciente.

Le fait peut aussi se démontrer, à l'aide du prisme. Un prisme produit de la diplopie, lorsqu'on regarde avec les deux yeux, parce qu'une image est déviée. Les hystériques atteintes d'amaurose unilatérale ne devraient voir qu'une image ; or, elles voyaient les deux ; donc l'œil amaurotique voyait à leur insu.

L'achromatopsie hystérique est tout aussi psychique que l'amaurose. M. Grenier, dans sa thèse d'agrégation, cite l'expérience suivante due à M. Parinaud.

Une hystérique est achromatope ; l'œil gauche voit tous les objets en gris. Un carton, coloré en vert, est vu vert par l'œil droit et gris par l'œil gauche. Cela posé, si on place un prisme devant l'œil droit, le sujet au lieu de voir une image verte et une image grise, voit deux images vertes. Si on place le prisme devant l'œil gauche, au lieu de voir une image grise et une image verte, il voit deux images grises. L'auteur ne trouve aucune explication suffisante. Il s'agit là évidemment d'une auto-suggestion inconsciente.

Le sujet, voyant à travers le prisme sur l'œil droit deux images vertes, cela semble prouver que celle des deux images fournie par l'œil gauche est verte et non grise, à l'insu du sujet. Si, à travers le prisme sur l'œil gauche, il voit les deux images grises, c'est qu'il croit que l'œil gauche voit en gris, parce qu'il a vu que le prisme dédouble, parce qu'il ne sait pas que l'une des images est fournie par l'autre œil, enfin parce qu'il se suggère inconsciemment alors que l'œil gauche achromatope doit voir les deux images grises.

Chez une troisième hystérique, M. Bernheim a pu confirmer ce fait et cette explication. L'œil gauche était achromatope, un objet rouge était vu gris par cet œil et rouge par l'œil droit. Ceci posé, il lui fait regarder l'objet à travers un prisme, elle le voit double. Si, fermant l'œil achromatope, on place le prisme devant l'œil droit, elle ne voit qu'un seul objet rouge; cela est exact. Si, fermant l'œil droit, on fait regarder un objet coloré en rouge ou en vert, elle le voit gris de l'œil gauche ; mais si alors on place un prisme devant cet œil, au lieu de voir l'objet simple et gris, elle le voit double et avec sa vraie couleur. Le prisme a rendu la couleur réelle, il a effacé l'illusion en troublant, pour ainsi dire, le jeu de l'imagination malade; d'autre part, le sujet se suggère, par un nouveau jeu de l'imagination, une image double. Ce sont donc bien des faits d'auto-suggestion inconsciente.

L'amaurose, pas plus que l'achromatopsie hystérique n'existent donc en tant que troubles organiques matériels ; elles ne résident ni dans la rétine, ni dans le nerf optique, ni dans le centre cortical visuel ; elles sont localisées uniquement dans l'imagination du sujet, ce sont des manifestations psychiques.

(*) Le mutisme hystérique présente des caractères spéciaux, des allures constamment les mêmes, une forme identique à elle-même dans tous les cas, qui le rend facile à reconnaître. On a voulu faire passer les individus atteints de mutisme hystérique, bien plus encore que tous les autres hystériques, pour des simulateurs. Non seulement c'est insensé, mais encore cela peut avoir les conséquences les plus graves. Le syndrome qui caractérise ce mutisme ne peut jamais être simulé.

La maladie atteint les hommes tout aussi bien que les femmes, les adolescents comme les adultes. Le début en est subit ; le mutisme survient tout à coup à la suite d'une émotion violente, d'une frayeur vive, d'une colère violente ou bien encore à la suite d'une attaque d'hystérie ; la terminaison en est aussi subite que le début ; le mutisme cesse tout à coup. Les causes occasionnelles sont, comme nous venons de le dire déjà, l'émotion, la peur, la colère, une attaque, quelquefois aussi la moindre petite laryngite ; enfin l'affection est sujette à récidive.

Ce qui caractérise encore cette affection, c'est que

(*) Charcot, *Leç. de la Salpêtrière*, in *Gaz des Hôpitaux*, 1886.

tantôt le retour à la parole est soudain, tantôt, et c'est le fait le plus constant, il existe une phase de transition pendant laquelle, après avoir recouvré la voix, le malade est sujet à bégayer tout mot un peu long pendant un espace de temps plus ou moins considérable.

Enfin, grand caractère du syndrome, c'est que chez les muets hystériques, il n'existe aucune espèce de paralysie, de parésie des nerfs de la langue dont les mouvements vulgaires sont entièrement conservés. Ainsi les malades peuvent souffler, siffler, tirer la langue, l'agiter dans toutes les directions. Point de parésie non plus des lèvres. Mais ce qui manque aux muets hystériques, c'est la faculté de produire les mouvements spéciaux, nécessaires pour l'articulation du langage, c'est-à-dire la faculté motrice du langage, la possibilité même de simuler l'articulation de la parole. Le muet hystérique est donc bien muet, plus muet même qu'un muet ordinaire, qu'un sourd-muet, celui-ci pouvant encore parler, lorsqu'il est instruit par la méthode orale ; il est plus que muet enfin, car il ne peut même pas crier comme un sourd-muet.

Il y a des hystériques aphones, mais ils parlent, quoique à voix basse, ils articulent encore et ce n'est pas là du mutisme, car chuchoter c'est parler ; tandis que le muet hystérique ne parle pas parce qu'il ne peut pas articuler, parce qu'il est un aphasique moteur, parce qu'il a perdu la mémoire des mouvements, la partie motrice du langage. Les aphasiques ordinaires ont presque toujours conservé quelques syllabes, syllabes constamment les mêmes, mais qu'ils articulent nettement. Les muets hystériques n'ont rien conservé, pas la moindre syllabe. De plus, chez les aphasiques, il y a presque toujours autre chose, c'est-à-dire un peu de surdité verbale; il y a, dans l'immense majorité des cas, perte du langage graphique. L'hystérique peut écrire comme par le passé; il n'a pas la moindre surdité verbale; il ne peut répondre par le langage, mais il entend, il comprend et répond par l'écriture.

(*) Il y a encore actuellement un certain nombre de médecins qui n'admettent pas l'hystérie et voient partout des simulateurs, surtout dans le cas de mutisme hystérique. Or pour croire en pareil cas à la simulation, il faudrait admettre que ces prétendus simulateurs connaissent à fond l'histoire naturelle de ce mutisme pour la reproduire sans arrangements ni broderies d'aucune sorte. Cette croyance à la simulation, de la part de quelques médecins, peut avoir dans certaines circonstances des conséquences de la plus haute gravité, quand il s'agit de prévenus par exemple. Tout médecin qui ignore l'histoire de ce mutisme et croit à la simulation peut devenir féroce, exposer les malades à de véritables dangers, à de réelles tortures, en voulant faire passer, par exemple, un courant électrique à travers les muscles du cou en guise de traitement.

A propos de prévenus, M. Charcot cite le fait suivant, qui s'est passé il y a peu de temps. Un jour M. Brouardel lui demande de venir voir, à la prison Saint-Lazare où elle était détenue, la fille C... qui, chassée d'un château du Nord où elle était employée, avait attribué son renvoi au curé de la localité et avait juré de se venger. Aussi ne trouva-t-elle rien de

(*) Charcot, *loc. cit.*

mieux pour cela que d'envoyer audit curé, le jour de la fête de la commune où elle savait qu'il recevait chez lui ses amis, un colis postal portant comme indication de contenu « Fromage ». Le panier est ouvert sur la table au moment du dessert, et qu'y trouve-t-on : le cadavre d'un enfant nouveau-né avec ces mots manuscrits : « Priez pour celle que vous avez perdue ». Tableau ! Vous voyez d'ici l'émotion générale, le scandale. La police s'en mêle alors, et comme aucun doute ne pouvait exister sur l'auteur de cet envoi, la fille C... est arrêtée, conduite et enfermée à la prison Saint-Lazare. Or, après avoir avoué sa culpabilité aux gendarmes chargés de la mener en prison, après avoir reconnu cet enfant pour le sien, l'émotion de son arrestation l'avait subitement rendue muette et mise, par suite, dans l'impossibilité de répondre aux questions du juge d'instruction, à celles du tribunal. Simulait-elle donc le mutisme ? Pourquoi ? Quel intérêt y avait-elle, puisqu'elle s'était reconnue coupable, puisqu'elle avait fait par écrit l'aveu de sa faute ? Son mutisme était donc, bien au contraire, parfaitement caractéristique et d'une pureté absolue. M. Charcot et M. Brouardel cherchèrent donc s'il existait chez elle quelque stigmate d'hystérie ; bientôt ils trouvèrent une anesthésie complète, avec rétrécissement du champ visuel, une anesthésie totale du pharynx, etc. En un mot cette femme présentait l'histoire naturelle parfaite du mutisme hystérique.

Ce mutisme hystérique, d'ailleurs, nous parvenons très bien à l'obtenir artificiellement, avec tous ses caractères, chez certains sujets hystériques, par suggestion pendant le sommeil hypnotique.

Il est indispensable d'examiner l'hystérie au point de vue médico-légal, non pas qu'on puisse la faire intervenir, en tant que maladie, comme action en divorce, mais parce qu'elle suscite dans le ménage tant de difficultés, tant d'événements bizarres, qu'elle finit par rendre la vie commune impossible. De plus, leur tendance au mensonge, le besoin de mise en scène, mêle à chaque instant les hystériques aux actions des tribunaux.

(*) Il existe dans le monde un préjugé au sujet des hystériques : c'est qu'elles sont toutes atteintes d'une certaine lubricité. Il y a là une erreur complète. Sans doute, on trouve des nymphomanes parmi les hystériques, mais en grande minorité, et l'on remarque, au contraire, que les femmes hystériques sont plutôt frigides et ne connaissent guère les plaisirs génitaux.

Ce préjugé remonte à Platon, qui avait dit : « La matrice est un animal qui veut à toute force concevoir et qui entre en fureur s'il ne conçoit pas ». Le médecin légiste établira donc toujours cette anesthésie sexuelle, en précisant : « Nous entendons par hystérie une maladie nerveuse qui n'a rien à voir avec les appétits génésiques ». Presque toujours, dans les plaidoiries en séparation de corps, l'avocat entre dans les détails les plus intimes et parfois les moins relevés de la vie conjugale et conclut en disant : « Ce sont des manifestations de sa maladie ; elle est hystérique ! »

Comment donc faut-il considérer, à ce point de vue, l'hystérique? La réalité n'est pas beaucoup plus gaie que le préjugé. La femme hystérique est vive, intel-

---

(*) Brouardel, *Leçons de médecine légale.*

ligente, très intéressante par sa conversation, où elle a le talent de passer rapidement d'un sujet à un autre avec une facilité et une aisance extrêmes; elle tient pardessus tout à plaire, en dehors de toute idée de coquetterie; elle cajole son interlocuteur; il faut qu'on s'occupe d'elle. C'est en un mot une femme très séduisante.

Mais quand un malheureux s'est laissé attirer par cette charmeuse et s'est uni à elle dans le mariage, le tableau change bientôt à ses yeux. Le besoin de se faire remarquer s'accentue chez sa femme dans les formes les plus scabreuses. Sa conversation ne se contente plus d'être agréable, elle devient très épicée, et le désir impérieux qu'on s'occupe d'elle la pousse à des actes absolument irréguliers. Elle se compromet.

Les conséquences sont plus terribles encore dans son caractère et dans son intelligence. La femme hystérique est essentiellement menteuse. Elle soutient ses mensonges avec un art inouï, et il est d'autant plus difficile de les dévoiler que l'on ne comprend pas le but qu'elle se propose.

(*) Une jeune fille de bonne famille racontait qu'elle avait été obligée, pour se débarrasser d'un monsieur, aux environs de Bougival, de lui donner un coup de couteau, — et elle montrait le couteau sanglant, — et de le précipiter dans la Seine. Toutes les recherches étant restées infructueuses pour retrouver le cadavre, elle finit par avouer que son récit était un conte.

Une autre disait avoir été l'objet d'une attaque en

(*) Brouardel, *loc. cit.*

wagon et présentait, en effet, une toute petite plaie au-dessous de la mamelle gauche. Le magistrat chargé de l'enquête était très défiant à cause de la mine de la victime, lorsqu'il découvrit que le couteau abandonné par l'assassin, et qui n'offrait aucun nom de marchand, avait été vendu un mois avant, à la victime elle-même.

Les sentiments affectifs sont absolument anéantis chez les hystériques, et Legrand du Saule rapporte des exemples de femmes ayant empoisonné leurs enfants et leur mari. Une affaire qui a passionné nos pères à un degré qu'on n'imagine pas, est l'affaire Lafarge. Cette femme, qui vivait isolée avec un homme d'une autre intelligence et d'une autre éducation qu'elle, avait fini par s'en débarrasser, et elle a trompé ensuite ses avocats avec une telle habileté que ceux qui l'ont défendue, forts de cette éloquence que donne la bonne foi, en sont tous restés célèbres.

Outre leur penchant au mensonge, il faut aux hystériques un public, serait-ce le public des assises ! Une jeune femme, rentrant du bal avec son mari, va au berceau de son enfant, ne l'y trouve pas, montre à son mari la lampe renversée et enfin découvre l'enfant la tête la première dans la fontaine. Rien n'avait été volé. Or cette femme, en soirée dans une maison située deux portes après la sienne, était sortie un instant, prétextant un pressant besoin.

La conviction de M. Brouardel était qu'elle avait tué son enfant, et il avait dit au juge d'instruction : « Elle sera dévorée de l'envie de paraître en cour d'assises. » Sa prédiction s'est réalisée. L'affaire ayant été classée, cette femme venait constamment trouver le juge d'instruction en lui disant : « Mais, puisque vous ne poursuivez personne, c'est donc moi qui suis la coupable... Alors, poursuivez-moi! »

L'hystérie dans le ménage suit toujours à peu près la même évolution. A peine mariée depuis quelques semaines, la jeune femme se plaint d'être incomprise, et de n'avoir pas trouvé celui sur lequel elle était appelée à verser les trésors d'amour dont déborde son âme.

Après des scènes de tendresse conjugale vraiment charmantes, dont elles vous font volontiers témoins, il n'est bientôt rien qu'elles ne mettent en œuvre dans la maison pour être désagréables à leur mari. De là des querelles perpétuelles où le mari finit par perdre patience. La femme s'empresse alors de porter plainte devant les tribunaux de sa violence et de sa brutalité, et c'est contre lui qu'est prononcée la séparation. Lasègne résumait ainsi la question : « La femme hystérique dans le mariage se plaint d'être incomprise et menace de se suicider; elle se suicide rarement; souvent c'est le mari qui se suicide ».

Lorsque l'hystérie va jusqu'à une certaine incoordination de la volonté, elle franchit vraiment les frontières de la folie.

(*) Une femme, après une foule d'extravagances, a une scène violente avec son mari, à la suite de laquelle elle est enfermée comme folle, pour un accès de manie. Dans l'asile, elle rend d'abord la vie impossible au directeur de l'établissement par ses réclamations et ses injures, puis elle se ravise tout d'un coup, change de tactique et devient la douceur même. Tellement

(*) Brouardel, *loc. cit.*

que lorsqu'elle demande sa mise en liberté, le tribunal commet M. Brouardel pour constater une séquestration arbitraire. Le médecin légiste était presque ébranlé, quand il fut remis sur la voie par une scène étrange au sujet d'une paire de bottines qu'elle avait demandée à son mari, claquées d'une certaine façon, et la paire de bottines envoyée ne répondait pas, paraîtrait-il, à l'idéal qu'elle s'en était fait. Là-dessus, il y a eu toute une série de lettres, adressées au président du tribunal et au procureur de la République, où elle fait intervenir la justice dans le choix de ses bottines. Lorsque cette femme avait arrêté son esprit à un certain ordre d'idées, elle le surchauffait à un degré excessif et elle ne quittait un sujet que pour passer à un autre. Evidemment, la vie commune avec une créature semblable, était impossible.

Un préjugé encore au sujet des hystériques, est de croire que, lorsqu'une jeune fille a donné un certain nombre de signes d'hystérie, le meilleur remède est dans le mariage. C'est vrai quelquefois, mais le plus souvent le changement est défavorable, et le rôle de maîtresse de maison exagère les dispositions innées. Pour un certain nombre d'observations favorables, il y en a davantage où l'hystérie a été exaspérée.

Il ne faut pas oublier que l'hystérie, essentiellement variable dans ses manifestations, ne l'est pas moins dans son intensité ; elle étend son domaine depuis les simples vapeurs de l'élégante femme du monde jusqu'aux terribles attaques qui caractérisent l'hystéro-épilepsie ; mais, si les divers anneaux de cette chaîne immense se touchent et se succèdent d'une façon ininterrompue, ceux qui se trouvent aux deux extrémités ne se ressemblent ni par leurs manifestations, ni par leurs conséquences.

C'est à la grande hystérie, à l'hystéro-épilepsie, que se rapportent les fameuses épidémies (épidémies par imitation) des convulsionnaires, des démoniaques, et les faits décrits sous le nom de grande danse de Saint-Guy.

L'attaque démoniaque ou démonopathie, est caractérisée par la prédominance de la contracture douloureuse, par le développement des attitudes illogiques ou contorsions, ce qui donne l'aspect effrayant des anciens possédés ; enfin par la persistance de la douleur, dont l'acuité ramène promptement la connaissance en arrachant des cris affreux à la malade et imprime à toute l'attaque un cachet de souffrance tellement horrible que les assistants, même les plus habitués, ne peuvent se défaire d'une pénible émotion.

(*) La douloureuse histoire des possessions démoniaques n'est pas seulement inscrite dans ces minutieux procès-verbaux ensevelis au fond des archives des anciens parlements. Elle a été également retracée par les artistes, témoins des scènes désolantes qui impressionnèrent à un si haut degré les esprits des contemporains. MM. Charcot et Richer ont recherché ces documents dans les œuvres, éparses dans toute l'Europe, des maîtres les plus célèbres de toutes les écoles. Les artistes ont représenté ces émouvants épisodes, d'abord, dans des images naïves, dont les primitifs nous ont laissé d'intéressants spécimens, soit sur l'ivoire des emblêmes religieux, soit dans des miniatures de pré-

---

*) *Gazette des Hôpitaux*, 1887.

cieux manuscrits. A mesure que le sentiment de l'art se développe, que les procédés d'exécution se perfectionnent, l'étude de la nature se révèle, les scènes se précisent, s'agrandissent, ce sont des bas-reliefs, des tapisseries, des fresques. Avec la Renaissance et la période qui suit, l'art atteint une extraordinaire élévation, et les tableaux figurant les scènes de possessions deviennent, avec des maîtres comme André del Sarte, le Dominiquin, Rubens, d'immortels chefs-d'œuvre qui sont en même temps de saisissants modèles d'observation.

Dans l'antiquité, comme après le XVIIIe siècle, on n'en trouve guère de traces. En effet, l'antiquité, qui possédait cependant ses pythonisses et ses oracles inspirés, s'est abstenue de les représenter. Son amour exclusif du beau répugnait à la peinture des souffrances humaines. D'un autre côté, dès la fin du XVIIIe siècle, la possession avait été ramenée à son rang et inscrite sous son vrai nom dans le cadre nosologique ; cessant de préoccuper l'esprit public, elle cessait aussi d'intéresser les artistes.

Ces œuvres, dans lesquelles on retrouve souvent les traits précis de l'état pathologique, offrent un vif intérêt pour la science. Elles sont, en effet, les témoins irrécusables de l'identité de la grande névrose et de la possession démoniaque. Elles confirment les progrès réalisés, à notre époque, dans l'étude des désordres dont le système nerveux peut être le siège, et démontrent la justesse de l'application à l'histoire de la critique scientifique.

Pour ne citer qu'un exemple des plus parfaits et des plus significatifs, prenons le tableau bien connu de

Rubens, appartenant au musée de Vienne, représentant saint Ignace guérissant les possédés. La scène est grandiose et digne en tout du magique pinceau du maître flamand.

(*) Debout sur les marches de l'autel, saint Ignace, entouré du pompeux appareil des cérémonies catholiques, vêtu d'une riche chasuble, est tourné vers les assistants dans une attitude pleine de majesté, le regard dirigé en haut, la main droite levée, la gauche appuyée sur le marbre de l'autel.

En face de lui, deux groupes compacts, dont le plus important à sa droite est celui des possédés.

C'est ce groupe, disposé de façon à apparaître en pleine lumière, et traité avec une intense dramatisation, qui constitue l'intérêt capital de la scène.

Au centre, est une jeune femme — la démoniaque — représentée aux trois quarts, presque de face, maintenue par trois personnages, au prix de très grands efforts. Elle est renversée en arrière et offre tous les traits de la grande attaque d'hystéro-épilepsie.

Le cou est turgescent, au point de masquer les reliefs musculaires, la bouche entr'ouverte avec protrusion de la langue, les narines dilatées et relevées, les globes oculaires convulsés et cachant presque la pupille sous la paupière supérieure.

Les mouvements des membres supérieurs correspondent à la convulsion des traits du visage : de la main droite, la possédée tire à pleines mains sur ses cheveux épars, pendant que de la gauche, elle saisit sa chemise pour la déchirer. La robe entr'ouverte, qui

---

(*) Charcot et Richer, *les Démoniaques dans l'art*. Paris 1887.

retombe sur les hanches, témoigne de la violence des convulsions qui ont précédé et de la fureur qu'a mise l'énergumène à se déchirer elle-même.

En arrière — au premier plan du tableau, dans un raccourci plein d'audace — un possédé, presque entièrement nu, renversé sur les marches de l'escalier et qui, dans une épouvantable convulsion, a brisé les liens dont on l'avait attaché. La tête est renversée et la figure affreusement convulsée. Les yeux sont distors, les pupilles entraînées en haut, la bouche à demi close, les lèvres bleuies et écumantes.

Voilà rendus, en traits inimitables et avec une fidélité qui est presque terrifiante, les caractères précis de l'hystérie chez l'homme et chez la femme ! C'est à se demander si le maître flamand n'en avait pas surpris le secret pathologique. Aucun signe n'y manque : ni chez la femme, le gonflement saisissant du cou, ni ce geste inconscient et caractéristique qui porte les hystériques à déchirer leur chemise et leur robe et à se dépouiller de toute entrave pendant la crise ; ni chez l'homme, les contractures musculaires exagérées, et cette violence inouïe qui accompagne souvent leurs convulsions.

Il est impossible de retracer, avec plus de vérité, le drame morbide évoqué par les scènes de possédés, et de préciser, avec plus d'entente des lois de l'observation, le constraste que subissent les sexes dans ces orageuses perturbations. Ce n'est pas un des moindres talents de Rubens d'avoir indiqué cette différence et d'avoir montré que, chez l'homme, la crise revêt une excitation de mouvements et une violence de contractions en rapport avec sa puissance musculaire ; tandis que, chez la femme, elle reste sous la dépendance de son appareil physiologico-organique.

Cette esquisse rapide d'un des plus beaux tableaux de Rubens justifie, on le voit, la thèse soutenue par M. Charcot, et il est difficile, après cela, de ne pas admettre comme prouvée l'ancienneté de la grande névrose.

Faute de connaissances techniques, de célèbres critiques avaient omis jusqu'à présent d'interpréter de saisissants mouvements dont le sens leur avait sans doute échappé. Ainsi, dans ce tableau de Rubens, personne n'avait indiqué, avant MM. Charcot et Richer, avec autant de force, la voie naturaliste, au vrai sens de ce terme aujourd'hui détourné de son acception réelle, dans laquelle était entré le maître flamand. Personne n'avait fait ressortir la fidélité scrupuleuse avec laquelle il avait su pénétrer les secrets de la nature.

D'autres critiques, faute d'avoir saisi la portée de certains détails, sont tombés dans de graves erreurs d'interprétation. C'est ainsi que M. Charcot signale celle qu'a commise un illustre critique qui dépeint « la grâce involontaire et la vérité si exquise avec laquelle une jeune femme, appartenant à un groupe d'André del Sarte, se laisse tomber à la renverse en s'évanouissant ». Or cette jeune femme, qui est une possédée exorcisée par saint Philippe de Néri, est représentée dans la période qui précède la grande attaque, et se couche en arrière, la tête renversée, le cou turgescent, les muscles contractés, le corps entier étreint par un spasme rigide. Il y a loin de cette attitude classique de l'hystérique à l'élégante syncope de coquette que lui prête l'historien.

Le dernier drame de possession démoniaque, encore assez raproché de nous, est celui des convulsionnaires de Saint-Médard, dont Carré de Montgeron s'est fait l'historien, y ayant participé lui-même comme adepte du bienheureux Pâris.

L'épidémie convulsive de Saint-Médard (1727-1760) compte trois périodes : la première période s'ouvre le 2 mai 1727, à la mort de Lucien Pâris, qui fut enterré dans le petit cimetière de l'église Saint-Médard. Elle est constituée par la légende, chaque jour grossie, des miracles du diacre Pâris et ne rencontre de crédit que chez les Jansénistes, malgré toutes les démonstrations que les convulsionnaires et leurs défenseurs ont trouvées en faveur de leur authenticité.

La seconde période comprend les pèlerinages au tombeau du diacre Pâris. Les fervents sont d'abord des agités mystiques, puis franchement convulsionnaires ; la plupart, des femmes en proie à la grande hystérie, un petit nombre d'hommes. On ferme le cimetière Saint-Médard.

Dans la troisième période, l'épidémie est établie non seulement à Paris, mais elle gagne la province ; elle se propage par l'imitation, les discours, les exhortations, les procès, les descriptions pathétiques, le délire et l'extase hystériques, la monomanie religieuse. On ne parle plus que des guérisons accomplies sur le tombeau du bienheureux Saint, et les incurables et infirmes de toute sorte s'y rendent en foule. L'épidémie, cimentée par la persécution, dure de 1731 à 1760.

MM. Charcot et Richer donnent à ce sujet trois fac-simile très curieux ; entre autres, la guérison de la demoiselle Fourcroy, qui, atteinte de pied-bot ou con-

8

tracture hystérique du pied gauche, a été déclarée ankylosée inguérissable par une assemblée de médecins célèbres, et fut brusquement guérie lors d'un pèlerinage au cimetière de Saint-Médard.

Un autre groupe original de convulsionnaires, dont l'étude est intéressante, est celui des processions dansantes qui se rendent en pèlerinage à l'église de Saint-Willibrod, à Epternach près de Luxembourg. A une époque tous les danseurs n'étaient que des choréiques ou des hystériques, mais aujourd'hui les pèlerins, non moins nombreux qu'autrefois, dansent par souvenir, pour leur propre compte, d'une façon choréique ; et la fête du Saint est pour eux l'occasion des réjouissances les plus profanes.

L'histoire de l'épidémie hystérique de Loudun est trop connue pour que nous en parlions après les nombreux exemples que nous avons donnés ; du reste les témoignages d'une authenticité indiscutable, que l'on peut encore de nos jours consulter dans les œuvres des maîtres anciens et modernes, prouvent, mieux encore que les récits des historiens, tout à la fois l'ancienneté de la grande névrose et l'identité des crises des démoniaques et convulsionnaires de tout genre avec les attaques de grande hystérie.

La marche de l'hystérie est chronique et sa durée indéterminée. Elle laisse des intervalles de répit plus ou moins longs, et frappe de nouveau au moment où l'on pouvait la croire épuisée. La ménaupose ne la termine pas toujours ; d'ordinaire les attaques franches cessent vers ce temps-là, mais les fonctions d'innervation gardent les traces du désordre prolongé qu'elles ont subi. Il ne faut pas oublier qu'il est des femmes qui échappent à ses atteintes après quelques attaques, d'autres même qui n'en ont jamais; mais en général, si la maladie est abandonnée à elle-même et n'est pas énergiquement combattue de bonne heure par un traitement rationnel et suffisamment prolongé, elle ne présente aucune tendance à la guérison.

Bibliographie des auteurs cités dans ce chapitre : Jaccoud, *Path. Médic. Hystéric* ; — Bernheim, *Communication au Congrès de Nancy, Association Française pour l'avancement des sciences* ; — Charcot, *Leçons de la Salpétrière* ; — Brouardel, *Leçons de médecine légale* ; — MM. Charcot et Paul Richer, *les Démoniaques dans l'art*. Paris, 1887.

CHAPITRE CINQUIÈME

Sommeil hypnotique. — Méthode de Braid. — Choix d'un sujet. — Méthodes actuelles. — Zones hypnogènes. — Fascination. — Hypnotisation à distance. — Exaltation de la mémoire.

Les phénomènes nerveux que l'on peut provoquer par des moyens artificiels occupent actuellement une grande place dans l'étude de la physiologie et de la pathologie nerveuse. Mais, si la plupart des expérimentateurs se sont rencontrés dans l'observation des mêmes faits principaux, la divergence est grande, au contraire, lorsqu'il s'agit de les expliquer; et les observations nouvelles, qui viennent chaque jour s'ajouter aux faits déjà connus, montrent qu'on ne peut trop répéter et varier les expériences.

Parmi les phénomènes nerveux que l'on peut provoquer par des moyens artificiels, les phénomènes hypnotiques sont les premiers et les plus importants. Le sommeil hypnotique est le premier et le plus simple de tous ces phénomènes et les moyens pour le provoquer sont nombreux.

La plus simple de toutes les méthodes est celle dite

de Braid. En 1841, Braid, chirurgien de Manchester, après avoir été témoin d'expériences dites magnétiques, reconnut qu'il fallait attribuer les phénomènes incontestables qu'il avait observés, non pas à un fluide mystérieux, mais à la fixité prolongée du regard et de l'attention. Braid se contentait de faire fixer les yeux du sujet sur les siens, mais ses successeurs, pour éloigner davantage toute idée d'une influence directe de l'opérateur, prescrivaient à la personne en expérience de fixer simplement quelque objet placé devant elle et un peu en haut. C'est en réalité là le procédé qui prit le nom de méthode de Braid. On fait asseoir sur une chaise le sujet en expérience et on place entre ses yeux, à une petite distance (15 à 20 centimètres), un objet brillant, un crayon ou un étui métallique par exemple, qu'on lui enjoint de regarder fixement. Il faut, dans tous les cas, et quel que soit le procédé que l'on emploie, recommander au sujet de n'apporter aucune résistance, de se laisser absolument aller à toutes les impulsions qu'il pourra ressentir, et d'écarter de son esprit toute distraction et toute préoccupation étrangère.

L'expérience ne pourrait réussir si l'on se trouvait en présence d'une volonté déterminée à résister au sommeil.

Lorsque l'on emploie la méthode que nous venons d'indiquer, au bout d'un temps plus ou moins long, qui varie beaucoup suivant la sensibilité nerveuse du sujet et sa docilité à se soumettre aux prescriptions qu'on lui a faites, on observe d'abord un léger trouble de la vue. Le point fixé semble entouré d'ondes lumineuses qui vont s'élargissant; ce point semble bientôt s'éloigner, puis se rapprocher ; la vue se trouble, les yeux se mouillent de larmes et ne tardent pas à se fermer.

D'autres objets ont aussi été employés pour attirer constamment et fixer les regards et l'attention de la personne en expérience. C'est d'abord un simple petit miroir, ou bien un carton carré de dix centimètres de côté et au milieu duquel on a fait une tache noire, ronde et bien tranchée ; ou encore ce qu'on a appelé le miroir magique de Dupotet, c'est un carton blanc sur lequel sont tracés deux triangles opposés. Tous ces moyens, de même qu'un objet brillant vulgaire, peuvent certainement être employés avec succès, mais leur action sera lente, surtout si l'on veut s'en servir pour hypnotiser un sujet pour la première fois et si l'on n'y ajoute rien qui puisse frapper plus vivement l'imagination.

Tous ces moyens agissent de la même façon, c'est-à-dire, en obligeant à une attention soutenue et en nécessitant un effort permanent, pour fixer constamment les regards dans un certain degré de strabisme convergent.

Avant d'aller plus loin, nous devons décrire un phénomène qui n'est guère signalé par les auteurs. Ce phénomène peut cependant avoir une certaine importance dans la pratique de l'hypnotisme. On le dévoile au moyen d'une pointe, métallique de préférence, comme une branche de ciseaux ou de compas, tout autre objet légèrement pointu comme un crayon, un morceau de bois ou de baleine taillé en pointe, donnent aussi des résultats analogues, quoiqu'un peu moins accusés.

Dans ces conditions, le phénomène se produit, même à l'état de veille, chez un certain nombre de sujets, et se révèle avec une intensité beaucoup plus grande dans le sommeil hypnotique. Si, en tenant un de ces instruments entre les doigts, à la manière d'une plume à écrire, on en dirige la pointe entre les deux yeux d'une personne que l'on soumet à l'expérience, celle-ci perçoit, exactement dans le point visé par l'instrument, une sensation de fourmillement et de pesanteur bien accusée. Quand on a obtenu cette première sensation, en laissant pendant quelques secondes l'instrument immobile à une petite distance de la surface cutanée ; on peut, en le maintenant toujours à la même distance et le promenant lentement dans diverses directions, le présenter successivement en regard des différents points du visage et même des différentes parties du corps, chez les personnes les plus sensibles. Le sujet, à qui on aura fermé les yeux depuis le commencement de l'expérience, pourra suivre exactement tout le trajet parcouru par la pointe et, à tous les instants, préciser exactement le point en regard duquel on aura arrêté l'instrument.

La distance à laquelle cette sensation peut être perçue, de même que l'étendue de la surface sensible, varie essentiellement avec la sensibilité nerveuse de la personne en expérience ; et c'est même là un bon moyen pour reconnaître rapidement à quel degré une personne sera hypnotisable. Nous avons trouvé, en moyenne, que la distance sensible varie de un à dix centimètres ; de sorte qu'il est peu de personnes, pour peu qu'elles soient hypnotisables, chez lesquelles ce résultat ne puisse être obtenu en tenant la pointe à environ un centimètre de la surface de la peau. Quant à la sensibilité comparée des différentes régions, nous l'avons trouvée développée au plus haut point entre les deux yeux, puis sur le front et les autres parties du visage, ensuite la poitrine, la face palmaire des mains, les bras, le cou, etc... Cette sensibilité spéciale se développe et s'accroît parallèlement à la sensibilité hypnotique et comme elle par l'exercice.

Nous avons maintenant à examiner les procédés les plus employés actuellement pour provoquer l'hypnotisme. Quand on veut continuer avec succès les différentes expériences d'hypnotisme, il convient d'abord de bien choisir son sujet.

Il est peu de femmes que l'on ne puisse hypnotiser, il est même certains hommes sur qui la chose est des plus faciles. On peut dire que l'on rencontre en moyenne soixante-dix à soixante-treize personnes hypnotisables sur cent individus ; et ici nous voulons dire, il faut le remarquer, assez facilement hypnotisables pour servir aux expériences hypnotiques.

Certains auteurs conseillent de choisir une hystérique, pour arriver plus vite et plus sûrement au but. Si l'on cherche seulement à arriver au phénomène le plus simple, le sommeil hypnotique, ou bien si l'on veut provoquer brusquement un état de catalepsie ou de léthargie, comme, par exemple, par une impression brusque sur le sens de la vue ou de l'ouïe ; on arivera en effet plus sûrement et plus rapidement à ces résultats en prenant une femme hystérique. Mais si, au contraire, on veut pousser plus loin les expériences, les varier et les analyser à volonté, et arriver jusqu'aux phénomènes les plus délicats de l'hypnotisme, il ne faudra pas craindre de marcher plus lentement, de consacrer aux premières séances un certain temps pendant lequel l'expérimentateur pourra développer la sensibilité de son sujet, reconnaître ses prédispositions, et arriver ainsi d'une manière peut-être plus lente, mais en tous cas beaucoup plus sûre, à des résultats sérieux. Le choix d'une hystérique pour ces expériences présente au contraire de graves inconvénients. On sait que les hystériques sont sujettes spontanément à des crises qui présentent une ressemblance plus ou moins complète avec les différentes phases du sommeil hypnotique.

Sous l'influence des manœuvres hypnotiques des crises de ce genre peuvent se présenter, se confondre avec les phénomènes provoqués et rendre ainsi impossible la distinction et l'analyse exacte de ces derniers.

Dans ce cas, l'expérimentateur est d'abord exposé à croire qu'il a provoqué lui-même des phénomènes qui, en réalité, sont spontanés ; ou pour le moins, il lui sera très difficile et presque toujours impossible d'assigner la mesure exacte de ce qui revient, d'une part à l'influence hypnotique, de l'autre à la crise intercurrente.

Un autre inconvénient non moins grave que présentent encore les hystériques, vient de leur penchant bien connu à mentir et à exagérer tous les phénomènes qui se passent en elles. Cette tendance à la simulation s'accentue toujours chez elles quand elles voient qu'on les observe et qu'on les étudie d'une manière particulière ; à plus forte raison, si elles doivent participer à des expériences de ce genre, elles ne tarderont pas à entremêler les effets véritables de l'hypnotisme de tous les actes exagérés et même absolument simulés, qui leur seront inspirés par leur imagination surexcitée.

Ces difficultés suffisent pour faire rejeter les hystériques lorsque l'on veut pratiquer sérieusement l'hypnotisme dans un but expérimental. Il faut donc prendre un sujet de préférence parmi les femmes, parce qu'elles présentent une sensibilité plus grande, les blondes sont préférables, d'un tempérament nerveux, et, parmi elles, on réussit plus facilement avec les plus jeunes qui sont plus sensibles, plus impressionnables.

Le choix du sujet étant fait de la manière que nous avons indiquée plus haut, on fait asseoir la malade devant soi et on la regarde dans les yeux. Ici les magnétiseurs disent qu'il faut absolument avoir la volonté d'endormir ; d'autres, au contraire, disent que c'est tout à fait inutile et que l'on peut penser à tout ce que l'on voudra. Il faut, tout au moins, fixer son attention et mettre une certaine énergie à soutenir le regard de la personne que l'on veut endormir. Après deux ou trois minutes de cet état immobile, le regard du sujet devient moins ferme, on voit ses yeux rougir, s'injecter légèrement, les larmes viennent baigner les paupières ; en même temps, les pupilles se dilatent et se rétrécissent alternativement, son regard devient fixe et vague, il cligne des yeux comme s'il regardait une vive lumière. Pendant tout ce temps, malgré la fatigue que l'opérateur peut éprouver lui-même, il doit persister à regarder fixement son sujet ; souvent alors, à ce moment le sujet ferme de lui-même les yeux, sa respiration devient plus rapide et comme anxieuse, et il se renverse en arrière en poussant une suite de soupirs.

C'est cette méthode que l'on doit toujours employer quand on veut commencer sur un sujet nouveau les premières expériences d'hypnotisme. Mais la sensibilité hypnotique se développe très rapidement dans les sujets bien choisis, et l'on aperçoit à chaque séance nouvelle, surtout si on ne laisse pas entre elles un trop long intervalle, que le sommeil vient plus vite, plus facilement, et que l'on obtient avec moins de peine des phénomènes plus variés. On trouve même quelquefois des personnes dont la sensibilité est si grande dès le début, que l'on pourra employer immédiatement les procédés beaucoup plus simples que nous allons décrire.

Un des meilleurs consiste à appliquer les doigts de chaque côté de la tête sur les tempes, en même temps que l'on pose les deux pouces sur les globes oculaires ; on peut ainsi quelquefois provoquer l'hypnotisme sans fixation préalable. Ce moyen est même commode à employer avec les sujets un peu turbulents dont il est impossible d'arrêter le regard pendant assez longtemps. On peut encore avantageusement combiner cette méthode avec la précédente, en fixant les yeux de la malade et, en même temps, en lui appuyant les pouces sur les sourcils, les autres doigts enserrant les tempes ; il en résulte une sorte de malaise qui hâte beaucoup l'arrivée du sommeil. Dans certains cas, il suffit de quelques légères frictions sur les tempes ou sur les globes oculaires pour amener le sommeil. L'imposition de la main étendue, avec une légère friction sur le vertex, est encore un de ces moyens qui peuvent être employés comme adjuvants quand on se sert de la première méthode, ou même comme moyen unique dans les cas où la chose est déjà devenue plus facile.

Nous avons dit que le sens de la vue, impressionné longtemps par un objet brillant placé devant les yeux, amène le sommeil hypnotique ; on obtient le même résultat en impressionnant le sens de l'ouïe d'une manière uniforme et continue. Nous savons que chez les peuples orientaux, on provoque la catalepsie par le son monotone et souvent répété de divers instruments bizarres. Nous le vérifions facilement ; le son d'un grand diapason fait tomber en catalepsie une malade assise sur la caisse ; et l'arrêt de ce diapason supprime la catalepsie et détermine le sommeil hypnotique.

(*) Jusqu'ici, on le voit, rien de plus simple que de produire l'hypnotisme, et si rien n'est mystérieux dans les procédés, il n'est non plus rien que de très ordinaire dans les résultats.

Ce que nous avons dit jusqu'ici s'applique aux premières tentatives que l'on exécute sur un sujet donné. Mais quand on a déjà hypnotisé souvent une malade, on arrive à le faire bien plus vite et bien plus facilement. C'est ici que commence le rôle de l'imagination et que les charlatans ont beau jeu. La seule idée qu'elle va être endormie, fait que la malade s'endort presque subitement. Si, avec cela, on lui a fait croire que le *magnétiseur* a une influence

---

(*) *Progrès médical.* — Extrait de l'*Iconographie photographique de la Salpêtrière.* Bourneville et P. Regnard.

secrète, une puissance surnaturelle, on voit jusqu'où l'on peut arriver.

Une malade de la Salpêtrière, persuadée que l'un des internes avait sur elle un pouvoir particulier, tombait hypnotisée, quel que fût l'endroit où elle le rencontrait; il lui arriva ainsi de s'endormir au milieu des cours, dans les escaliers. Un jour qu'en plaisantant, on lui avait fait croire qu'elle serait subitement endormie par la volonté, au milieu d'une cérémonie publique qui devait avoir lieu quelques heures après, elle préféra ne pas s'y rendre tant elle était persuadée que la chose était immanquable.

Nos premières expériences personnelles avaient lieu au mois de mai 1881 et avaient pour sujet une fille R...., traitée pour une névralgie lombo-sciatique. Cette fille avait pris pendant quelques temps l'habitude de se faire faire, tous les soirs, une injection de morphine et réclamait avec insistance le médicament qui, pendant plusieurs jours, avait été seul capable de lui procurer le sommeil. A plusieurs reprises, il nous est arrivé de lui affirmer que, le soir à neuf heures, nous l'endormirions de chez nous et qu'elle jouirait ainsi d'un sommeil plus réparateur que celui que lui procurait l'opium. La malade se couchait quelques instants avant neuf heures, et à l'heure dite, elle s'endormait exactement. Inutile de dire que nous ne pensions plus à elle en ce moment, et que nous n'employions aucun signe cabalistique pour lui envoyer le sommeil.

Dans ces cas-là, l'imagination est tout; tout se passe dans le sujet. On peut encore le faire comprendre par d'autres exemples : si vous avez une malade bien exercée, qui s'hypnotise vite, il vous suffira d'étendre subitement la main sur sa tête, elle tombera comme foudroyée. Nous citons ce geste parce qu'il est facile à faire, et souvent employé par les thaumaturges; n'importe lequel réussirait de même. Si l'on persuade à des malades qu'elles ne pourront quitter la salle où elles se trouvent, parce que les boutons des portes sont magnétisés, elles hésitent à les toucher, mais dès qu'elles l'ont fait, elles tombent endormies. Cette expérience est importante, car elle nous explique ces cas où des sujets s'endorment en buvant un verre d'eau magnétisée.

Les expériences de magnétisation à distance sont ordinairement de même ordre et relèvent de la même cause. Que de fois on lit dans les livres des magnétiseurs, qu'ils réussissent à endormir leurs sujets depuis leur appartement, à travers une porte, à travers l'espace. Ici encore tout est dans le sujet, et c'est exactement la reproduction de notre expérience que nous avons signalée tout à l'heure.

L'immense majorité des absurdités qui remplissent les livres des magnétiseurs peut s'expliquer de cette façon-là: imagination de la malade très vivement frappée, et sommeil arrivant subjectivement et sans l'intervention d'aucune manœuvre extérieure.

Toutes les manœuvres que nous avons décrites produisent le sommeil hypnotique; il est probable qu'un grand nombre d'autres auraient le même résultat. De même que la contemplation prolongée d'un objet brillant plonge un sujet dans le sommeil hypnotique, une lumière vive et très intense provoque une autre phase de l'hypnotisme, la catalepsie. C'est souvent par la contemplation d'un astre, de la lune, d'une étoile, que les Fakirs provoquent leurs extases. Il est facile de reproduire le même effet. Des sujets, placés devant une lumière oxyhydrique très brillante, sont tombés presque instantanément en extase.

Une impression brusque et inattendue sur le sens de la vue ou de l'ouïe peut encore donner le même résultat, mais seulement sur des sujets très prédisposés ou déjà habitués à l'hypnotisme, car l'habitude rend la névrose beaucoup plus facile à développer. Chez eux, le bruit subit d'un tamtam, l'explosion d'un paquet de fulmi-coton enflammé par l'étincelle électrique, entraînent une catalepsie instantanée. Un jour une malade de la Salpêtrière, en jouant avec un tamtam qui se trouvait au laboratoire, le laissa tomber et demeura en catalepsie ; c'est en ne l'entendant plus remuer qu'un des assistants alla la chercher et la trouva immobile, fixe et dormant.

Enfin, pour terminer ce qui a rapport aux différents moyens de provoquer l'hypnotisme, nous devons dire quelques mots de ce que l'on a désigné sous le nom de points hypnogènes. On désigne ainsi différents points du corps de certains sujets, doués d'une sensibilité spéciale, telle qu'une légère friction ou une compression exercée sur ces points, détermine très rapidement et presque instantanément le sommeil hypnotique. Ces points, non seulement sont très variables suivant les sujets, mais encore ils n'existent pas chez tous ; il peut s'en trouver un seul comme il peut en exister plusieurs. La sensibilité des points hypnogènes varie comme leur emplacement ; on les a rencontrés dans différentes régions de l'abdomen, chez d'autres vers les lombes ou bien sur la poitrine, d'autres fois à la tête. En somme, il n'est aucun point de la surface cutanée qui ne puisse devenir, chez certains individus, une zone hypnogène. Chez une femme, on les trouvait situés de telle façon qu'elle s'endormait instantanément quand on la prenait par les deux coudes. La facilité avec laquelle on endort certains sujets par une légère friction sur le vertex vient peut-être de la fréquence d'une zone hypnogène en ce point.

Quel que soit le procédé que l'on ait employé pour provoquer l'hypnotisme, le sujet endormi devient étranger à tout ce qui se passe autour de lui, d'une insensibilité absolue, l'anesthésie est complète. Mais en même temps, l'activité des centres cérébraux semble être exaltée au plus haut degré. L'intelligence, les diverses facultés, la sensibilité des organes des sens paraissent être exagérées ; il se produit une hyperexcitabilité musculaire extrêmement remarquable. Le plus petit attouchement de la peau amène une contracture plus ou moins énergique.

Tout en étant étranger à ce qui l'entoure, l'hypnotisé reste en rapport avec celui qui l'a endormi ; il lui obéit, se lève, s'assied, s'agenouille au commandement. Il exécute les ordres sans y voir, ne se heurte pas aux meubles, écarte les obstacles, l'exaltation des autres sens peut le faire paraître doué d'une double vue. La faculté de percevoir les agents physiques par la surface de la peau est poussée à tel point que l'hypnotisé sent le voisinage d'un obstacle quelconque. Un doigt placé à distance agit sur la peau et détermine des actions réflexes. Par le simple toucher du papier, l'hypnotisé reconnaîtra et retrouvera, au milieu de beaucoup d'autres, un portrait ou une carte qu'on lui aura fait palper une seule fois auparavant. Ce fait qui est dû à une exaltation considérable de la finesse du toucher, a été maintes fois exploité par les magnétiseurs sous le nom de double vue.

On peut encore, pendant le sommeil hypnotique, déterminer quelques phénomènes auxquels certains magnétiseurs ont donné le nom de fascination. Pour cela on saisit vivement les deux mains du sujet en le regardant fixement, ou bien on lui fait regarder le bout de ses doigts, puis on se recule lentement. Dès lors, le sujet vous suit partout, mais sans quitter vos yeux; il se baisse si vous vous baissez, et tourne vivement pour retrouver votre regard si vous vous retournez vous-même.

Si vous vous avancez vivement, le sujet tombe en arrière, tout droit et d'une pièce. Cette expérience doit être faite avec la plus grande précaution ; la malade ne fait rien pour parer les chocs, et tomberait directement sur son crâne si un aide ne la soutenait.

Dans cet état de fascination, le sujet hypnotisé semble appartenir absolument au fascinateur et repousse violemment toute personne qui vient s'interposer ; à moins toutefois que l'hypnotiseur n'accomplisse les manœuvres nécessaires pour faire prendre à une autre personne le regard du sujet au moyen de ses yeux. Pour cela il suffit de placer vivement deux doigts vis-à-vis les yeux du sujet, son regard s'attache bientôt à ces doigts et ce sont eux qu'il s'applique à suivre exactement. Il est facile alors de le conduire en face d'une autre personne et on retire vivement les doigts au moment où celle-ci regarde fixement les yeux du sujet, elle recommence ainsi pour son propre compte la fascination. Chose curieuse, on peut transmettre ainsi le regard de l'hypnotisé aux yeux d'un portrait, et quel que soit l'endroit où l'on place ce portrait, l'hypnotisé cherche avec les plus violents efforts à fixer toujours son regard sur ses yeux.

On peut encore par d'autres manœuvres obtenir des hallucinations provoquées. Il faut, pour cela, se servir d'un sujet jeune et depuis longtemps hypnotisé. On le met en catalepsie, et, quand on a, par le moyen du regard, réussi à le mettre en fascination, on simule soi-même certains actes; on fait semblant, par exemple, de poursuivre un oiseau ou de cueillir un bouquet de fleurs. Immédiatement l'hypnotisée est prise d'une hallucination semblable; elle poursuit l'oiseau, elle cueille des fleurs et accomplit une série d'actes automatiques, se rapportant à l'acte qu'on lui a suggéré. On conçoit très bien qu'il n'y a pas de limites à de semblables expériences et qu'on peut les varier à l'infini (*).

Pendant le sommeil hypnotique il existe une surexcitation très accusée de la mémoire qui peut produire parfois des particularités, fort bizarres en apparence, et qui, au premier abord, peuvent paraître prodigieuses. C'est ainsi que l'on entend dire quelquefois que des magnétiseurs ont fait raconter à leurs sujets des histoires qu'ils ne connaissaient pas, leur ont fait décrire exactement des endroits qu'ils n'avaient

---

(*) *Progrès médical*, 1881, *op. cit.*

jamais vus, ou dire le nom de personnes qui leur étaient totalement inconnues.

Si l'on pouvait pousser des recherches avec une exactitude suffisante, on trouverait toujours que ces souvenirs, évoqués par le sommeil, ont existé et étaient à l'état latent. Ces sortes de somnambules ont vu, ou ont été à même de connaître d'une façon quelconque les secrets qu'ils dévoilent ; seulement ces souvenirs peuvent être tellement lointains, tellement effacés à l'état de veille, qu'ils sont très sincèrement ignorés du sujet lui-même.

(*) Je suppose une personne entrée, par exemple, une fois dans une pharmacie. Il suffit de cette seule visite pour que l'image de tout ce qu'elle y aura vu soit photographiée dans le cerveau de cette personne. Si on vient à l'hypnotiser et qu'on la conduise par la pensée dans cette pharmacie, aussitôt l'image gravée dans son cerveau se retracera à son imagination avec les détails les plus minutieux. La personne hypnotisée pourra décrire alors chaque bocal, en dire la couleur et la forme, et lire même les étiquettes en latin qui sont inscrites sur ces bocaux. Au réveil, elle se souviendra peut-être à peine d'être entrée une fois dans cette pharmacie. Les faits de ce genre sont assez fréquemment observés chez les somnambules et expliquent très bien comment les charlatans font croire à la lucidité de leurs sujets. Voici une Parisienne, par exemple, qui a été, il y a quinze ou vingt ans, passer une heure ou deux à Versailles et qui a presque

(*) Ladame, *la Névrose hypnotique*. Paris, 1881.

complètement oublié cette courte promenade. Cependant, qu'on vienne à l'endormir et à lui parler de Versailles, aussitôt elle se représentera très fidèlement les avenues, les statues, les arbres. Elle reverra les parcs, les allées, les gens qui s'y promènent et, à la stupéfaction des assistants, donnera des détails extrêmement précis.

(*) La mémoire auditive peut se réveiller de la même façon. M. Richet a rapporté le cas d'une somnambule qui chantait l'air du deuxième acte de l'*Africaine*, qu'elle avait entendu une fois seulement, et qui, au réveil, ne put retrouver une seule note de ce morceau. Les faits de cet ordre sont très communs. Les hystériques hypnotisées arrivent à décrire, avec une remarquable exactitude, des lieux qu'elles n'ont point vus depuis leur enfance ; à réciter des morceaux de littérature appris il y a longtemps ; à dire exactement le nom d'une personne qu'elles ont entrevue une fois par hasard, dont elles avaient complètement perdu le souvenir, et qu'à l'état de veille elles eussent été tout à fait incapables de reconnaître.

Pour déterminer le réveil du sujet hypnotisé il suffit de lui souffler sur les yeux, ou encore de passer plusieurs fois rapidement les mains horizontalement devant le visage. On observe quelquefois un frisson et quelques soupirs, les mouvements respiratoires deviennent plus fréquents et plus amples, la bouche s'entr'ouvre et parfois apparaît sur le bord des lèvres une légère écume. La figure exprime l'extase et le

(*) Legrand du Saule, *les Maladies de la mémoire.*

sourire, puis après quelques mouvements des lèvres la malade ouvre les yeux.

Nous avons dit que l'on rencontrait en moyenne soixante-treize personnes facilement hypnotisables sur cent individus; mais théoriquement, il semble probable que tout le monde pourrait être hypnotisé. Il est certaines personnes qui paraissent réfractaires, mais elles constituent une minorité, et il n'est pas certain que les essais infructueux ne sont pas dus à des circonstances momentanées particulièrement défavorables, et que ces mêmes personnes, sous l'influence d'un autre hypnotiseur et dans d'autres circonstances, ne pourraient pas être endormies plus ou moins rapidement.

On voit du reste des sujets qui, aux premières séances d'hypnotisation, ne subissent aucune influence et qui, au bout d'un certain nombre de séances, arrivent peu à peu au sommeil profond et même au somnambulisme. Il faut quelquefois plusieurs mois d'essais journaliers et infructueux pour arriver à un résultat important, et l'on comprend que l'on trouve difficilement un sujet et un hypnotiseur, ayant assez de patience et de volonté, et pouvant disposer régulièrement d'assez de temps pour poursuivre un but si éloigné. Beaucoup n'ont ni cette patience ni cette volonté et abandonnent la partie lorsque le sommeil n'arrive pas au bout de quelques séances.

On serait donc fondé à croire qu'avec un exercice et un entraînement suffisants, tout le monde serait susceptible d'entrer en somnambulisme. Ce qui, tout au moins, semble prouvé jusqu'ici, c'est que, par l'exercice et la répétition, on peut dresser, pour ainsi dire, le système nerveux et produire, chez la plupart des sujets, sinon le somnambulisme, au moins le sommeil.

Bibliographie des auteurs cités dans ce chapitre : — Bourneville et Regnard, *Procédés employés pour déterminer l'hypnotisme*, *Progrès médical*, 1881. — *Extrait de l'Iconographie Photographique de la Salpêtrière*, Bourneville et Regnard, *Progrès médical*, 1881. — Ladame, *la Névrose hypnotique*. Paris, 1881. — Legrand du Saule, *les Maladies de la mémoire*.

CHAPITRE SIXIÈME

Des différentes phases du sommeil hypnotique. — Etat cataleptique. — Etat léthargique. — Etat somnambulique. — Hyperexcitabilité neuro-musculaire.— Succession et rapports des trois états de l'hypnotisme. — Excitabilité des centres cérébro-moteurs. — Métalloscopie pendant le sommeil hypnotique.

L'étude des phénomènes hypnotiques a été poussée en France d'une manière parallèle par deux écoles distinctes : l'Ecole de Nancy et l'Ecole de la Salpêtrière.

L'Ecole de Nancy, comme nous le verrons dans un autre chapitre, a surtout expérimenté et décrit les phénomènes de somnambulisme et de suggestion.

L'Ecole de Paris, au contraire, s'est attachée à diviser et à classer scientifiquement les différentes phases du sommeil hypnotique.

On peut reprocher à la première d'avoir voulu trop rapidement tirer des conclusions anticipées des phénomènes observés. Ses expériences ont été faites sur des sujets trop bien entraînés, et ne peuvent, par conséquent, prêter à des conclusions générales.

A la Salpêtrière, au contraire, on est arrivé à une division des phénomènes hypnotiques peut-être un peu artificielle, mais, en tous cas, si cette division est souvent difficile à retrouver et à reproduire, elle est essentiellement favorable à l'étude et à l'explication des phénomènes hypnotiques.

Nous ne pouvons mieux faire que de donner ici l'étude des différentes phases de l'hypnotisme d'après la description magistrale de M. Charcot.

(*) L'hypnotisme, tel qu'il s'observe chez les hystériques, représente un groupe comprenant plusieurs états nerveux différents les uns des autres, chacun de ces états s'accusant par une symptomatologie qui lui appartient en propre. Ces différents états, dont l'ensemble comprend toute la symptomatologie de l'hypnotisme, peuvent être considérés comme les différentes phases successives du sommeil hypnotique, et se définissent d'après leurs caractères génériques que nous allons examiner. Ces états sont au nombre de trois : 1° l'état cataleptique ; 2° l'état léthargique ; 3° l'état somnambulique.

Chacun de ces états jouit d'une autonomie réelle, en ce sens qu'ils peuvent tous, dans de certaines conditions, se présenter primitivement et persister isolément ; mais comme ils peuvent aussi, tous les trois, dans le cours d'une même observation, chez le même sujet, être produits successivement dans tel ou tel ordre, au gré de l'observateur, on peut dire qu'ils représentent les phases ou périodes d'une seule et même affection.

(*) Charcot, *Note lue à l'Académie des Sciences*, 1882.

Les sujets chez lesquels les divers états nerveux, artificiellement produits par l'hypnotisation, atteignent leur développement le plus parfait et se montrent doués de leurs attributs les plus caractéristiques, sont les femmes jeunes, atteintes de grande hystérie ou hystéro-épilepsie. Pour la description il faut considérer ces types réguliers, classiques en quelque sorte et pouvant servir de modèles, avant d'envisager les formes frustes et irrégulières.

(*) § De l'Etat cataleptique. — Cet état peut se manifester primitivement sous l'influence d'un bruit intense et inattendu, d'une lumière vive placée sous le regard, ou encore, chez quelques sujets, en conséquence de la fixation plus ou moins prolongée des yeux sur un objet quelconque. La malade, par exemple, étant placée devant un vif foyer lumineux, lumière de Drummond ou lumière électrique, on la prie de fixer la lumière du regard. Au bout d'un temps généralement court, de quelques secondes à plusieurs minutes et parfois d'une façon instantanée, survient l'état cataleptique. Il se développe encore consécutivement à l'état léthargique, lorsque les yeux clos jusque-là, sont, dans un lieu éclairé, mis à découvert par l'élévation des paupières.

Le trait le plus saillant de l'état cataleptique c'est, on peut le dire, l'immobilité. Le sujet cataleptisé, alors même qu'on l'a placé debout, dans une attitude forcée, se maintient en parfait équilibre et semble comme pétrifié. Les yeux sont ouverts, le regard fixe, la physionomie impassible, et comme il ne se fait que

---

(*) Charcot, in *Progrès médical*, 1882.

de très rares clignements des paupières, les larmes s'accumulent quelquefois et coulent sur les joues. Les mouvements respiratoires eux-mêmes s'affectent dans le sens de l'immobilité. Ils sont en effet lents, peu profonds et séparés par de longs intervalles. Les tracés pneumographiques accusent de longues pauses, représentées par des lignes horizontales qu'interrompent de loin en loin des dépressions peu profondes. La malade n'est point contracturée, mais ses membres, et l'on peut en dire autant de toutes les parties du corps, gardent, sans fatigue apparente, pendant un temps fort long, les positions, même les plus difficiles à maintenir, qu'on leur a communiquées. Lorsqu'on les soulève ou les déplace, ils donnent la sensation d'une grande légèreté, et, soit qu'on les fléchisse, soit qu'on les étende, les articulations ne font éprouver aucune résistance. Cette propriété singulière que possède alors tout le corps de conserver l'attitude qu'on lui imprime permet de lui donner des positions qu'il serait impossible à l'homme le plus exercé de prendre et surtout de conserver volontairement ; on peut même le placer dans des situations qui semblent n'être pas en rapport avec les lois de l'équilibre. C'est ainsi que l'on peut faire prendre très facilement la position en arc de cercle que l'on observe quelquefois spontanément dans la grande attaque, et d'autres communes aux attaques d'extase spontanée.

Toute communication de la malade avec le monde extérieur semble interdite, et elle ne donne aucun signe d'intelligence aux diverses interpellations qu'on peut lui adresser.

Les réflexes tendineux sont abolis ou très notablement amoindris. Le phénomène de l'hyperexcitabilité neuro-musculaire, dont nous parlerons plus tard, fait ici complètement défaut.

Le tégument externe reste insensible aux excitations les plus vives ; l'anesthésie est complète, on peut piquer, couper ou brûler la peau, sans que la malade éprouve la moindre sensation. Certains sens, au contraire, la vision, l'audition en particulier, conservent, du moins en partie, leur activité ; certains centres cérébraux paraissent même avoir une sensibilité exaltée. Cette persistance de l'activité sensorielle permet souvent d'impressionner le sujet cataleptique et de susciter chez lui, par voie de suggestion, des impulsions automatiques. Alors les attitudes fixes, artificiellement imprimées aux membres, font place à des mouvements plus ou moins complexes, parfaitement coordonnés, en rapport avec la nature des impulsions provoquées. C'est ainsi qu'on peut étudier l'influence fort intéressante du geste sur la physionomie. Les traits réflètent fort exactement l'expression du geste. Une attitude tragique imprime un air dur à la physionomie, le sourcil se contracte ; si au contraire on rapproche les deux mains de la bouche, comme dans l'acte d'envoyer un baiser, le sourire apparaît immédiatement sur les lèvres. Ensuite, abandonné à lui-même, le sujet ne tarde pas à retomber dans l'état d'immobilité où il se trouvait au moment où on l'a impressionné.

Cet état cataleptique dure aussi longtemps que l'agent qui l'a provoqué, la lumière, continue à impressionner la rétine. Au cours de l'état cataleptique, il suffit de clore l'un des yeux du sujet pour amener la résolution et en même temps l'hyperexcitabilité neuro-musculaire dans tout le côté, du corps correspondant; tandis que l'autre côté, dont l'œil est demeuré ouvert, conserve les attributs de l'état cataleptique.

(*) § De l'état léthargique. — Si la lumière disparaît subitement, ou si l'on empêche le rayon lumineux de parvenir à l'œil de la malade en interposant un écran, ou simplement en baissant ses paupières supérieures avec la main, la catalepsie fait place à un nouvel état qui en diffère essentiellement et que l'on a désigné sous le nom de léthargie.

La léthargie hystérique, dans ce cas particulier, débute brusquement avec la cessation de l'impression lumineuse; si elle était debout, la malade tombe à la renverse, la tête rejetée en arrière, le cou saillant. Les yeux se ferment et une inspiration sifflante se fait entendre, accompagnée de quelques mouvements bruyants de déglutition. Ces derniers signes et la chute en arrière rappellent, jusqu'à un certain point, les débuts de l'attaque hystéro-épileptique, mais la ressemblance s'arrête là, car les membres et tout le corps, loin de présenter la tétanisation de la période épileptoïde, sont dans la résolution la plus complète.

La léthargie hystérique peut aussi se manifester primitivement sous l'influence de la fixation du regard. Le début alors en est souvent marqué par une inspiration profonde avec bruit laryngé tout particulier, suivie bientôt de l'apparition d'un peu d'écume aux lèvres. Les yeux sont clos ou demi-clos; les globes oculaires convulsés, généralement en haut et en dedans,

---

(*) Charcot, *Leç. de la Salpêtrière*, in *Progrès médical*, 1878.

les paupières animées d'un frémissement incessant. Le corps s'est affaissé, les membres sont devenus flasques, pendants, et, soulevés, ils retombent lourdement lorsqu'on les abandonne à eux-mêmes. Les mouvements respiratoires, étudiés à l'aide du pneumographe, se montrent profonds et précipités, d'ailleurs assez réguliers.

Les réflexes tendineux, amoindris ou nuls dans l'état précédent, se montrent, au contraire, ici remarquablement exaltés. De plus, dans tous les cas, mais à des degrés divers à la vérité, un phénomène musculaire fort remarquable se développe immédiatement; c'est ce que M. Charcot a désigné sous le nom d'hyperexcitabilité neuro-musculaire des hypnotiques. Ce phénomène consiste sommairement dans l'aptitude qu'acquièrent les muscles de la vie animale à entrer en contracture sous l'influence d'une simple excitation mécanique. L'excitation peut être portée d'ailleurs sur le tendon, sur le muscle lui-même, ou encore sur le nerf dont il est tributaire; le résultat est identique. Il suffit d'exciter le muscle au travers de la peau, soit en pressant, en percutant ou en frottant, même légèrement, pour provoquer sa contraction à la façon de ce qui a lieu dans l'électrisation localisée. La contraction du muscle sur les membres persiste après l'excitation, pour peu que celle-ci soit un peu forte et un peu prolongée, et se transforme facilement en contracture permanente.

Tous les muscles sont susceptibles de se contracter ainsi, et, suivant la durée et l'intensité de l'excitation, on obtient à volonté une contraction ou une contracture. On comprend d'après cela, qu'à l'aide de l'extrémité mousse d'un petit bâton, il soit possible de reproduire la plupart des expériences de Duchenne de Boulogne sur l'action partielle ou combinée des muscles, déterminée au moyen de l'électrisation localisée, chez l'individu sain. C'est ainsi, pour ne citer qu'un exemple, que se produiront les griffes radiale, cubitale, médiane, caractéristiques suivant que l'excitation aura été portée sur le nerf radial, cubital ou médian. La contracture ainsi provoquée est très énergique, elle résiste même aux efforts violents; elle peut persister pendant des journées entières, telle quelle, après le réveil. Mais, tant que dure l'état léthargique, on la fait céder presque instantanément en portant l'excitation sur les antagonistes des muscles contracturés.

(*) Ce qui vient d'être dit s'applique d'une façon générale aux muscles des membres, du tronc et du cou. A la face, au contraire, et c'est là un fait digne de remarque, parce qu'il correspond vraisemblablement à une différence physiologique jusqu'ici restée inaperçue, les excitations mécaniques, portées soit sur les muscles eux-mêmes, soit sur le trajet du nerf facial, déterminent, non pas une contracture durable, mais une simple contraction qui s'efface dès que l'excitation a cessé.

Tandis que l'hypnotisée est ainsi en état de léthargie et que l'on a provoqué chez elle une contracture, on peut la faire passer en état de catalepsie; il suffit pour cela de lui ouvrir les paupières de façon que l'ac-

(*) Charcot et Richer, *Contribution à l'étude de l'hypnotisme chez les hystériques.*

tion de la lumière s'exerce sur ses yeux. L'hyperesthésie musculaire a dès lors disparu, mais si nous réveillons notre cataleptique, elle restera avec sa contracture, et celle-ci présentera exactement les mêmes caractères que la contracture hystérique vraie. Pour faire disparaître la contracture, il faut de nouveau faire tomber notre malade dans l'état de léthargie provoquée. Pour cela il suffit de la regarder fixement en lui prescrivant de regarder les yeux de l'opérateur et immédiatement elle tombe dans cet état. On fait alors facilement disparaître la contracture par l'excitation des muscles antagonistes.

L'hyperexcitabilité neuro-musculaire, caractère fondamental de l'état léthargique, est un fait objectif des plus saisissants, des plus faciles à mettre en évidence. La constatation peut, on le conçoit, constituer une épreuve anatomo-physiologique des plus délicates, qui met l'observateur à l'abri de toute crainte d'une intervention voulue de la part du sujet en expérience.

Dans l'état léthargique, l'analgésie paraît complète ; quelques-uns des sens, l'ouïe, la vision, paraissent cependant conserver un certain degré d'activité. Mais, les diverses tentatives qu'on peut faire pour impressionner le sujet par la voie d'intimation ou de suggestion restent le plus souvent sans effet.

Si, chez un sujet plongé dans l'état léthargique, on met, en soulevant les paupières supérieures, les yeux à découvert, dans un lieu éclairé, on voit, ainsi qu'on l'a dit plus haut, se développer instantanément chez lui l'état cataleptique. Si l'un des yeux est maintenu fermé, tandis que l'autre est mis à découvert en pleine lumière, on assiste aussitôt au singulier spectacle d'un individu divisé sur la ligne médiane en deux parties égales : l'une, la moitié du corps correspondant à l'œil fermé, offre les caractères neuro-musculaires propres à l'état léthargique, tandis que l'autre moitié présente simultanément les attributs ci-dessus décrits, de l'état cataleptique.

(*) § Etat somnambulique. — Ce troisième état peut être déterminé directement chez certains sujets, par la fixation du regard, ou par l'influence d'une excitation sensorielle faible, répétée et monotone; il s'obtient encore par un grand nombre d'autres pratiques qu'il n'est pas utile d'énumérer ici. On le produit facilement chez les individus plongés au préalable, soit dans l'état léthargique, soit dans l'état cataleptique, en exerçant sur le vertex une pression ou une friction légère.

Cet état correspond plus particulièrement à ce que l'on a appelé le sommeil magnétique. Les phénomènes qui s'y peuvent observer sont très complexes. Ils se soumettent mal à l'analyse, et bon nombre d'entre eux paraissent d'une interprétation difficile, dans l'état actuel de nos connaissances physiologiques. Ces derniers ont été, jusqu'à présent, relégués systématiquement sur le deuxième plan. On s'est attaché cependant à déterminer les caractères d'ordre neuro-musculaire, d'une observation relativement facile, qui séparent nettement, des états léthargique et cataleptique, l'état somnambulique, et à reconnaître

(*) Charcot, *Note lue à l'Académie des Sciences*, 1882.

expérimentalement la relation de succession qui existe entre ce troisième état et les deux autres.

Le sujet placé dans l'état somnambulique a les yeux clos ou demi-clos. Les paupières se montrent souvent, mais non toujours, agitées de légers frémissements. Abandonné à lui-même, il paraît endormi ou plutôt engourdi ; son attitude n'est point aussi affaissée, et la résolution des membres n'est jamais aussi accentuée que lorsqu'il s'agit de l'état léthargique.

Les modifications neuro-musculaires sur lesquelles nous devons surtout insister sont les suivantes : les réflexes tendineux ne diffèrent pas de ce qu'ils sont à l'état normal ; l'hyperexcitabilité neuro-musculaire, telle qu'elle a été définie plus haut, n'existe pas, ou autrement dit, l'excitation des nerfs, des muscles eux-mêmes, enfin, la percussion des tendons ne déterminent pas de contracture. Mais par contre, on peut, par diverses manœuvres, entre autres à l'aide de légers attouchements promenés à plusieurs reprises sur la surface d'un membre, ou encore, à l'aide d'un souffle léger dirigé sur la peau, développer dans ce membre un état de rigidité qui diffère de la contracture liée à l'excitabilité neuro-musculaire, en ce qu'elle ne cède pas, comme celle-ci, à l'excitation mécanique des muscles antagonistes, tandis qu'elle cède, au contraire, en général très facilement sous l'influence de ces mêmes excitations cutanées, faibles, qui l'ont fait naître.

Souvent confondue avec l'immobilité cataleptique, la rigidité de l'état somnambulique s'en sépare cependant foncièrement, entre autres, par la résistance parfois très prononcée qu'on rencontre dans celle-ci au niveau des jointures, lorsque l'on essaie d'imprimer au membre raidi un changement d'attitude. On pourrait appeler cataleptoïde ou pseudo-cataleptique cette rigidité propre à l'état somnambulique, pour la distinguer de l'immobilité sans raideur, qui appartient seule à l'état cataleptique. Cette rigidité ne s'obtient pas en général pour un muscle en particulier, mais pour un groupe de muscles, pour un membre ou même pour le corps tout entier. De plus, il n'est pas nécessaire de toucher, même légèrement, le membre ou le corps du sujet dans lequel on veut déterminer cette rigidité. Il suffit de passer lentement et à plusieurs reprises les mains le long du membre ou du corps du sujet et à une certaine distance de celui-ci, pour que la rigidité tétanique se développe. Cette distance à laquelle les membres de l'hypnotisé sont influencés peut être assez grande et varie avec les sujets.

Tandis que, dans l'état somnambulique, l'analgésie est complète, il existe au contraire habituellement une exaltation remarquable de certains modes dans la sensibilité de la peau, du sens musculaire et de quelques-uns des sens spéciaux.

Nous devons décrire ici, sans toutefois l'expliquer, un phénomène généralement peu étudié dans les auteurs. Si le sujet, étant en état de somnambulisme, est debout les bras pendants, l'hypnotiseur, placé derrière lui, peut diriger ses doigts vers la main du sujet, et, par des mouvements lents et progressifs, élever la main, en la maintenant toujours à une certaine distance de celle du sujet;

on verra celle-ci se mouvoir, s'élever également en suivant exactement le mouvement désigné par la main de l'opérateur ; s'arrêter si celle-ci s'arrête, pour se remettre en mouvement en même temps qu'elle. Non seulement on obtient ce résultat pour le bras et la main, mais on fera aussi mouvoir la tête, ou changer les attitudes différentes du corps, en traçant simplement à une certaine distance, avec la main, le chemin que devra parcourir la partie que l'on veut influencer. Une fois une attitude ainsi donnée à un membre, au corps ou à la tête, le sujet la conservera jusqu'à ce que l'hypnotiseur lui ait rendu sa position normale en reprenant les choses exactement de la même façon.

Nous insistons à dessein sur ces faits, parce qu'ils ont été souvent contestés et que nos propres expériences nous en ont, maintes fois, démontré l'exactitude. On a prétendu qu'il s'agissait d'un fait de suggestion, que le sujet voyait la main de l'opérateur ou qu'il entendait son mouvement, ou bien encore qu'il le sentait par les vibrations de l'air ou la chaleur rayonnante ; et dès lors, il agissait par simple imitation. Mais on peut se placer derrière le sujet et même lui bander les yeux, dès lors il ne verra pas le mouvement. Si les mouvements sont faits lentement et avec assez de douceur, il ne pourra pas les entendre, et, quand même il en entendrait quelque chose, cela ne pourrait lui indiquer le sens dans lequel se meut la main de l'opérateur. Quant au mouvement de l'air et à la température, en agissant à une distance suffisante on peut absolument les mettre hors de cause.

Nous ne pouvons pas actuellement expliquer exactement ce phénomène; il y a là un mode de sensibilité, encore mal connu, qui fait que le sujet sent une impulsion dans un sens déterminé et la suit.

La rigidité que l'on obtient dans l'état somnambulique est capable de résister aux efforts les plus violents. C'est ainsi que l'on peut placer le sujet, appuyé seulement par la tête et par l'extrémité des pieds, son corps ne fléchira en aucune façon, même sous l'influence d'un poids considérable.

La légèreté que paraissent avoir les membres dans l'état cataleptique peut exister avec la rigidité de l'état somnambulique, de sorte que le sujet conservera les positions qui lui auront été données et qu'il lui serait impossible de prendre à l'état de veille. On peut même donner à son corps des positions dans lesquelles il ne repose que sur un point et qui semblent en contradiction avec les lois de l'équilibre. C'est ainsi qu'on pourra suspendre le sujet sur ses deux bras raidis placés sur des supports; on peut encore ne lui donner de point d'appui que sur un bras seulement, ou le placer, le corps horizontal, et ne reposant que sur un seul point d'appui placé vers la poitrine. Nous ne pouvons qu'énoncer ces phénomènes, qui ont été constatés et vérifiés par des expériences répétées et variées, mais ils manquent encore d'une explication absolument satisfaisante.

Il est en général facile, par voie d'injonction ou de suggestion, de déterminer chez le sujet la mise en jeu d'actes automatiques très compliqués et très variés. Si on l'appelle un peu vivement, il se lève et se dirige, les yeux toujours fermés ou demi-clos, vers l'interpellateur. On peut le faire écrire, coudre, il exécute tous ces différents actes les yeux fermés, à peu près avec autant de précision que dans l'état de veille. Il répond parfois aux questions qu'on lui pose, avec plus de précision qu'il ne saurait le faire dans son état normal ; il semble que l'intelligence soit aussi exaltée.

Lorsque chez lui, on exerce, à l'aide des doigts appliqués sur les paupières, une légère compression sur les globes oculaires, l'état léthargique avec hyperexcitabilité neuro-musculaire remplace l'état somnambulique. Si, au contraire, relevant les paupières, on maintient dans un lieu éclairé l'œil ouvert, l'état cataleptique ne se produit pas. On voit par là qu'entre l'état léthargique et l'état somnambulique la relation est plus directe qu'elle ne l'est entre celui-ci et l'état cataleptique.

Il faut attacher une grande importance au phénomène que nous avons décrit d'après M. Charcot sous le nom d'hyperexcitabilité neuro-musculaire. Ce symptôme est propre à l'état léthargique, mais l'observateur peut toujours, du moins dans les cas typiques, le faire apparaître à son gré, dans le cours, soit de l'état cataleptique, soit de l'état somnambulique, par la mise en jeu de certaines pratiques indiquées plus haut. La constatation de ce phénomène peut être considérée comme une épreuve anatomo-physiologique qui met l'observateur à l'abri de toute crainte de simulation et d'intervention active de la part du sujet.

Cette remarque est d'une grande importance, puisque la réalité de certains faits d'hypnotisme paraît être encore aujourd'hui mise en doute par quelques personnes, qui prétendent ne voir là qu'illusion de la part de l'observateur et simulation de la part du sujet. On voudra bien reconnaître cependant, je pense, que l'anatomie et la physiologie si compliquées du système neuro-musculaire ne s'improvisent pas. Or, supposer que le premier venu soit capable, par une mimique aussi savante qu'habile, de simuler, dès une première expérience, avec une précision absolument rigoureuse, sur plusieurs points du corps à la fois, l'action isolée ou combinée des muscles, ou encore les effets de l'excitation d'un tronc nerveux quelconque, pris au hasard, serait chose vraiment puérile.

On peut ajouter que l'existence de plusieurs états nerveux différents, dont chacun se distingue par une symptomatologie spéciale, que l'arrangement particulier, déterminé par certaines règles, des symptômes dans chacun des trois états, sont également des circonstances qui, dans l'histoire naturelle de l'hypnotisme, peuvent donner une base scientifique certaine aux expérimentateurs et les mettre à l'abri des supercheries de la fantaisie et du caprice.

La simulation, dont on parle beaucoup lorsqu'il s'agit des affections nerveuses sans lésions matérielles appréciables, n'est plus à tout prendre, dans l'état actuel de nos connaissances à cet égard, qu'un épouvantail devant lequel s'arrêteront seuls les timides et les novices, car il appartient désormais au médecin véritablement instruit dans ces matières de dépister la fourberie partout où elle se produit et de dégager au besoin, des symptômes réels faisant foncièrement partie de la maladie, les symptômes simulés que l'artifice des malades voudrait y surajouter.

Il y a des règles précises qui permettent facilement de produire d'emblée ou successivement chacune des trois périodes de l'hypnotisme, la léthargie, la catalepsie, le somnambulisme.

Pour obtenir la première période, la léthargie, il suffit, la malade étant endormie, les paupières supérieures baissées, de frotter légèrement les globes oculaires à travers les paupières ; l'état de léthargie se maintiendra aussi longtemps que les paupières resteront baissées. Le frottement des globes oculaires exercé de nouveau fera cesser la léthargie et provoquera le réveil.

La période cataleptique est obtenue d'emblée en dirigeant sur les yeux ouverts de la malade un rayon de lumière réfléchie. Cette période persiste aussi longtemps qu'on maintient les paupières relevées. En agissant de nouveau par le même procédé, on fait cesser la catalepsie et on détermine le réveil.

La période somnambulique s'obtient d'emblée en exerçant une légère pression sur le vertex, la même pression, exercée à nouveau, réveille la malade.

(*) Dans toutes ces expériences, il est possible de faire passer les malades de l'une des périodes dont il vient d'être question dans l'autre, et de celle-ci dans une troisième, en faisant usage pour chacune des procédés spéciaux qui les déterminent, et en commençant à volonté par telle ou telle période. Mais lorsqu'on voudra redescendre l'échelle, il faudra le faire dans l'ordre inverse de celui que l'on a employé pour

(*) Dumontpallier, *Communication à la Société de Biologie*, 1882.

la monter, à l'aide des mêmes procédés et en se conformant aux même srègles. Il faut bien faire attention, dans toutes ces expériences, de se conformer exactement à ces règles et de suivre exactement l'ordre indiqué, sous peine de voir se produire des états mixtes qui pourraient ne pas être sans danger.

(*) Nous avons vu que l'hyperexcitabilité neuro-musculaire consiste essentiellement en une aptitude spéciale des nerfs et des muscles à réagir sous l'influence de l'excitation mécanique. Cette hyperexcitabilité ne s'étend pas seulement aux muscles et aux nerfs, mais encore aux régions motrices du centre cérébral. Ainsi le courant galvanique, agissant sur un des côtés du crâne, produit des secousses musculaires dans la face et dans les membres du côté opposé, tandis que le même courant ne produit aucune contraction, la malade étant éveillée.

Cette action sur le centre cérébral moteur se montre encore par toute irritation produite au point correspondant du cuir chevelu ; ainsi une piqûre d'épingle suffit pour déterminer des mouvements variés et plus ou moins étendus dans les membres et sur la face. Si l'on fait porter l'irritation de la piqûre sur les régions du cuir chevelu qui correspondent aux régions corticales du cerveau dites motrices, on peut constater des mouvements d'inclinaison et de rotation de la tête, des mouvements considérables du membre supérieur et inférieur, et l'ensemble de ces mouvements varie suivant le point irrité du cuir chevelu. L'épingle étant maintenue au

(*) Charcot, *Communication à la Société de Biologie*, 1882.

point piqué, il suffit au bout d'une ou deux minutes, d'appuyer sur l'épingle pour défaire les mouvements qui avaient été produits ; ou il suffit d'agir avec l'épingle sur le point similaire du côté opposé du cuir chevelu, pour défaire les mouvements produits par la piqûre pratiquée sur le côté primitivement irrité.

(*) De plus, on a fait sur des hystériques, dans la période de catalepsie hypnotique, des expériences avec le vent d'un soufflet capillaire, pour déterminer des mouvements des membres et des muscles de la face.

Le sujet est hypnotisé et placé en état de catalepsie. Alors on dirige le vent d'un soufflet capillaire sur la région gauche du cuir chevelu, à trois centimètres en dehors de la ligne médiane et à trois centimètres en avant de la ligne bi-auriculaire, il produit la contraction du muscle sterno-cléido-mastoidien droit, et par suite la rotation de la tête à gauche. Ensuite si, le mouvement étant terminé, on agit de nouveau sur le même point, on défait le mouvement d'abord produit. Répétant la même expérience sur le point similaire du cuir chevelu du côté droit, les mouvements sont les mêmes que dans la première expérience mais en sens inverse. Portant l'action du vent du soufflet six centimètres plus bas, on observe un mouvement de rotation de la tête et son inclinaison par contraction du sterno-mastoïdien du côté opposé ; la malade présente l'attitude et la physionomie d'une personne qui écoute.

(*) Dumontpallier, *Communication à la Société de Biologie*, 1882.

Si l'on agit sur la région temporale, on produit la rotation de la tête à gauche avec un léger renversement de la tête en arrière et l'élévation du membre supérieur droit, en même temps que l'élévation du membre inférieur gauche.

En agissant sur la ligne médiane, avec le vent du soufflet dirigé du bregma antérieur vers la partie supérieure et médiane du front, la tête se porte légèrement en avant et la figure de la malade prend l'expresssion du sourire. Si au contraire, l'expérimentateur agit sur la ligne médiane, en dirigeant le vent du soufflet du bregma postérieur vers le trou occipital, aussitôt la tête se renverse en arrière et la figure de la malade prend l'expression de la tristesse.

De plus, la double expression du sourire et de la tristesse peut être obtenue simultanément sur la figure de la malade, en dirigeant le vent du soufflet sur la bosse frontale gauche pour produire le sourire du côté gauche de la face, et sur la bosse occipitale droite pour produire la tristesse du côté droit de la face.

(*) On peut encore obtenir à volonté l'aphasie, ou plutôt la perte du langage articulé et écrit des mots déterminés, en agissant à gauche ou à droite, au niveau de la troisième circonvolution frontale, au moyen d'un soufflet capillaire. La perte de la notion des objets s'obtient en agissant sur la région frontale, au-dessus du sourcil, par le même procédé. Dans ce cas la malade conserve la mémoire du nom des objets ; elle n'oublie que leur usage. Ainsi on lui met entre les mains une clef qu'elle n'a pas même

---

(*) Dumontpallier, *Société de Biologie*, 1882.

pu désigner par son nom dans l'expérience précédente; on lui demande ce que c'est, elle dit : c'est une clef. — A quoi sert cette clef ? lui demande-t-on encore. Elle ne peut répondre.

On présente au sujet une montre, en lui disant : cette montre, à quoi sert-elle? Jamais le sujet ne le dira : il sourit embarrassé, mais se tait. L'opérateur lui souffle de nouveau sur la même région frontale. Dites maintenant à quoi sert cette montre ? — A indiquer l'heure, réplique le sujet en riant. — Pourquoi vous taisiez-vous, il y a un instant ? — Je ne savais plus!

Enfin on lui fait perdre la notion du calcul en agissant sur le même point que précédemment.

Ces expériences établissent que l'on peut à volonté déterminer des mouvements d'ensemble ou des mouvements isolés des membres et de la face, par l'action du vent d'un soufflet capillaire sur différentes parties du cuir chevelu et impressionner par le même procédé certains centres nerveux, chez une hystérique dans la période cataleptique de l'hypnotisme. Dans différentes périodes de l'hypnotisme, il est donc possible, au moyen d'un dispositif spécial, de limiter sur la surface du cuir chevelu un certain nombre de zones réflexogènes dont l'irritation détermine des mouvements des différentes parties du corps. Quelques-unes de ces zones paraissent correspondre par leur situation aux régions motrices corticales de l'encéphale.

(*) Des zones réflexogènes motrices s'observent aussi

(*) Dumontpallier, *Société de Biologie*, 1882.

dans la même période le long de la colonne vertébrale. Lorsqu'on agit par excitation ou par le vent d'un soufflet capillaire sur la peau qui recouvre les apophyses épineuses des vertèbres, depuis la dernière cervicale jusqu'à la huitième dorsale, on détermine des mouvements simultanés et semblables des membres supérieurs. Si l'on agit entre la onzième dorsale et la deuxième lombaire, on détermine des mouvements des membres inférieurs. Dans la zone intermédiaire, qui s'étend de la neuvième à la onzième dorsale, on détermine des mouvements simultanés des quatre membres.

(*) On a encore expérimenté l'influence des applications de plaques des différents métaux, ou la métalloscopie, pendant le sommeil hypnotique. Ces expériences ont donné les résultats les plus intéressants, en permettant de subdiviser, pour ainsi dire, ou de limiter l'action hypnotique par les modifications de la sensibilité générale que provoque la métalloscopie. La malade, qui servait de sujet pour cette expérience, présentait la sensibilité bi-métallique argent-laiton. On commença par la plonger dans l'état d'hypnotisme par les procédés ordinaires, et l'on étudia l'influence des plaques.

Les plaquettes argent-laiton, posées symétriquement de chaque côté de la région frontale ou de la région ombilicale, réveillent rapidement le sujet, et la sensibilité générale envahit tout le corps. On ne peut plus déterminer l'hypnotisme quand le sujet

(*) Dumontpallier, *Société de Biologie*, 1882.

porte ses plaques au front ou à la région de l'ombilic. C'est un préservatif, mais à la condition toutefois qu'on ne les maintienne pas sur place : autrement il s'établit des oscillations curieuses de sommeil hypnotique et de réveils successifs.

Si l'on ne met sur le front qu'une plaque, tout change. Supposons la plaque posée à gauche ; la malade est facilement hypnotisée par de simples pressions sur les globes oculaires. Alors, on constate que la sensibilité est très accusée sur le membre supérieur droit et sur le membre inférieur gauche. Ces membres piqués se mettent en contracture.

La sensibilité est nulle, au contraire, même à la piqûre profonde, sur le membre supérieur gauche et sur le membre inférieur droit. Il suffit d'ouvrir l'œil droit pour que l'état cataleptique se produise sur ces membres croisés. Le bras gauche et la jambe droite conservent toutes les positions qu'on leur donne, pendant que le bras droit et la jambe gauche se contracturent au moindre contact extérieur. Si, après avoir fait disparaître les contractures par des procédés très simples qui vont être indiqués, on ouvre l'œil gauche, l'œil qui se trouve sous la plaque, les membres croisés, bras droit, jambe gauche, ne peuvent être mis en catalepsie ; ils retombent aussitôt qu'on cesse de les maintenir.

Voici donc la simple application d'une plaque métallique, à droite ou à gauche, sur la région frontale, qui modifie complètement les phénomènes hypnotiques. La sensibilité et l'hyperexcitabilité musculaire sont assurées de bas en haut en diagonale du côté de l'application, l'insensibilité et l'état cataleptique subsistent de bas en haut en diagonale du côté opposé à l'application.

Maintenant, disposons symétriquement dans la région sous-ombilicale deux plaques de chaque côté de la médiane et hypnotisons le sujet. Les membres inférieurs seuls restent sensibles et se contracturent à la moindre excitation. Si l'on ouvre les yeux du sujet, les membres supérieurs prennent seuls l'état cataleptique. Répétons la même expérience avec des plaques posées, non plus en dessous, mais au-dessus de la région ombilicale : l'effet est renversé ; les membres supérieurs sont sensibles et se contracturent ; les membres inférieurs sont cataleptiques. Enfin des plaques distribuées d'un même côté, sur le front, le bras, la jambe, assurent le retour de la sensibilité pour ce côté ; le côté opposé est insensible et cataleptique.

En somme la loi de l'équilibre fonctionnel de l'innervation et du mouvement se dégage aisément de ce qui précède. Toute excitation métalloscopique, qui n'est pas équilibrée par une excitation semblable et symétrique, met les deux moitiés du corps dans deux états différents. Agit-on sur le front à gauche, le bras droit se contracture entraînant dans son mouvement la jambe gauche, comme si les deux membres étaient solidaires ; on ne ferait pas mieux en tirant sur la ficelle d'un pantin dont le bras droit serait relié à la jambe gauche. Effet inverse quand on excite le côté droit du front. Les actions se croisent. Si l'on fait agir deux plaques symétriques sur le front, la sensibilité est parfaite des deux côtés du corps. De même deux plaques en dessous de la région ombilicale réveillent la sensibilité des membres inférieurs ; deux plaques, exactement à droite et à gauche de l'ombilic ou une seule, produisent le retour de la sensibilité générale ; deux au-dessus n'ont d'action que sur les membres supérieurs.

Il semble donc qu'il existe dans la région ombilicale des centres d'excitation motrice superposés qui commandent, les uns les membres inférieurs, les autres, les membres supérieurs, et, entre eux, un centre qui retentit aussi sur les actions croisées qui ont pour point de départ la région frontale.

En appliquant des plaques sur ces diverses régions du corps, on transforme le sujet en une sorte de pantin à ressorts multiples. On appuie sur le front, le bras se lève d'un côté et la jambe de l'autre. On appuie au-dessus de l'ombilic, les deux bras se lèvent à la fois ; on appuie au-dessous, les jambes se dressent. Il est vraisemblable qu'il existe dans la région dorso-lombaire de la moelle un entrecroisement des fibres sensitives et motrices, qui détermine les mouvements des membres opposés.

On peut réveiller le sujet en lui appliquant des plaques métalliques sur le front, on pourrait aussi le réveiller en appliquant ces mêmes plaques sur la région ombilicale. Le réveil peut s'effectuer en plusieurs temps : les mouvements respiratoires deviennent plus manifestes, plus fréquents et plus amples, un peu de mousse salivaire apparaît sur les lèvres qui sont agitées par de petites contractions, elles s'écartent de façon à laisser voir les dents incisives supérieures. La figure exprime l'extase et le sourire. Puis après quelques mouvements alternatifs de resserrement et de dilatation de l'ouverture buccale, la malade ouvre la bouche et pousse un soupir, au même moment elle ouvre les yeux. Ou bien le réveil peut être plus rapide et, après seulement quelques mouvements respiratoires précipités, et quelques battements des paupières, la malade ouvre les yeux. Elle est réveillée, la sensibilité existe par tout le corps. On peut aussitôt enlever les plaques, elle peut se lever et marcher.

Bibliographie des auteurs cités dans ce chapitre : Charcot, *note lue à l'Académie des Sciences*, 1882. — Ibid., *Progrès médical*, 1882. — Ibid., *Leçons de la Salpêtrière*, in *Progrès médical*, 1878. — Ibid., *Communication à la Société de Biologie*, 1882. — Charcot et Richer, *Contribution à l'étude de l'hypnotisme chez les hystériques*. — Dumontpallier, *Communications à la Société de Biologie*.

CHAPITRE SEPTIÈME

Transfert. — Rapports de l'idée et de son expression extérieure. — Les signes et le langage. — Mouvements inconscients. — Prétendue suggestion mentale. — Tables tournantes. — Double personnalité.

Le transfert fut d'abord signalé par Maggiorani, puis étudié par Charcot sous le nom qu'il possède aujourd'hui. C'est tout d'abord le transfert des troubles de la sensibilité chez les hystériques, par le moyen de l'électricité qui fut observé. Essentiellement, le phénomène consiste en ce que l'anesthésie, qui disparaît du côté électrisé, se manifeste du côté sain, et y persiste aussi longtemps que la sensibilité demeure rétablie du côté primitivement atteint. Ces faits sont pleinement en rapport avec l'idée générale que nous avons présentée de l'hystérie, qui considère comme anomalie fondamentale une insuffisance de l'innervation cérébrale. Il semble que ces malades ne possèdent qu'une somme affaiblie d'influx nerveux, de sorte que, si l'on en modifie artificiellement la distribution par l'un quelconque des procédés d'électrisation, le bénéfice dans la partie excitée ne peut être réalisé que par une soustraction dans la partie correspondante qui était saine. Ou plutôt, il paraît plus vraisemblable que l'activité nerveuse, en puissance aussi considérable chez ces malades qu'à l'état normal, y soit seulement mal équilibrée ; et cela par suite même d'une mobilité trop grande et d'une tendance excessive au déplacement.

Il en résulte qu'une action quelconque capable de modifier cette activité, au lieu de rétablir l'équilibre, la déplace tout d'abord en totalité, ce qui a pour résultat de faire apparaître du côté primitivement sain le désordre fonctionnel. Cela expliquerait aussi que l'équilibre finit par se rétablir progressivement, après plusieurs déplacements successifs ; c'est-à-dire que l'on obtient des guérisons après avoir provoqué le transfert à plusieurs reprises.

Parmi les troubles spontanés dont on peut obtenir la transposition chez les hystériques, il faut citer non seulement les troubles unilatéraux de la sensibilité, se présentant soit sous forme d'hémianesthésie, soit sous forme d'hémidysesthésie ; mais aussi les troubles unilatéraux de la motilité ; les paralysies et les contractures. Le phénomène est aujourd'hui bien connu, au moins dans ses manifestations extérieures.

Nous voulons surtout nous occuper ici du transfert des troubles provoqués des divers états de l'hypnotisme artificiel.

(*) Lorsqu'une hypnotique est plongée dans la lé-

(*) Féré et Binet, *Communication à la Société de Biologie*, 1884.

thargie totale, avec hyperexcitabilité dite neuro-musculaire, si l'on ouvre l'œil gauche, le sujet devient cataleptique de ce côté, tout en restant léthargique du côté droit où l'œil reste fermé. Si, dans ces conditions, nous appliquons un aimant à quelques centimètres de l'avant-bras droit, au bout de deux minutes nous voyons la main droite s'agiter d'un léger tremblement, puis prendre graduellement la consistance des membres cataleptiques et se placer peu à peu dans la position qu'occupait le bras gauche. Ce dernier, après avoir été animé de tremblements plus violents qui ont cessé tout à coup, comme un accès d'épilepsie partielle, pour laisser la main flasque, a pris tous les caractères de la léthargie. La catalepsie comprend maintenant le côté droit tout entier, tandis que le côté gauche, face, bras, jambe, est léthargique et hyperexcitable. Le transfert de l'hémiléthargie et de l'hémicatalepsie a été complet, sauf sur un point : l'œil est resté ouvert du côté gauche qui est devenu léthargique et fermé du côté droit devenu catalepsique. Le transfert peut de même s'opérer en sens inverse.

Lorsqu'un sujet est en léthargie ou en catalepsie, si l'on frotte légèrement le vertex sur la ligne médiane, on détermine un troisième état, le somnambulisme. Lorsqu'au lieu de faire la friction sur le milieu de la tête on la pratique un peu latéralement, le côté frictionné passe en état de somnambulisme, tandis que le côté opposé reste dans l'état préexistant, léthargie ou catalepsie. L'hémisomnambulisme offre tous les caractères somatiques du somnambulisme total : absence d'hyperexcitabilité musculaire, et de plasticité cataleptique, hyperexcitabilité aux excitations légères de la peau, au souffle, etc... Si l'on donne une suggestion hallucinatoire, l'hallucination n'existe, au réveil, que du côté somnambulisé. Le sujet est capable de répondre quand l'hémisomnambulisme est combiné à l'hémiléthargie ; il ne fait en général que bredouiller quand il s'agit de l'hémicatalepsie. Que l'hémisomnambulisme soit associé à l'hémiléthargie ou à l'hémicatalepsie, il est susceptible de transfert tout comme ces deux derniers états combinés.

(*) Si les divers états dimidiés de l'hypnotisme sont transférables, il en est de même des différents phénomènes unilatéraux de ces trois états. C'est ainsi que les contractures provoquées de la léthargie peuvent être transférées soit avant, soit après le réveil. Pour la catalepsie, l'aimant peut opérer le transfert des attitudes. L'aimant agit en dehors des états de conscience, et l'attention expectante ne joue aucun rôle dans le transfert. L'aimant a la même action sur les phénomènes unilatéraux du somnambulisme, dont le transfert peut avoir lieu soit avant, soit après le réveil, s'il s'agit de suggestion persistante.

Le transfert s'effectue non seulement pour la contracture en masse de tout un segment de membre, mais on a pu constater que, lorsque la contracture est exactement localisée à certains muscles, elle conserve dans son transfert les mêmes caractères de localisation. La contracture peut exister et être transférée à l'état latent. L'anémie d'un membre, obtenue par l'application de la bande d'Esmarch, empêche la

---

(*) Féré et Binet, *Communication à la Société de Biologie*, 1884.

contracture de se manifester. C'est ainsi qu'en malaxant les muscles d'un membre anémié, chez une malade en état de léthargie hystérique provoquée, on n'arrive pas à modifier la résolution des muscles. Mais, à peine le cours du sang est-il rétabli, que, sans nouvelle excitation, la contracture s'établit d'elle-même. Tant que le membre est privé de sang, la contracture existe à l'état latent. Cette contracture latente peut être transférée par l'aimant au membre opposé.

(*) Les mouvements impulsifs suggérés peuvent aussi être transférés. A une malade, on suggère l'idée de faire des chiffres : après son réveil, elle se met à faire des chiffres de sa main droite naturellement; mais un aimant est caché à proximité de sa main gauche. Quand elle a écrit le nombre 12 sans s'interrompre, elle commence à hésiter, puis elle change sa plume de main et se met à écrire de la main gauche. Les caractères qu'elle trace paraissent tout d'abord sans signification; mais, en y regardant de près, on constate qu'elle a fait des chiffres qui, regardés au miroir, sont à peu près aussi corrects que ceux qu'elle a faits de la main droite; c'est-à-dire qu'elle a exécuté avec sa main gauche, des mouvements absolument symétriques à ceux qu'elle est maintenant incapable de tracer de la main droite.

L'expérience réussit aussi pour d'autres mouvements impulsifs plus ou moins compliqués.

Les anesthésies sensitives et sensorielles sont susceptibles d'être transférées par l'aimant; il en est de même des dysesthésies, des hallucinations de l'odorat,

---

(*) Féré et Binet, *Communication à la Société de Biologie*, 1884.

de la vue, du goût, du toucher. Pour le transfert des hallucinations, soit unilatérales, soit bilatérales différentes, il existe une période d'oscillations bien senties par le sujet, qui éprouve pendant quelques instants des sensations alternantes plus ou moins confuses.

Le transfert des phénomènes localisés, attitude d'un membre dans la catalepsie, paralysie, hallucinations, s'accompagne d'une douleur de tête localisée, débutant en général du côté de l'aimant, puis passant dans le point symétrique du côté opposé. Cette douleur, qui est quelquefois assez intense pour nécessiter l'interruption de l'expérience, occupe un siège constant pour le même membre, pour le même sens. On a reconnu, de plus, que la douleur de transfert répond, dans la plupart des cas, aux centres corticaux pour lesquels on a constaté des rapports avec certaines fonctions déterminées. C'est ainsi que le transfert des attitudes ou des paralysies du membre supérieur détermine une douleur qui siège au niveau du pied de la deuxième circonvolution frontale et de la région correspondante de la frontale ascendante; pour le membre inférieur, à la partie supérieure du sillon de Rolando; pour les hallucinations de la vue, dans la partie antérieure du lobule pariétal inférieur; pour les hallucinations de l'ouïe, dans la région antérieure du lobe sphénoïdal. Le transfert des troubles sensitifs paraît déterminer une douleur siégeant à la fois dans la région du centre moteur et dans la partie postérieure du cerveau, où elle est diffuse.

(*) On a observé de plus un autre fait très intéressant

(*) Dumontpallier, *Communication à la Société de Biologie*, 1884.

au point de vue des localisations cérébrales. Sur un sujet léthargique, si, au lieu de faire une friction sur le vertex de façon à le faire passer à l'état de somnambulisme, on se contente de presser fortement sur le crâne, en des points déterminés, on produit du somnambulisme limité à des parties correspondantes du corps.

C'est ainsi qu'on peut, à son gré, somnambuliser la jambe droite et le bras gauche, le bras droit et la jambe gauche, et même tout le corps indépendamment de la face, qui reste en léthargie.

(*) On peut encore, à l'aide du transfert chez les hystériques hypnotisées, démontrer l'indépendance fonctionnelle de chaque hémisphère du cerveau.

On place un bandeau sur l'œil gauche du sujet et l'expérimentateur fixe son regard sur l'œil resté libre et ouvert. Bientôt l'hypnotisme est produit, mais le côté droit seulement du sujet présente les diverses manifestations des périodes léthargique, cataleptique et somnambulique. Le côté gauche est en résolution complète et reste indifférent aux divers procédés qui rendent manifestes les trois périodes de l'hypnotisme.

Le sujet étant réveillé, on répète la même expérience après avoir transporté le bandeau sur l'œil droit : alors le côté gauche du corps correspond seul aux différents procédés qui font la léthargie, la catalepsie, le somnambulisme. Le côté droit ne répond à aucune excitation.

La cause excitante en agissant sur la rétine d'un seul œil, droit ou gauche, a donc déterminé une activité cérébrale limitée à l'hémisphère opposé, et cette acti-

---

(*) Dumontpallier, *loc. cit.*, 1882.

vité s'est manifestée par des actes croisés, l'autre hémisphère cérébral restant au repos. Dans une autre série d'expériences du même ordre, on a constaté, en agissant sur la membrane du tympan, des résultats comparables aux résultats obtenus sur chaque hémisphère cérébral par l'action rétinienne.

Chez la même malade il existait une aphonie hystérique, aphonie presque complète depuis une année. L'application de plaques métalliques sur la région laryngée, pendant la période somnambulique de l'hypnotisme, a eu pour conséquence de rendre la voix à la malade. Mais la voix était de nouveau éteinte, si on enlevait la plaque métallique ou si on faisait cesser la période somnambulique. L'état somnambulique et l'application simultanée des plaques métalliques sur la région laryngée avait donc une action spéciale sur les muscles du larynx. Cette action était modifiée lorsqu'on déterminait l'hémisomnambulisme, ou lorsque les plaques étaient appliquées seulement sur un des côtés de la région laryngée.

M. Babinski, dans une communication à la société de biologie, a établi que certaines manifestations hystériques peuvent être transmises, sous l'influence de l'aimant, d'un sujet à un autre, ceux-ci étant même placés à une certaine distance l'un de l'autre. (*) Dans une première catégorie d'expériences, pratiquées sur deux hystéro-épileptiques hypnotisables, il a pu transférer de l'une à l'autre de ces malades l'hémianesthésie dont elles étaient atteintes, ainsi que certains phénomènes qu'il produit chez l'une

(*) Babinski, *Communication à la Société de Biologie.*

d'elles par suggestion : des paralysies diverses, flasques ou spasmodiques, monoplégies brachiales ou crurales, hémiplégies, paraplégies, des coxalgies, du mutisme, etc...

Dans une deuxième catégorie d'expériences, il a mis en rapport avec un des sujets précédents des malades atteints de paralysies hystériques diverses, spontanées. Ces accidents se transmettent au sujet hypnotisé, mais persistent en même temps chez les malades présentant la paralysie spontanée ; pourtant, dans un cas, à la suite de deux expériences consécutives, il avait obtenu une amélioration d'une paralysie spontanée.

M. Babinski a poursuivi ses recherches sur cette question, et il a pu obtenir, dans un cas d'hémiplégie survenue après une attaque, la disparition de la paralysie à la suite de quatre expériences consécutives. Il y a donc là une méthode de traitement. Il a fait, d'autre part, de nouvelles recherches qui montrent que les manifestations hystériques ne sont pas les seules susceptibles d'être transmises. Il a pu, en effet, transmettre aux hystériques hypnotisables dont il a été parlé plus haut, certains phénomènes tels que paralysie, tremblement, etc..., liés à des altérations organiques du système nerveux. Dans ces expériences, qui ont été faites dans le service de M. Charcot à la Salpêtrière, toutes les précautions ont été prises pour qu'il soit impossible d'invoquer la suggestion ou la simulation.

(*) M. Bernheim rattache à la suggestion tous les

(*) Bernheim. *Communication à la Société de Biologie*, 1884.

phénomènes de transfert hypnotique qu'il a observés. Ayant essayé de reproduire ces diverses expériences, il n'a pas réussi tant que la suggestion n'était pas en jeu. Quand un sujet est hypnotisé, pour changer la résolution en catalepsie, il n'est pas nécessaire, dit-il, de lui ouvrir les yeux ; il suffit de lever sa main et de la laisser quelque temps en l'air. De même pour les autres membres, il suffit d'affirmer qu'ils restent en l'air, la catalepsie suggestive est obtenue sans qu'il soit besoin d'ouvrir ou de fermer les yeux. Pour faire apparaître les caractères du somnambulisme chez les sujets aptes à les manifester, il suffit de leur parler, sans qu'il soit nécessaire de les frictionner. A tous les degrés, l'hypnotisé entend l'expérimentateur.

Sur aucun sujet M. Bernheim n'a pu obtenir sans suggestion le transfert d'une contracture, d'une paralysie, d'une anesthésie, etc... Jamais il n'a vu le transfert s'accompagner spontanément d'une céphalalgie localisée. Il n'a jamais pu, sans suggestion, déterminer aucun phénomène par pression sur certains points du crâne.

Ce différend entre l'Ecole de Nancy et celle de la Salpêtrière est plus apparent que réel. M. Bernheim a obtenu le passage des différentes phases de l'hypnotisme par la suggestion ; mais M. Charcot n'a jamais nié que l'on pût suggérer la catalepsie, la léthargie ou le somnambulisme. Il a cherché au contraire, pour démontrer la division de ces différents états, des cas absolument typiques et dégagés de toute suggestion ; mais, à côté de ces cas bien nets, il en a montré dans lesquels les différentes phases se combinent et peuvent surtout être mélangées de suggestions.

Quant au transfert, il ne peut en aucune façon être dû à la suggestion quand l'expérience est bien conduite. Quand, sur une malade ayant un membre contracturé, on applique un aimant pour la première fois, si elle peut supposer que la contracture va disparaître et se suggestionner ainsi, elle ne peut en aucune façon supposer que la contracture, disparue dans un membre, va se reproduire du côté opposé. On guérit bien certainement les contractures par la suggestion, mais dans ce cas on les guérit d'emblée ; la contracture cesse et ne se montre pas ailleurs. C'est dans ce transport seul de la lésion fonctionnelle d'un côté au côté opposé, que consiste le phénomène du transfert ; il n'est donc pas étonnant que, n'ayant pas observé le phénomène véritable, M. Bernheim n'ait pas rencontré la douleur localisée qui l'accompagne.

Le principe des localisations cérébrales nous permet de nous représenter les rapports qui existent entre l'idée et son expression extérieure. Lorsqu'une idée naît dans notre esprit, elle s'accompagne simultanément de la conception de la forme qui la représente le plus habituellement à nos sens. Cette forme, c'est-à-dire le sens par lequel nous nous représentons le plus facilement les idées, varie suivant les individus, leurs habitudes et leurs dispositions particulières. L'observation clinique et l'expérimentation ont permis de constater que chacune de ces opérations a pour organe fonctionnel un centre cérébral, c'est-à-dire un groupe particulier de cellules nerveuses, toujours localisées dans le même point (*).

Ainsi, la conception primitive de l'idée se fait par la mise en activité du centre de l'idéation ; sa représentation se forme par l'activité d'un centre correspondant à un sens. D'autres centres du même genre entrent en jeu consécutivement, pour produire les différents actes qui découlent de la conception de l'idée.

C'est ce que M. Charcot a développé dans ses leçons sur l'idée et le langage. Toute idée qui naît dans le centre fonctionnel de la pensée est simultanément accompagnée de la reproduction de l'objet qui la représente dans un centre sensoriel (**). Parmi les centres cérébraux qui peuvent entrer en fonction lorsqu'il s'agit de concevoir une idée et de la traduire, il faut distinguer en premier lieu les centres sensoriaux de réception, particulièrement ceux de la vision et de l'audition. C'est en eux que se grave l'image de l'objet et celle du signe conventionnel qui s'y rattache; subordonnés au centre de la pensée ce sont eux qui la lui transmettent, puis elle se reporte dans d'autres centres destinés à son expression, soit par la parole articulée qui se fait entendre, soit par l'écriture ou par d'autres signes qui parlent aux yeux.

(*) La cause primordiale qui détermine l'activité du centre de la pensée est toujours l'âme qui, pour les spiritualistes, est le principe des actions psychiques, actes intellectuels ou moraux. Mais nous n'étudions ici que le fonctionnement physiologique de l'organe cérébral, absolument en dehors de toute théorie philosophique.

(**) Charcot, *Leçons de la Salpêtrière. L'idée et le langage.*

Les images gravées dans les divers centres y pourraient rester d'une façon durable, avec une égale intensité, se répondant aussitôt de l'un à l'autre quand la pensée les met en jeu. Ce serait la mémoire complète et la faculté du langage aussi développée que possible.

Mais le plus souvent, chez la plupart des hommes, entre l'idée conçue et son expression extérieure, il existe un intermédiaire obligé, qui passe souvent inaperçu si l'on n'y fait pas attention. Cet intermédiaire, c'est l'image correspondant à l'objet, évoquée, consultée, présente dans un des centres subordonnés. Chez nous, avec nos langues parlées et les habitudes d'esprit qui en résultent, c'est habituellement au centre auditif que la pensée a surtout recours; on se dit le mot à soi-même, on se le fait entendre intérieurement, on éveille par la mémoire la même sensation qu'il donne alors qu'on l'écoute prononcer, avant d'écrire quand on compose, avant de le graver dans sa mémoire quand on prépare une leçon, une allocution, un plaidoyer. Il est même des orateurs qui parlent lentement, dans le but de se laisser mieux entendre intérieurement les mots qu'ils répètent à haute voix et de calculer les intonations, d'après les impressions qu'ils se sont faites d'abord à eux-mêmes. Chez d'autres, au contraire, le tout est si rapide, quand ils improvisent, qu'ils n'ont pas conscience de la parole interne, tant la parole articulée la suit de près ; mais ils n'en ont pas moins éveillé, au fur et à mesure, dans leur centre auditif, l'image du mot dont ils se servaient.

Ces hommes, chez lesquels le souvenir des objets

auxquels on veut penser et qu'on veut exprimer d'une façon quelconque est ravivé d'abord dans le centre auditif par le langage interne, et qui commencent toujours par se dire le mot à eux-mêmes, sont ceux que M. Charcot appelle des auditifs.

Si chez un de ces hommes, qui ne peuvent se passer de faire appel à leur centre auditif quand ils veulent parler, ce centre se trouve un jour atteint d'une affection qui l'affaiblisse ou le paralyse, il en résulte une aphasie d'un certain genre.

(*) On donne le nom d'amnésie verbale à cette aphasie, quand l'image du mot, presque effacée sur un centre auditif parésié, y redevient nette et y est facilement retrouvée et perçue par le centre de l'idéation, si ce mot, prononcé par une voix extérieure, vient fortifier l'empreinte du souvenir par une nouvelle empreinte.

On lui donne le nom de surdité verbale quand, dans ce centre paralysé, le souvenir du mot est complètement éteint. Alors on a beau le crier à l'oreille du malade, qui pourtant n'est pas sourd, il ne lui représente plus rien et ne peut être compris par lui ; tandis que, dans le cas précédent, le mot entendu sera répété et compris sans difficulté par le malade qui jusqu'alors le cherchait en vain.

Chez d'autres, une même lésion pourra ne pas avoir les mêmes conséquences, parce que chez eux le centre auditif n'était pas devenu, par l'habitude, un intermédiaire obligé entre la pensée et son expression, le

---

(*) Charcot, *loc. cit.*

répertoire exclusif des mots dans lesquels l'idée pourrait prendre forme.

Il est, en effet, des personnes qui recourent au centre visuel, de préférence au centre auditif, pour donner une forme à leurs pensées. Nous ne parlons ici que de la forme verbale, car la faculté de vision peut ne pas être utilisée pour le langage proprement dit, par ceux qui la mettent en jeu le plus fréquemment dans un autre but.

Cette faculté peut fournir des images sans mots : elle en fournit aux peintres, qui, quand ils composent des tableaux d'imagination, voient d'abord, au moyen de la vision interne, ce qu'ils représentent ensuite. Elle en fournit à tout le monde, quand on évoque dans ses songes les traits d'une personne aimée. Elle peut être si développée, donner des sensations si fortes au point de vue des couleurs, par exemple, chez des individus doués exceptionnellement, qu'il leur suffise de penser quelque temps à une couleur, ayant les yeux fermés, pour voir lui succéder ensuite la couleur complémentaire, quand ils les rouvrent et les fixent sur un fond blanc.

Mais les images ainsi évoquées par la pensée ne sont pas la vision intérieure des signes du langage. Dans nos langues occidentales, cette vision intérieure des signes du langage ne nous paraît pas très utile pour donner une forme à la pensée. Chez nous, le langage parlé domine, même dans l'écriture, qui, par ses combinaisons de lettres, s'attache surtout à en représenter les diverses articulations. Nous pensons donc, pour la plupart, de préférence en évoquant le souvenir des mots parlés, même lorsqu'il s'agit d'écrire.

(*) Mais ce qui, chez nous, est l'exception. devient la règle dans l'extrême Orient et chez tous les peuples chez qui l'écriture, ayant une base idéographique, hiéroglyphique, est indépendante des articulations verbales. Le même signe chinois se lit autrement en Chine, au Japon, en Cochinchine, etc. Les langues parlées y diffèrent du tout au tout, non seulement de peuple à peuple, mais encore de province à province. Et cependant le livre écrit sera compris exactement de même par les lettrés de ces contrées diverses, qui seront en rapport entre eux par cette langue écrite commune, tout en se servant pour la parole de langues essentiellement diverses, sans rapports, sans analogies.

Le nombre des signes de mots écrits, qui sont chacun le signe d'une idée spéciale, dépasse aujourd'hui chez les Chinois quatre-vingt mille; tandis que le nombre des mots prononcés, dont on se sert en Chine pour la langue parlée est, au contraire, extrêmement restreint.

Le Chinois qui lit haut doit accoupler ses mots et recourir à des périphrases pour exprimer par la parole l'idée qu'il perçoit nettement, directement, quand il la voit représentée par un signe écrit. Pour penser vite, pour être à même d'exprimer tout de suite sa pensée par l'écriture, le lettré chinois doit donc évoquer avant tout l'image du signe écrit. Il s'adresse à son centre visuel, et non à son centre auditif, pour donner corps à sa pensée.

On pourra donc dire que les lettrés chinois sont

(*) Charcot, *loc. cit.*

surtout des visuels, tandis que les lettrés français sont habituellement des auditifs.

Cette différence d'habitude a des conséquences considérables au point de vue pathologique. Si, en effet, le centre auditif se trouve altéré chez un visuel, ce dernier n'en aura pas moins la faculté de penser par des mots et d'exprimer sa pensée aux autres. Mais, si chez ces gens le centre visuel se trouve atteint profondément, l'aphasie complète est réalisée par cela même. Elle ne mérite plus alors le nom de surdité verbale, mais celui de cécité verbale.

Nous avons vu que dans la surdité verbale, quand le fonctionnement du centre auditif est seulement diminué et non aboli, il existe une amnésie verbale qui exige que l'image du mot, indistincte, soit ranimée dans le centre auditif par une nouvelle audition de ce mot. Il existe de même une amnésie verbale qui se trouve en rapports semblables avec la cécité verbale. L'image visuelle du signe, effacée en partie, est reconnue et utilisée par le centre de l'idéation quand ce signe est mis sous les yeux de l'amnésique. L'écriture d'autrui lui rend alors les mêmes services que la parole d'autrui peut rendre dans les autres cas d'amnésie verbale.

Il existe encore d'autres individus chez lesquels ce sont les centres moteurs qui entrent en action pour la mise en forme de la pensée. Ce sont des gens, par exemple, qui remplacent l'audition interne, avec sensation purement auditive, par l'articulation comprimée de ces mots, avec sensation des mouvements à faire pour les prononcer. Si chez eux, le centre moteur en question a pris tellement le dessus que la pensée ne puisse se passer de son intermédiaire, une maladie qui l'atteindrait pourrait amener un état semblable à celui qu'on nomme surdité verbale chez les auditifs, cécité verbale chez les visuels.

Le travail intellectuel, chez l'homme, n'a pas seulement pour résultat la perception interne de l'idée sous une forme quelconque, mais aussi l'expression de la pensée et l'établissement de relations psychiques entre les individus.

(*) Ces manifestations extérieures de ce qui a paru dans l'esprit, des émotions et de la pensée, s'effectuent principalement à l'aide de mouvements et de sons qui correspondent chacun à une sensation ou à une idée.

D'une façon plus générale, on peut dire que toute émotion intérieure psychique détermine un mouvement extérieur musculaire. Une pensée se traduit au dehors par des mouvements.

Ces mouvements peuvent être : volontaires et conscients ; involontaires et conscients ; involontaires et inconscients.

Hughlins, Jackson et Dugald Steward ont, les premiers, fait remarquer les relations étroites qui existent entre les perceptions psychiques et leurs représentations extérieures. Stricker, dans ses récents travaux sur la parole et les sons intérieurs, a nettement établi qu'on ne pouvait pas penser à une lettre de l'alphabet, sans exécuter sur les lèvres ou avec la langue les mouvements qui correspondent à la pro-

---

(*) Edgard Bérillon, *Association française pour l'avancement des sciences*. Congrès de Nancy, 1886.

nonciation de cette lettre. Il est donc hors de doute que toute espèce d'idéation donne lieu à un ordre particulier de mouvements.

L'indissolubilité des phénomènes psycho-moteurs est aussi démontrée à l'aide d'un procédé inverse, par les célèbres expériences de Braid, qui, le premier, a constaté que dans l'état cataleptique, en imprimant aux membres du sujet une attitude déterminée, l'émotion en rapport avec l'attitude se manifeste sur les traits de son visage.

Bien d'autres faits pourraient concourir à établir l'indissolubilité des actes mentaux et des phénomènes moteurs d'expression. Cependant, on a cherché à dissocier expérimentalement, dans l'hypnotisme, ces actes et ces phénomènes qui paraissent à première vue si dépendants les uns des autres. A cet effet, M. Bérillon a institué des expériences d'une grande simplicité, pouvant être variées à l'infini ; deux exemples suffiront pour en montrer l'importance. Utilisant l'aptitude spéciale que présentent certains sujets, aussi bien dans l'état d'hypnotisme que dans l'état de veille, de se laisser contracturer les muscles de tout le corps et en particulier de la face, et de garder ainsi, pendant un temps variable, l'attitude dans laquelle on les a fixés, l'expérimentateur a fortement contracturé la face de plusieurs sujets dans l'expression de l'hilarité la plus nette et la plus saisissante, à tel point que cette hilarité apparente se communiquait par imitation aux spectateurs de l'expérience. En même temps, il évoquait dans le cerveau de ces sujets, par des récits susceptibles de les émouvoir, des pensées tristes, en complet désaccord avec l'expression de leur physionomie. Inversement, il pouvait, après avoir fixé la physionomie du sujet dans une expression lugubre, provoquer l'éclosion, dans son cerveau, d'idées très gaies.

Rien n'était plus saisissant que ce contraste d'émotions diverses, coïncidant avec des expressions de physionomie en opposition complète avec l'idée perçue. D'autant plus que, les muscles des membres n'étant pas contracturés, le reste du corps, à l'exception de la face, était animé de mouvements en rapport avec l'émotion ressentie par le sujet. Ces expériences pouvaient être prolongées très longtemps sans que le sujet en fût fatigué. Elles ont été faites sur des hommes, soit dans l'état de somnambulisme, soit dans l'état de veille.

Elles ont permis de conclure qu'il était possible d'obtenir expérimentalement, chez l'homme éveillé ou hypnotisé, la dissociation de phénomènes qui, à l'état normal, apparaissent indissolubles. Grâce à elles on peut en effet modifier à son gré les facultés d'expression du sujet, quelles que soient son émotion intime ou la force de sa volonté. De plus, elles apportent un appui considérable à la doctrine des physiologistes qui, comme Milne-Edwards, pensent que le principe du perfectionnement par la division du travail s'applique surtout au fonctionnement du cerveau, et que, par conséquent, les diverses facultés psychiques peuvent être, jusqu'à un certain degré, indépendantes les unes des autres.

Cette dissociation expérimentale ne fait que mieux ressortir la relation intime de la pensée et du mouvement, puisque les muscles seuls qui ont été mis en état de contracture, c'est-à-dire inébranlablement fixés momentanément, n'obéissent pas à l'influence de l'impression cérébrale.

Il est donc bien vrai que toute émotion intérieure psychique détermine un mouvement extérieur musculaire, fort ou faible, mais qui, vraisemblablement, ne manque dans aucun cas; quand on ne l'a pas constaté, c'est que l'observation n'a pas été suffisante. Un individu qu'on menace et qui a peur fait une grimace involontaire. Si, dans ce moment, on lui tient la main, on sentira un très léger tremblement des doigts ou du poignet, ou une accélération du pouls avec un trouble dans la respiration et dans la coloration de la face.

Il en est de même pour toutes les autres émotions et pour toutes les pensées. Chaque fois qu'une émotion ou une image se présente à l'esprit, il y a simultanément un changement dans la pression du sang, dans le rythme du cœur et de la respiration, dans la tension des divers muscles, dans la sécrétion des glandes, dans la circulation périphérique des divers organes. On peut donc établir ce principe, qui unit d'un lien étroit la psychologie à la physiologie, que toute pensée se traduit au dehors par un mouvement.

Il va de soi que ce mouvement est involontaire, mais il faut ajouter qu'il est souvent inconscient.

Les mouvements involontaires et inconscients peuvent acquérir, dans certains cas, une énergie extraordinaire, si bien qu'on est tenté d'attribuer à une force étrangère les effets qu'ils produisent.

L'inconscience de ces mouvements se présente sous

deux formes différentes. Dans un cas, il ne peut y avoir conscience, par suite de la nature même de ce mouvement qui échappe à notre sensibilité consciente. Tel est le cas des mouvements de l'iris, de l'intestin, du rythme du cœur, de la tension de la circulation périphérique, qui échappent, au moins dans certaines limites, à l'appréciation de la conscience. Dans l'autre cas, si ces mouvements sont inconscients, c'est, d'une part, parce qu'ils sont faibles, et d'autre part parce que notre attention est distraite. Pour les rendre conscients, il faut recourir à un appareil de renforcement qui les développe et les amplifie. C'est ce que fit M. Chevreul en 1833, à l'aide de son pendule explorateur traduisant par une grande oscillation des mouvements imperceptibles de la main.

Voici en quoi consiste cette expérience: On prend un anneau, une bague, par exemple, que l'on attache à l'extrémité d'un long cheveu. On place sur une table, devant la personne qui veut se prêter à l'expérience, une feuille de papier blanc sur laquelle on a tracé une ligne droite. Il faut alors saisir l'extrémité libre du cheveu entre le pouce et l'index, et, appuyant le coude sur la table, tenir l'anneau suspendu au dessus de la ligne tracée sur le papier. On recommande alors à la personne en expérience de penser que l'anneau va osciller dans le sens de la ligne, mais de ne faire aucun mouvement pour favoriser cette oscillation, de s'efforcer, au contraire, à le maintenir immobile. Au bout de quelques instants l'anneau, en effet, se met en mouvement et oscille visiblement, quoique la main paraisse immobile. C'est que la pensée seule du mouvement dans un sens déterminé communique à la main des mouvements inconscients et involontaires, qui ne sont dévoilés que par l'amplification que leur donne la longueur du pendule.

Les faits attribués par M. Cumberland à la suggestion mentale n'ont pas d'autre origine que ces mouvements fibrillaires inconscients. On a répété ces expériences, dont on a tant parlé récemment, et qui consistent à trouver, les yeux fermés ou bandés, un objet caché ou simplement pensé par une personne que l'expérimentateur tient par la main. M. Gley a fait une centaine d'expériences sur vingt-cinq personnes, neuf du sexe féminin, seize du sexe masculin, et il a toujours réussi avec seize de ces sujets, sept du sexe féminin, neuf du sexe masculin. Or il a été très nettement guidé vers l'objet à trouver par de petits mouvements des muscles de la main du sujet en expérience. M. Gley a de plus eu l'idée d'enregistrer ces mouvements et, par conséquent, de fournir la preuve objective de leur réalité. Il s'est servi pour cela de divers appareils, et il a présenté à la société de biologie quelques-uns des tracés qu'il a obtenus sur une femme et sur trois hommes; tracés qui révèlent clairement, dans les muscles de l'avant-bras et de la main des sujets, un état de contraction légère, continue, de tonicité exagérée.

M. Gley après avoir insisté sur quelques détails et particularités de ces mouvements musculaires inconcients, en donne l'explication. Il pense qu'il faut en chercher la cause dans la théorie psychologique de l'image et du mouvement, et il montre que toute sensation, toute idée, toute représentation mentale en un mot est liée à des mouvements, dont très souvent nous n'avons pas conscience, et qui entrent dans cette représentation à titre d'éléments intégrants. Il y a donc dans le cerveau, en rapport avec les images, des courants centrifuges desquels résultent des mouvements musculaires, comme ceux dont il s'agit dans les expériences, dites de Cumberland, où l'on a voulu à tort voir de la suggestion mentale.

C'est par une application de l'idée ingénieuse de M. Chevreul et de ces dernières expériences, qu'un habile prestidigitateur en est venu, dans ces derniers temps, à deviner la pensée de tels ou tels individus, rien qu'en leur tenant la main.

On ne soupçonnerait jamais, dit M. Richet, qui a répété lui-même ces curieuses expériences, à quel point des individus de bonne foi indiquent, par des mouvements de la main, la pensée intérieure qui les anime. Sans le savoir et sans le vouloir, ils guident avec une grande force, et ils sont étonnés eux-mêmes des résultats obtenus, tellement leurs mouvements échappent à leur appréciation.

Nous avons dit que les mouvements involontaires et inconscients peuvent acquérir, dans certains cas, une énergie telle qu'on soit tenté d'attribuer à une force étrangère les effets qu'ils produisent. Nous trouvons là l'explication de certains phénomènes dits de spiritisme, et en particulier des tables tournantes.

Les fins de non recevoir d'imposture et de supercherie ne pouvaient résister à l'évidence des faits et à la bonne foi du plus grand nombre de ceux qui les avaient constatés. Il fallait en prendre son parti et demander une autre explication à l'observation et à l'expérience. C'est encore M. Chevreul qui a émis, le premier, en 1855, l'explication la plus rationnelle du fait, en l'attribuant à l'action combinée des mouvements involontaires et inconscients.

Cette interprétation du fait brut acquise, il restait à expliquer l'apparente intelligence des mouvements, produits comme en réponse à des questions posées. Rien de plus simple; ces mouvements prétendus intelligents de la table ne sont autres que les mouvements inconscients d'un *médium*. Qu'est-ce que ces médiums? Ceux-là mêmes, mais ceux-là seuls, qui peuvent, involontairement et inconsciemment traduire leur pensée par des mouvements plus ou moins étendus de la main. La force mystérieuse, à laquelle on était disposé à attribuer les mouvements de la table tournante, n'est autre que l'action musculaire d'un de ces médiums.

On est donc autorisé à faire rentrer dans l'ordre des phénomènes normaux et simples les phénomènes dits spiritiques. Le spiritisme, envisagé ainsi, constitue une méthode précieuse pour l'étude non seulement des mouvements, mais encore des pensées inconscientes.

En effet, même les pensées inconscientes sont traduites à l'extérieur par des mouvements. Et ces mouvements inconscients ne sont pas livrés au hasard : ils suivent, au moins lorsqu'on opère avec certains médiums, une vraie direction logique, qui permet de démontrer à côté de la pensée consciente, normale, régulière, du médium, l'existence simultanée d'une autre pensée collatérale, qui suit ses périodes propres et qui n'apparaîtrait pas à la conscience si elle n'était pas révélée au dehors par ce bizarre appareil d'enregistrement.

C'est ainsi, que si l'on place un médium à une table, on pourra, après avoir fait des questions, obtenir des réponses ; réponses logiques, déductives, qui surprendront le médium lui-mème, car souvent il ignorera les faits révélés par sa mémoire inconsciente et traduits en mouvements par ses contractions musculaires inconscientes.

(*) En résumé, toutes ces forces dites surnaturelles ne sont que des forces humaines, musculaires ou psychiques. Mais comme elles sont soustraites à notre conscience, elles nous paraissent reconnaître une cause différente de nous, explication qui est aussi peu rationnelle que possible.

Il semble qu'il y ait non seulement un inconscient musculaire, mais encore un inconscient intellectuel, de telle sorte que, sous l'influence de certaines conditions psychologiques spéciales, des consciences, des personnalités diverses, coexistent avec notre conscience et notre personnalité principales. Cela est prouvé du reste par les observations des faits de double conscience et de double personnalité.

(**) La notion de la personnalité consciente dépend à la fois de deux ordres de choses : des sensations et excitations extérieures actuelles, de ce qu'on voit, de ce qu'on sent, de ce qu'on entend, des ordres qu'on peut donner à ses muscles ; en un mot de ce que, par tous les sens, l'individu reconnaît se trouver en contact avec des corps qui ne sont pas contingents de son être propre. De là vient la notion simple d'un

(*) Richet.
(**) Ch. Richet, *l'homme et l'intelligence*, Paris, 1884.

moi ; mais d'un moi quelconque. Pour arriver à donner à ce moi une identité personnelle, il faut des souvenirs. Ces souvenirs sont ceux des sensations déjà éprouvées dans le passé, des impressions perçues, des relations plus ou moins complexes qui ont existé entre ce moi et les êtres extérieurs.

Cette seconde partie de la personnalité est un phénomène de mémoire.

La notion parfaite de la personnalité résultera de la série complète et ininterrompue des souvenirs de tous les actes de relation avec les objets extérieurs, dans tous les instants de l'existence.

C'est cette seconde partie de la personnalité qui est susceptible d'être altérée ; soit spontanément par les maladies de la mémoire ; soit artificiellement par les suggestions, qui peuvent supprimer certaines parties de la mémoire ou substituer des souvenirs fictifs aux souvenirs réels.

Une première variation de la personnalité dépendra donc d'une amnésie totale, qui fait perdre la notion de la personnalité réelle, et d'un phénomène d'hallucination psychique qui s'objective fortement, et qui, à la notion perdue de personnalité ancienne, substitue celle d'une personnalité nouvelle.

C'est ce qui a lieu quand on suggère à un individu hypnotisé qu'il est un domestique, un soldat, un général, un évêque, etc... C'est ce qui arrive aux aliénés délirants chroniques, qui s'imaginent être un roi, un pape, Jésus-Christ, Napoléon, etc.

Une autre variation de la personnalité résulte d'une amnésie périodique. Ce sont les cas de conscience double ou multiple. L'individu ne perd pas son identité ; mais il se retrouve à une période de sa vie, ayant les connaissances, les idées, les penchants qu'il avait à cette période de son existence.

Ces derniers cas peuvent être variés de plusieurs façons. Ainsi, il peut y avoir simplement suppression du souvenir de certaines parties de l'existence. C'est ce qui arrive fréquemment dans le somnambulisme. A l'état de veille, le somnambule connaît toute sa vie normale, mais a oublié tout ce qui s'est passé pendant son sommeil ; pendant le sommeil, au contraire, il connaît sa vie normale et les actes qui se sont produits pendant ses différentes périodes de sommeil.

Ou bien il peut y avoir alternance du souvenir : une mémoire complète et exclusive comprenant toutes les périodes d'état somnambulique ; et une autre mémoire comprenant toutes les périodes de vie normale.

Ce sont ces différentes combinaisons de suppression périodique de la mémoire qui peuvent faire varier à l'infini l'état de la personnalité.

On a pu constater que les différentes modifications de l'état physique du moi déterminent également des modifications telles dans l'état psychique, qu'elles suffisent pour produire des amnésies partielles, et ramener parfois chaque variation définie de la personnalité.

On connaît le cas célèbre de Félida X, décrit par M. Azam de Bordeaux.

(*) Cette femme hystérique est atteinte, depuis 1856,

(*) Azam, *Hypnotisme, double conscience et altération de la personnalité*. Paris, 1887.

d'un singulier mal qui la fait vivre d'une double vie, passer alternativement par deux états, que M. Azam désigne sous les noms de condition première et de condition seconde. Elle a deux existences complètement distinctes; l'une consciente de toute sa vie, l'autre absolument inconsciente.

Si nous prenons cette femme dans son état normal ou condition première, elle est sérieuse, grave, réservée, laborieuse. Elle travaille à la couture, elle est encore dans toute sa raison; tout à coup elle paraît prise de sommeil, sa tête se penche sur sa poitrine, elle perd connaissance, elle n'a plus la conscience. Bientôt elle rouvre les yeux et parle; mais ainsi revenue à elle, elle n'est plus dans son état ordinaire, elle est en condition seconde. Dans ce nouvel état, son caractère a changé, c'est ainsi que de triste qu'elle était auparavant, elle devient gaie, turbulente, imaginative, coquette. Elle se souvient parfaitement de tout ce qui s'est passé pendant les autres états semblables qui ont précédé et pendant sa vie normale.

La crise dure ainsi pendant une période plus ou moins longue, c'était d'abord seulement de trois à cinq heures. Puis les mêmes phénomènes se reproduisent, elle est de nouveau prise de torpeur. Quand elle en sort, elle se retrouve dans sa condition première, son état normal. Mais dans cet état, elle a oublié tout ce qui s'est passé dans sa condition seconde; elle ne se souvient que des périodes normales antérieures.

Un jour un individu, abusant de la disposition frivole qui domine dans ses crises de condition seconde, la rendit mère à l'insu de sa conscience normale. A mesure que la malade avance en âge, les périodes d'état normal, condition première, deviennent de plus en plus courtes et rares, et la transition d'un état à l'autre, qui durait autrefois dix minutes, se fait maintenant avec une rapidité insaisissable. Elle en est arrivée à vivre presque constamment, c'est-à-dire pendant vingt-quatre ou vingt-cinq jours sur trente, dans l'état de conscience seconde. Pendant les quatre ou cinq autres jours, sous la moindre influence elle revient à la raison, oubliant tout son passé inconscient. Il est même probable que, à un moment donné, elle ne quittera plus la condition seconde.

(*) MM. Burot et Bourru, au congrès de Nancy en 1886, ont signalé un cas bien plus complexe, le sujet possédant au moins six personnalités distinctes, et pouvant passer à volonté de l'une à l'autre. Quand il s'est présenté à leur observation, le malade, grand hystérique, était paralysé et insensible de toute la moitié droite du corps. On appliqua sur le bras droit paralysé un barreau d'acier, et la paralysie passa immédiatement à gauche. En même temps, une autre transformation s'est produite : le caractère s'est complètement modifié ; il ne se croit plus à Rochefort ; il se retrouve à Bicêtre, où il était interné un an auparavant. L'application d'un aimant, sans prolonger le contact, détermine un nouveau changement. Le malade se réveille à l'asile Saint-Georges de Bouy : il a dix-neuf ans, il sait que la France est en guerre avec la Tunisie, tout ce qui précède ou suit cette courte période de sa vie lui est totalement étranger.

Un quatrième état est obtenu par l'application d'un

(*) H. Bourru et P. Burot, *Variation de la personnalité*. Paris, 1888.

aimant sur la nuque. La paralysie des deux jambes est complète, avec contracture en extension. Le sujet ne sait plus lire ni écrire, il épelle seulement les lettres capitales; il se retrouve à l'asile de Bonneval; la pratique de son ancien métier, celui de tailleur, lui revient à la mémoire; il sait coudre.

Ces changements sont déjà bien extraordinaires, puisque la conscience se modifie d'une façon absolue au gré de l'expérimentateur; mais, dans les états précédents, il ne se produit qu'un simple déplacement de la paralysie, coïncidant avec une mémoire partielle. Espérant alors rendre au sujet l'activité de son cerveau tout entier, on a cherché à faire disparaître toute trace de paralysie. Après quelques tentatives infructueuses, on essaye le bain électrique; le succès est complet. La paralysie s'évanouit et le sujet se réveille à l'âge de quatorze ans. Sa voix, son attitude, sont celles d'un enfant; tout ce qui, dans son existence, suit son jeune âge, lui est complètement étranger.

L'application du fer doux à la cuisse provoque chez le malade un nouvel état : c'est un jeune homme intelligent, sachant lire et écrire convenablement, et chez qui les souvenirs de la jeunesse redeviennent nets et précis; mais, de plus, la paralysie disparaissant complètement, il se souvient de nouveau du lieu où il se trouve, et, sauf quelques lacunes, il a récupéré toute sa mémoire.

Voilà donc six états bien différents obtenus, et c'est un point très important, par des agents physiques qui déterminent des modifications dans la distribution de la motilité et de la sensibilité, entraînant avec elles une mémoire propre. Si, au contraire, par suggestion, on ramène son souvenir à l'une quelconque de ces époques de sa vie, il se retrouve au réveil affecté de la paralysie particulière qui coïncidait avec ce moment de son existence.

Il existe donc des relations précises et constantes entre l'état mental et l'état physique, au point que l'on ne peut modifier l'un sans changer l'autre immédiatement. C'est la seule conséquence que l'on puisse tirer de ces faits, toute autre interprétation serait encore prématurée.

Bibliographie des auteurs cités dans ce chapitre : Féré et Binet, *Comm. à la Société de Biologie* ; — Dumontpallier, *Comm. à la Société de Biologie* ; — Babinski, *Comm. à la Société de Biologie* ; — Bernheim, *Comm. à la Société de Biologie* ; — Charcot, *Leçons de la Salpêtrière, L'idée et le langage* ; — Bérillon, *Association française pour l'avancement des sciences*, congrès de Nancy, 1886 ; — Richet ; — Azam, *Hypnotisme, double conscience et altération de la personnalité*. Paris, 1887 ; — H. Bourru et P. Burot, *Variation de la personnalité*. Paris, 1888. — Ch. Richet, *L'homme et l'intelligence*. Paris, 1884.

CHAPITRE HUITIÈME

Suggestion. — Somnambulisme provoqué. — Suggestion pendant le sommeil hypnotique. — Suggestion à l'état de veille. Suggestion post-hypnotique. — Effet des suggestions sur les fonctions de la vie organique. — Vésication et stigmatisation. — Auto-suggestion spontanée. — Résistance à la suggestion.

Dans la névrose hypnotique, on peut déterminer chez les malades des suggestions d'idées et, sous l'influence de ces idées, produire des phénomènes somatiques correspondants, paralysies, contractures, hallucinations, actes plus ou moins compliqués, modifications organiques, etc.

(*) Dans la première période du sommeil hypnotique, période léthargique, le sommeil est profond, la résolution des membres absolue, on observe l'hyperexcitabilité neuro-musculaire ; le sujet est mentalement absolument inerte, la suggestion n'est pas possible, le malade n'y répond pas.

Dans la seconde période ou période cataleptique,

(*) Charcot, *Leçons de la Salpêtrière*, in *Gaz. des Hôpit.* 1885.

nous produisons un état léthargique tout à fait différent du précédent, état dans lequel nous pouvons étudier la suggestion. Ici l'hyperesthésie musculaire disparaît ; les caractères somatiques sont négatifs, comparés à ceux de la période précédente, les nerfs ne répondent plus aux excitations. Par contre, tout membre déplacé conserve l'attitude qu'on lui donne. C'est un état cataleptique vrai, avec souplesse des membres et attitudes harmonieuses ; ce qui prouve que nous pouvons déjà impressionner l'esprit, car ces attitudes sont le résultat d'une suggestion, et la physionomie elle-même du sujet est en rapport avec cette attitude. Dans cette situation, l'état mental est dans une inertie absolue, complète, mais avec la possibilité d'y réveiller une idée ou un groupe d'idées associées à cette première. Cependant ces idées ne se généralisent pas, de sorte qu'en réalité le moi n'existe pas encore. Ainsi donc, dans cet état, la conscience n'intervient pas, et les phénomènes sont purement automatiques, inconscients.

Voyons maintenant les suggestions les plus simples, les plus élémentaires. Essentiellement, la suggestion consiste à imprimer au sujet une idée, capable de réveiller un groupe d'idées qui lui soient associées. La suggestion la plus rudimentaire est celle que Braid appelait la suggestion par le geste, et que M. Dumontpallier a nommée suggestion par l'intermédiaire du sens musculaire. Ainsi, par exemple, si l'on joint les mains du sujet, ses traits refléteront le recueillement de la prière, et toute son attitude indiquera la supplication ; au contraire, si on lui place le bras fléchi, le poing fermé menaçant un être imaginaire, toute sa physionomie exprimera la colère ; si on donne à sa main l'attitude d'un baiser à envoyer on verra immédiatement un sourire se dessiner sur la figure. Il y a là l'influence du geste sur la physionomie, c'est-à-dire une association, un phénomène de cérébration inconsciente.

Faisons l'expérience contraire, c'est-à-dire, donnons à la figure, par l'électrisation, telle ou telle expression, et nous verrons immédiatement le geste lui répondre.

Telle est la suggestion à l'état rudimentaire, qui caractérise la période cataleptique.

(*) La période somnambulique du sommeil hypnotique est celle où la suggestion se développe de la façon la plus remarquable. L'attitude n'est plus celle d'une statue, d'une immobilité absolue, mais bien d'une personne endormie : les yeux, à demi clos seulement, peuvent voir, si nous le voulons.

Les phénomènes somatiques sont négatifs ; la main soulevée ne garde pas l'attitude qu'on lui donne, mais elle retombe d'elle-même ; point de réflexe exagéré ni hyperexcitabilité neuro-musculaire ; mais il y a une hyperesthésie de la peau, telle qu'il suffit de passer la main au-dessus d'elle, sans même la toucher, pour déterminer un certain degré de contraction, une rigidité différente de celle de la période léthargique.

Quant à l'état mental, il est comme dans la catalepsie ; tout dort, mais d'un sommeil moins profond,

---

(*) Charcot, *loc. cit.*

d'un sommeil qui est plutôt de l'engourdissement, de sorte que, par la suggestion, nous pouvons déterminer un réveil partiel plus étendu. Il y a dans cet état une tendance à la reconstitution du moi. Le sujet commence à recouvrer la volonté et paraît même protester un peu. Néanmoins il est encore un automate, bien que les mouvements qu'il exécute soient plutôt subconscients. Ce qu'on lui dit de faire, se lever, s'asseoir, il l'exécute. On lui donne un parapluie en lui disant qu'il pleut, il ouvre ledit parapluie ; on lui dirait, au contraire, qu'il fait un très beau temps, que la température est très élevée, il ferme son parapluie et paraît avoir très chaud.

Toute hallucination peut lui être suggérée, et se perpétuer même à l'état de veille. Ainsi, pour une série de cartons blancs sur l'un desquels on lui suggère qu'il existe un portrait quelconque, on bat les cartons, on les mêle comme un jeu de cartes et, quel qu'en soit le nombre, il retrouvera, après le réveil, celui sur lequel il a cru voir le portrait, et reconnaîtra ce portrait comme s'il existait réellement.

Voilà, d'une manière générale, les phénomènes de la suggestion dans leurs rapports avec les différentes phases du sommeil hypnotique. Nous allons les diviser en différents groupes et les étudier chacun en particulier.

On peut d'abord produire par suggestion des paralysies psychiques expérimentales. Sous l'influence de l'injonction type : « Vous ne pouvez plus remuer votre bras, il est inerte et tombe le long du corps ; » la paralysie survient, soit que le sujet soit dans la période cataleptique ou somnambulique de l'hypnotisme, ou que l'on agisse à l'état de veille sur un sujet hypnotisable. Cette paralysie présente exactement les mêmes caractères que la paralysie hystérique, c'est-à-dire, qu'il y a flaccidité complète du membre, abolition totale de la sensibilité et de la motilité, exagération des réflexes tendineux et perte du sens musculaire dans le membre paralysé ; enfin elle s'accompagne de troubles vaso-moteurs : sensation de froid subjective et objective dans le membre, zone de rougeur diffuse autour de la plus légère piqûre.

De même que l'on peut annihiler ainsi l'action musculaire, on peut aussi l'exagérer et fixer le muscle en contracture. Celle-ci sera aussi en tout semblable à une contracture causée par une lésion du système nerveux central, et sera susceptible d'être transférée par l'action de l'aimant. Pour la contracture comme pour la paralysie, une nouvelle suggestion, contraire à la précédente, sera nécessaire et suffisante pour faire cesser l'effet produit par la première. Si la suggestion a été faite pendant le sommeil hypnotique, et si l'on éveille le sujet en le laissant sous cette influence, il conservera sa paralysie ou sa contracture à l'état de veille, et il faudra de nouveau le plonger dans le sommeil hypnotique pour lui faire la suggestion contraire.

Si la suggestion peut donner des paralysies et des contractures, elle peut aussi les faire disparaître lorsque celles-ci existent précédemment. Son action s'exerce surtout sur les affections de nature hystérique, sur les paralysies ou les contractures dites psychiques, c'est-à-dire dépendant d'une idée, ou paralysies imaginatives ; non pas imaginaires, car elles existent réellement comme si elles étaient d'origine organique.

(*) Ces paralysies, connues depuis longtemps, se rencontrent presque toujours chez des femmes, et chez des femmes hystériques. Elles sont réelles, quoiqu'elles dépendent d'une idée, car il suffit quelquefois d'agir sur l'esprit du malade pour en déterminer la guérison. De là plusieurs méthodes de traitement : par persuasion mentale, le succès est lent, mais on y arrive ; par le procédé des thaumaturges : « levez-vous et marchez ». Quand on réussit, c'est très bien, mais on ne réussit pas toujours ; enfin, beaucoup plus sûre que cette dernière, est la suggestion faite pendant le sommeil hypnotique.

On peut par la suggestion agir sur les différents sens de manière à produire des hallucinations sensorielles. On peut suggérer au sujet qu'il entend une musique, et il entendra le morceau qui lui aura été suggéré, et il témoignera qu'il le suit et en reconnaît les différents passages.

(**) Les hallucinations de la vue ont une exactitude et une intensité remarquables. Si on suggère à l'hypnotisé la vue d'un portrait sur une page d'un livre, après avoir fermé le livre, il retrouvera et reconnaîtra toujours le même portrait, exactement à la même page.

Les hallucinations du goût sont encore des plus curieuses : c'est ainsi que l'on peut suggérer à l'hypnotisé qu'il fait un excellent déjeuner, et le sujet,

(*) Charcot, *loc. cit.*

(**) Beaunis, *le Somnambulisme provoqué*. Paris, 1886.

tout en restant immobile dans son fauteuil, vous énumérera les mets qu'il déguste, et mettra dans toutes ses remarques une conviction qui ne peut laisser de doutes sur les sensations qu'il éprouve. Ces hallucinations du goût ont donné lieu à des expériences devenues banales à force d'être répétées, précisément parce qu'elles sont très frappantes et faciles à contrôler. Ainsi vous présentez au sujet une pomme de terre crue en lui disant que c'est une excellente pêche, et il la mangera avec délices. Si vous lui présentez un verre d'huile de foie de morue, ou une solution de sulfate de quinine, dont l'amertume est excessive, sous le nom de sa liqueur favorite, vous lui verrez déguster le liquide répugnant et le savourer lentement.

Le plus souvent les hallucinations des différents sens se combinent entre elles ; ainsi vous suggérez à l'hypnotisé l'idée d'un chien, vous le verrez l'appeler, le caresser et jouer avec lui. Si vous lui représentez un parc rempli de fleurs, il se baissera pour les cueillir, en formera un bouquet, en respirera le parfum.

L'idée ainsi suggérée n'est donc, on le voit, qu'une première impulsion donnée à l'imagination, et elle entraîne à sa suite l'éclosion d'autres idées, l'accomplissement de certains actes, qui ne sont que la suite logique de la suggestion.

(*) Non seulement l'hypnotisé accomplit les actes volontaires qui découlent logiquement de la sugges-

---

(*) Beaunis, *le Somnambulisme provoqué*. Paris, 1886.

tion qui lui a été faite, mais encore on observe les modifications organiques, indépendantes de la volonté, en harmonie parfaite avec l'acte suggéré.

On peut suggérer à l'hypnotisé des hallucinations motrices, c'est-à-dire, qu'il fait tel ou tel mouvement, tandis qu'il reste absolument immobile. Ainsi à une jeune fille qui aime beaucoup la danse, vous suggérez qu'elle valse dans un bal. L'hallucination motrice est tellement forte, que le sujet présente tous les phénomènes que détermine habituellement la valse. Sa figure s'anime peu à peu, sa respiration s'accélère, le visage se colore, elle est rouge et paraît essoufflée.

La représentation de l'acte moteur dans le cerveau suffit pour faire croire au sujet que l'acte s'accomplit ; c'est donc une véritable hallucination. Un acte qui n'existe pas est considéré comme réel, uniquement parce que la volonté de cet acte existe dans le centre idéo-moteur. Ces hallucinations motrices sont, comme on le sait, très communes dans le rêve.

Nous venons d'étudier les suggestions les plus simples, celles qui sont faites pendant le sommeil hypnotique pour être exécutées immédiatement, dans le même état. Nous allons maintenant examiner des faits plus compliqués et différents, du moins en apparence ; ce sont d'abord les suggestions faites et accomplies à l'état de veille, puis les suggestions, faites pendant le sommeil hypnotique, pour être exécutées ensuite à l'état de veille et à échéance plus ou moins longue.

Chez certains sujets d'un nervosisme exagéré, chez des hystériques en particulier, chez des individus qui ont déjà été hypnotisés, et même chez certains sujets simplement hypnotisables, on peut déterminer des suggestions à l'état de veille.

Ces suggestions, on le conçoit, sont beaucoup plus restreintes et plus difficiles à obtenir que celles qui sont faites dans l'état hypnotique.

Le type de ces suggestions est celui-ci : on ferme la main du sujet et on lui dit : « vous ne pouvez plus ouvrir la main ». Le sujet fait de vains efforts pour l'ouvrir jusqu'à ce qu'on lui ait dit : « maintenant vous pouvez ouvrir la main. » Ou bien, après lui avoir fait fermer les yeux, on lui dit : « vous ne pouvez plus ouvrir les yeux » ; il restera ainsi les yeux fermés jusqu'à ce que, par l'injonction contraire, on l'ait délivré de sa suggestion.

(*) Dans une communication à la Société de Biologie, M. Bottey présenta une hystérique, appartenant au service de M. Luys à la Salpêtrière, ainsi que deux infirmières, absolument saines, n'ayant jamais eu aucune affection nerveuse, ni personnellement ni dans leurs antécédents de famille.

Par la simple suggestion de l'expérimentateur, on provoque chez elles des hallucinations, des paralysies sensorielles, amaurose, surdité, des paralysies motrices, telles que mutité par paralysie des muscles de la langue, des contractures et des paralysies flasques des membres. Dans ces derniers cas, on note constamment une exagération des réflexes tendineux, une anesthésie concomitante avec abolition du sens musculaire.

(*) Bottey, *Communication à la Société de Biologie*, 15 mars 1884.

(*) M. Richet a signalé une autre observation de phénomènes de suggestion, produits en dehors de toute hystérie et de tout hypnotisme. Le sujet était une femme de quarante-quatre ans, nullement hystérique. M. Richet lui ayant mis dans la main un objet quelconque, lui dit : « Vous ne pouvez plus ouvrir la main ». Malgré les plus grands efforts qu'elle fit pour lâcher l'objet qu'elle tenait, elle ne put, en effet, ouvrir la main. Après qu'il eut constaté cette sensibilité à la suggestion, M. Richet se livra sur cette personne à une série d'expériences : par exemple, selon qu'il portait la main en avant, à droite ou à gauche ; cette personne tombait en avant, à droite ou à gauche ; une simple indication avec la main lui faisait perdre l'équilibre dans un sens ou dans l'autre.

M. Richet lui disait : « Vous ne pouvez compter que jusqu'à dix » ; il lui était impossible en effet de compter au delà de ce chiffre. Excellente musicienne, elle se mettait au piano et commençait une sonate quelconque ; l'expérimentateur lui disait alors qu'elle ne pouvait plus jouer qu'un seul air, elle revenait toujours à cet air malgré ses efforts. C'est là un des exemples les plus curieux et les plus complets de la suggestion à l'état de veille.

Mais on peut encore faire, pendant le sommeil hypnotique, des suggestions qui ne se réaliseront qu'après le réveil. Par exemple, après avoir endormi Mlle H, je lui ordonne, après son réveil, d'aller prendre

---

(*) Richet, *Communication à la Société de Biologie*, 11 octobre 1884.

un verre d'eau sur le buffet et de me l'offrir ; puis je l'éveille. Au bout de quelques instants, elle regarde du côté du buffet, se lève, prend un verre d'eau et vient me le présenter. Mais ces faits de suggestion sur des sujets entraînés, dressés, pour ainsi dire, à ce genre d'expériences, sont trop connus pour que nous y insistions.

Il importe surtout de remarquer qu'il est bien rare qu'une suggestion réussisse pleinement la première fois qu'on l'essaie sur un sujet ; il faut dans ce cas, pour ainsi dire, y ramener à plusieurs reprises l'esprit du sujet, lui rappeler d'une manière indirecte la suggestion qui lui a été faite. Je prends un exemple cité par M. Beaunis dans son ouvrage auquel je ferai encore d'autres emprunts dans le cours de ce chapitre.

(*) On suggère à M. H... qu'à son réveil, il verra un évêque dans l'angle de la pièce. A son réveil, comme il ne regardait pas dans le coin désigné, on lui dit : regardez donc dans ce coin. Il dirige ses regards de ce côté, et ses yeux prennent l'expression qu'on a quand on voit quelque chose sans bien distinguer ce que c'est.

— Que voyez-vous là ?

— Je ne sais pas trop ; quelqu'un.

— Qui ?

— Je ne sais pas, et il continue à regarder d'un air un peu étonné.

— Comment est-il habillé ?

— Il a des habits en or.

(*) Beaunis, *le Somnambulisme provoqué*.

— Qui est-ce ?

— Il a une mitre ; ah ! c'est un évêque.

La vision était évidemment peu nette et ne s'est dégagée que peu à peu pour atteindre toute son intensité. C'était la première fois qu'une suggestion de la vue lui était faite.

Il en est des suggestions comme de tous les autres phénomènes hypnotiques, on ne les obtient que très difficilement les premières fois que l'on opère sur un sujet. Il faut nécessairement, pour obtenir des suggestions un peu compliquées, entraîner, dresser pour ainsi dire le sujet ; à moins que l'on ne soit tombé sur un de ces sujets rares, présentant des dispositions exceptionnellement favorables, comme certains somnambules naturels.

C'est avec ces sujets, à la fois prédisposés et ayant acquis par une sorte d'éducation préalable l'habitude des suggestions, que l'on peut réussir ces suggestions post-hypnotiques compliquées et à longue échéance, qui, non sans une certaine raison, peuvent émouvoir les moralistes et les légistes. Mais nous verrons, dans le chapitre consacré à cette étude médico-légale, jusqu'où peut aller le danger et les moyens que possède la science pour le faire éviter.

Pour comprendre ces phénomènes de suggestion post-hypnotique, il faut nous rappeler ce que nous avons dit, au chapitre de l'hypnotisme, des faits d'auto-hypnotisme. Nous avons vu que, de même que par le procédé de Braid, on endort le sujet en lui faisant simplement fixer un objet brillant placé devant ses yeux ; certains sujets, par la contemplation attentive et permanente d'un objet quelconque, finissent par se plonger eux-mêmes en léthargie ou en catalepsie. Nous avons vu de nombreux exemples de ces faits d'auto-hypnotisation dans l'histoire de l'hypnotisme.

Par la tension permanente de l'esprit vers un même objet, par la fixité d'une idée prédominante, on observe de même des faits d'auto-suggestion. Dans les phénomènes de suggestion post-hypnotique, il y a à la fois une combinaison d'auto-hypnotisme et d'auto-suggestion. Au moment où le sujet va accomplir la suggestion qui lui a été faite pendant le sommeil hypnotique, il n'est plus en état de veille. Il n'est pas non plus en état de sommeil hypnotique, mais dans une sorte d'état mixte que l'on appelle la veille somnambulique.

Il y a une forme particulière de somnambulisme provoqué qui se rapproche un peu de cet état, mais qu'il ne faudrait pourtant pas confondre avec lui. Le sujet s'endort de la façon ordinaire, mais les yeux restent ouverts ; sauf cette particularité, il présente tous les caractères du sommeil hypnotique, et si l'on n'était pas prévenu de la possibilité du fait, on pourrait croire que le sujet n'est pas endormi. On voit quelquefois continuer ainsi les passes, les injonctions, la fixation du regard, longtemps après que le sujet est tombé dans le sommeil hypnotique, et cela peut arriver facilement aux hynoptiseurs novices. Mais quand on connaît ce phénomène il est impossible de s'y tromper : la fixité du regard, l'immobilité absolue, le calme impassible de la figure, indiquent de suite que le sommeil est arrivé, et il est facile de s'en convaincre en faisant quelques expériences très simples, telles que celle de l'attitude cataleptique des membres ou des mouvements automatiques (*).

Cet état qui est un véritable état de sommeil hypnotique complet, est bien différent de l'état de veille somnambulique. Dans ce dernier, le sujet ne présente pas la moindre apparence du sommeil ; il a les yeux ouverts, les mouvements aisés ; il parle, marche, agit comme tout le monde, il prend part à la conversation, répond aux objections, les discute, a souvent des réparties heureuses ; il semble être dans un état absolument normal, excepté sur un seul point, celui où porte la suggestion.

Nous avons vu des cas spontanés qui présentent des états analogues à celui-ci, dans les exemples si curieux que nous avons signalés de double personnalité, dans lesquels on observe alternativement le sujet en condition première et en condition seconde ; états absolument différents l'un de l'autre et séparés par une crise presque imperceptible.

Nous allons trouver ici l'utilité qu'il y avait à étudier précédemment en détail les phénomènes de la mémoire, de l'activité cérébrale, et de l'association des idées avec les mouvements. La suggestion est déposée pendant le sommeil hypnotique dans la mémoire du sujet ; mais c'est un souvenir qui, dans l'intervalle qui sépare le réveil du moment de l'exécution, reste à l'état latent. En même temps que l'action suggérée, l'idée du moment où elle doit être accomplie a été gravée dans la mémoire, et ces souvenirs ne sont pas effacés, ils sont seulement

---

(*) Beaunis, *le Somnambulisme provoqué.*

inconscients ; en même temps, une partie de l'activité cérébrale est, pour ainsi dire, dans l'attente, prête à entrer en jeu au moment où expirera cette échéance. Pour raviver ces souvenirs, il suffira précisément du fait de l'arrivée de ce moment prescrit pour l'accomplissement de la suggestion ; et ce moment est marqué dans la sphère de l'activité cérébrale, non pas pour réveiller seulement l'idée de l'acte suggéré, mais pour réveiller la suggestion elle-même. A ce moment, le sujet, inconsciemment, se place lui-même dans cet état spécial dont nous venons de parler pour se suggérer le fait à accomplir ; c'est une auto-suggestion.

Cela est bien démontré par des faits, nous en empruntons un à M. Beaunis : Mlle A... E... avait été endormie par M. Liébault dans la matinée. En sortant avec elle de chez M. Liébault, je lui dis en causant de choses et d'autres : « A propos, vous savez que le Dr Liébault, pendant votre sommeil, vous a suggéré que vous dormiriez cinq minutes à trois heures de l'après-midi. » Le lendemain matin, je m'informe auprès de son amie si elle a dormi la veille. Non seulement elle n'a pas dormi, mais elle a même dit à trois heures et demie : « C'est étonnant je n'ai pas eu envie de dormir. » Elle avait cependant, d'après ce que je lui avais dit, l'idée qu'elle devait s'endormir à trois heures, mais cette idée seule n'avait pas suffi pour provoquer le sommeil, parce qu'elle ne lui avait pas été suggérée. Si, au lieu de lui dire : « M. Liébault vous a suggéré de dormir », ce qui n'était pas vrai, je lui avais dit simplement : « Vous dormirez cinq minutes à trois heures », elle se serait endormie infailliblement comme je l'ai constaté nombre de fois (*).

Ce n'est donc pas simplement le souvenir qui se réveille, c'est la suggestion elle-même qui reparaît, qui se refait dans le cerveau ; le sujet, par une sorte d'auto-hypnotisation, se place dans l'état de veille somnambulique et se suggère ainsi l'acte à accomplir. Cette auto-suggestion reproduit celle qui a été faite pendant le sommeil hypnotique avec une précision étonnante, et tout à fait indépendamment de l'exercice de la mémoire. Cet autre fait, cité par M. Beaunis, en est une preuve frappante. M. Beaunis, au moment de s'absenter de Nancy, avait donné, à une personne qu'il avait coutume d'hypnotiser souvent, des jetons en lui disant : « Quand vous voudrez vous endormir, vous n'aurez qu'à mettre un de ces jetons dans un verre d'eau sucrée pour vous endormir immédiatement. » Comme il lui avait indiqué en même temps un moyen plus simple pour s'endormir, elle laissa de côté les jetons. Un jour pourtant elle eut la curiosité d'en essayer, mais, comme elle a fort peu de mémoire à l'état ordinaire, elle ne se rappelait plus du tout quel liquide elle devait employer. Elle essaya avec l'eau ordinaire, rien ; avec le vin, rien encore ; avec l'eau rougie, même résultat négatif ; avec l'eau sucrée, le sommeil se produisit immédiatement, comme cela lui avait été suggéré. Il est bien certain que l'imagination n'a pu jouer là aucun rôle, puisqu'elle n'avait aucun souvenir du liquide qui devait l'endormir, et que tout s'est passé pour ainsi dire dans la coulisse et à son insu.

(*) Beaunis, *le Somnambulisme provoqué.*

Une des particularités curieuses du sommeil hypnotique et du somnambulisme provoqué en particulier est l'état de la mémoire chez ces sujets. En règle générale, la personne hypnotisée, une fois réveillée, ne se rappelle rien de ce qui s'est passé pendant le sommeil hypnotique, tandis qu'une fois endormie de nouveau, elle se souvient parfaitement de tous les faits et gestes de ses sommeils antérieurs.

Ce fait donne encore raison au rapprochement que nous avons fait entre les cas spontanés de double personnalité, avec passage alternatif en condition première et en condition seconde, et les phénomènes de somnambulisme provoqué. Dans ce cas-ci, comme dans l'autre, il semble qu'il y ait une sorte de dédoublement de la mémoire et de la conscience ; il y aurait, d'une part, la vie ordinaire, normale, avec ses veilles et ses sommeils naturels, et la vie somnambulique composée uniquement de la série des sommeils hypnotiques provoqués. Dans l'un des deux états la mémoire est complète, dans l'autre elle ne l'est pas. En effet, le sujet hypnotisé se rappelle non seulement ce qui s'est passé pendant le sommeil hypnotique, mais encore tout ce qui s'est passé pendant l'état de veille et pendant le sommeil naturel, ses rêves par exemple. Dans l'état normal, au contraire, tout ce qui s'est passé pendant les différentes périodes de sommeil provoqué semble retranché de son existence.

Pendant le sommeil hypnotique, la mémoire est exaltée au plus haut degré, le souvenir des faits qui se sont passés à l'état de veille, pendant l'existence ordinaire est plus exact et plus précis ; des circonstances même, qui ont passé tout à fait inaperçues pour la conscience, sont retracées avec une fidélité extraordinaire, qui étonne le sujet lui-même quand on les lui rappelle au réveil. Ce sont ces cas qui ont fait croire pendant si longtemps au don imaginaire de double vue ; nous en avons donné l'explication dans l'étude que nous avons faite de la mémoire et de son exaltation, même pendant le sommeil ordinaire, où nous avons trouvé des exemples de ce genre.

Il y a à cette règle générale des exceptions, des variétés individuelles suivant les sujets. Ainsi, il y en a qui, à l'état de veille, conservent le souvenir de ce qui s'est passé pendant le sommeil hypnotique et des suggestions qui leur ont été faites. Un point très important à noter : la suggestion peut raviver ou abolir la mémoire des différentes périodes de sommeil ou de veille.

(*) On peut résumer ainsi les lois qui régissent l'état de la mémoire hypnotique :

1° Le souvenir des états de conscience (sensations, actes, pensées, etc.) du sommeil provoqué est aboli au réveil, mais ce souvenir peut être ravivé par suggestion, soit temporairement, soit d'une façon persistante.

2° Le souvenir des états de conscience du sommeil provoqué reparaît dans le sommeil hypnotique ; mais ce souvenir peut être aboli par suggestion, soit temporairement, soit d'une façon persistante.

3° Le souvenir des états de conscience de la veille et du sommeil naturels persiste pendant le sommeil hypnotique, mais ce souvenir peut être aboli par

(*) Beaunis, *le Somnambulisme provoqué.*

suggestion, soit temporairement, soit d'une façon persistante.

L'action de la suggestion se porte sur les centres cérébraux, et c'est par l'intermédiaire du système nerveux qu'elle se manifeste et produit les différents phénomènes que nous venons d'examiner, tels que contractures, hallucinations sensorielles, mouvements et actes divers. Mais les fonctions de la vie organique qui sont, dans les conditions ordinaires, dérobées à l'influence de la volonté, n'en sont pas moins sous la dépendance absolue du système nerveux. Ce sont des nerfs spéciaux qui règlent les mouvements du cœur; ce sont les nerfs du système vaso-moteur qui modifient le calibre des vaisseaux et président aux circulations locales, etc... Il n'y a donc pas lieu de s'étonner que la suggestion étende aussi son influence sur les fonctions de la vie organique.

L'on peut par suggestion modifier la fréquence des battements du cœur, les ralentir ou les accélérer, calmer des palpitations. Mais ajoutons de suite que ce n'est que chez certains sujets, exceptionnellement prédisposés, que l'on obtient ces suggestions organiques.

Après avoir endormi un sujet souvent hypnotisé, on lui touche avec le doigt un point de l'avant-bras, en lui disant: « après votre réveil, il se produira une tache rouge sur ce point ». Quelques minutes après le réveil, on commence à voir apparaître une rougeur peu intense d'abord, qui augmente peu à peu pour former une trace rouge bien nette; puis après avoir persisté pendant quelques minutes, elle disparaît graduellement. Dans ce cas, on n'avait pas assigné de durée à la suggestion, mais on peut la faire persister beaucoup plus longtemps, un ou deux jours, par exemple. On peut encore obtenir, au lieu d'une simple rougeur, une congestion véritable avec gonflement de la peau.

M. Dumontpallier a communiqué à la Société de biologie des expériences dans lesquelles il a produit par suggestion, chez des hystériques hypnotisables, des congestions locales et des élévations de température de plusieurs degrés, dans des régions limitées à volonté.

(*) Une première expérience fut faite sur une malade hystérique; une bande de linge enveloppait la partie supérieure de la jambe droite de cette malade hypnotisée, et, pendant la période de somnambulisme, on suggéra à la malade l'idée que sous la bande de linge on avait appliqué un papier vésicant, qui devait produire le lendemain matin une vésication de la peau de la région supérieure et interne de la jambe droite.

Toute la journée et la nuit, la malade éprouva une sensation de brûlure à l'endroit indiqué, et le lendemain, en enlevant la bande, on constata avec le thermomètre une élévation de température de 4 degrés centigrades dans la région sus indiquée, mais il n'y avait pas de vésication.

L'expérience fut recommencée sur deux malades: l'une et l'autre étant dans l'état somnambulique, on appliqua sur la partie supérieure et interne de chacune de leurs jambes un morceau de papier ordinaire; le papier fut maintenu au moyen de plusieurs

(*) Dumontpallier, in *Gazette des hôpitaux*, 1885.

tours de bande, et le tout fut fixé par une bandelette de diachylon. Après s'être assuré que le pansement ne pouvait déterminer de gène de la circulation, on traça sur l'appareil des lignes afin de vérifier qu'il ne serait pas dérangé.

Tout étant ainsi disposé pour chacune des deux malades hypnotisées, on suggéra à l'une d'elles que sa jambe gauche serait le siège d'un vésicatoire, et à la seconde malade, que sa jambe droite serait le siège d'une brûlure.

Le matin du jour de l'expérience, les malades restèrent endormies seulement pendant une heure. Dans le sommeil hypnotique et à l'état de veille, chacune de ces malades se plaignait d'une sensation de brûlure, que l'une d'elles comparait à la brûlure d'un sinapisme.

Le lendemain et le surlendemain, en glissant des thermomètres sous chacun des pansements, on constatait une élévation de température de 3 degrés. Il faut noter de plus qu'immédiatement au-dessous des zones influencées par la suggestion, la température était inférieure de plusieurs degrés pour chaque membre en expérience.

Ce fait d'élévation de température en un point déterminé par la suggestion est très important; en effet, entre une élévation de température et la production d'ecchymoses ou de phlyctènes, il n'y a vraisemblablement que des degrés d'action de la suggestion. En effet, nous trouvons dans le livre de M. Beaunis un exemple remarquable de vésication par suggestion. Le sujet, qui était une fille hystéro-épileptique, fut amené chez M. Liébault et endormi vers onze heures du matin. En un endroit choisi derrière l'épaule gauche, où il était impossible à la dormeuse d'atteindre avec la main, on fixa du papier de timbres-poste gommé, dont les carrés de même sorte avaient été placés déjà sur le bras de quelqu'un, pendant dix-huit heures, et sans qu'il apparût au-dessous la moindre rougeur. On mit par-dessus ce papier un léger appareil de pansement, composé de bandelettes de diachylon et d'une compresse. Ce simulacre de pansement, proposé par M. Liégeois, fut constitué dans le but de rendre l'esprit de la somnambule plus tendu sur l'idée permanente de la vésication à développer, et, le sujet auquel on ne fit, toute la durée de son sommeil, que trois fois et quelques minutes chaque fois, une suggestion *ad hoc*, passa la nuit entière enfermé seul à clef dans une chambre, après avoir été mis en sommeil hypnotique.

Le lendemain matin, à huit heures un quart, on enlève le pansement et l'on constate d'abord que les timbres-poste n'ont pas été dérangés. Ceux-ci enlevés, le lieu de leur application présente l'aspect suivant : dans l'étendue de quatre sur cinq centimètres, on voit l'épiderme épaissi et mortifié, d'une couleur blanc jaunâtre ; seulement l'épiderme n'est pas soulevé et ne forme pas de cloches, il est épaissi, un peu plissé, et présente en un mot l'aspect et les caractères de la période qui précède immédiatement la vésication proprement dite avec production de liquide. Cette région de la peau est entourée d'une zone de rougeur intense avec gonflement. Cette zone a environ un demi-centimètre de largeur. Ces faits constatés, on replace une compresse sèche par-dessus, pour examiner la peau un peu plus tard. Le même jour, à quatre heures de l'après-midi, on apercevait plusieurs phlyctènes qui se développèrent peu à peu en laissant échapper une sérosité épaisse et laiteuse (*).

On pourrait se demander pourquoi cette différence entre ces diverses expériences, et comment il se fait que celles de M. Dumontpallier n'aient pas donné un succès complet. Cela peut tenir évidemment à une différence d'énergie dans la suggestion, mais cela peut tenir aussi au mode opératoire. M. Dumontpallier en effet a simplement appliqué un papier maintenu par une bande sèche ; dans l'autre cas le papier était gommé et collé sur la peau. Dans le premier cas, non seulement le papier était susceptible de déplacements imperceptibles sous le pansement, sans même que celui-ci soit le moins du monde dérangé, mais encore il ne provoquait aucune sensation. Le papier gommé, au contraire, s'applique exactement sur la peau et de plus il provoque toujours (il est facile de s'en convaincre par l'expérience) une sensation très légère, qui suffit dans ce cas pour continuer, pour ainsi dire, la suggestion d'une façon permanente.

La suggestion est bien seule en cause de part et d'autre, mais, d'un côté elle a été moins longue et pour ainsi dire un peu diffuse, de l'autre elle fut permanente et localisée plus exactement.

Non seulement on peut, par la suggestion, provoquer une élévation de température dans un membre ou une vésication en un point déterminé, mais en-

---

(*) Beaunis, *le Somnambulisme provoqué.*

core elle peut produire la transsudation du sang à travers la peau et des hémorragies cutanées.

(*) MM. Bourru et Burot ont signalé des faits d'épistaxis par suggestion hypnotique. Un jeune homme hystéro-épileptique fut mis par l'expérimentateur en état de somnambulisme, et celui-ci lui fit la suggestion suivante ; « ce soir, à quatre heures, tu te rendras dans mon cabinet, tu te croiseras les bras et tu saigneras du nez ». Ce programme fut suivi fidèlement et exécuté devant plusieurs témoins.

Une autre fois on traça son nom, avec l'extrémité mousse d'un stylet, sur ses deux avant-bras et on lui suggéra de saigner sur les lignes ainsi tracées. A l'heure dite le sang apparut et coula sur les points indiqués.

(**) Le Docteur Mabille a signalé des expériences du même genre, qu'il a faites sur un sujet atteint d'hystéro-épilepsie des mieux confirmées et qui était hémiplégique et hémianestésique à droite. Il savait, par de nombreuses expériences, que, dans l'état de somnambulisme, la suggestion de toute sorte d'actes volontaires réussissait sans hésitation. L'ayant mis en somnambulisme, il trace une lettre sur chaque avant-bras ; et, prenant la main gauche : « A quatre heures tu saigneras de ce bras ». Prenant alors la main droite : « et de celui-ci ». — « Je ne peux pas saigner du côté droit », répond le malade ; « c'est le côté paralysé ».

(*) Bourru, *Communication à la Société de Biologie*, 11 juillet 1885

(**) Bourru et Burot, *Association Française pour l'avancement des sciences*. Congrès de Grenoble, 1885.

Avec une ponctualité sans réplique, à l'heure dite, le sang coula à l'endroit marqué à gauche ; rien à droite.

Enfin le même expérimentateur, ayant convié une quarantaine de personnes, dont vingt-cinq médecins environ, a répété devant eux cette expérience, au milieu d'un grand nombre d'autres qu'il désirait soumettre à leur contrôle.

Le sujet était en somnambulisme ; avec l'extrémité d'un crayon, il trace une lettre sur le poignet gauche.

— Tu vas saigner tout de suite du bras gauche, commande-t-il.

— Cela me fait grand mal.

— Il faut saigner quand même.

Les muscles de l'avant-bras se contractent, le membre devient turgescent, la lettre se dessine en rouge et devient saillante ; enfin des goutes de sang apparaissent et sont constatées par tous les spectateurs.

Toutefois, il faut signaler que dans cette dernière expérience il y a eu une erreur de lieu. Ce fut la lettre tracée au voisinage l'avant-veille qui laissa suinter le sang. Peut-être la suggestion n'avait-elle pas été assez précise, peut-être l'exécution était-elle trop rapprochée du commandement ; car c'était la première fois que la suggestion n'était pas faite pour un temps éloigné de quelques heures.

Ensuite un phénomène des plus curieux fut observé, Le Docteur Mabille dit un jour à ce malade de s'endormir à huit heures du soir et de ne se réveiller que le lendemain matin à cinq heures ; pendant ce temps il serait insensible, n'entendrait pas et ne verrait pas.

Il s'endormit à l'heure indiquée, et toute la nuit se passa en une crise de somnambulisme des plus curieuses. Il a reproduit spontanément toutes les suggestions qui lui avaient été faites ; la suggestion des stigmates entre autres a été reproduite et, spontanément, l'hémorragie a eu lieu au point des anciennes cicatrices. C'est un cas des plus curieux de stigmates par auto-suggestion.

Cette expérience typique, bien souvent reproduite, peut être opposée victorieusement à ceux qui voulaient nier, faute de pouvoir les expliquer, l'authenticité des stigmatisés anciens et modernes. On connaît assez l'histoire des stigmatisations du moyen âge que les uns attribuaient à la sorcellerie et que d'autres considéraient comme un tissu de mensonges. Si les théories et les explications invraisemblables que l'on en donnait étaient la plupart du temps inadmissibles, les faits n'en subsistaient pas moins ; il y en avait de bien observés, d'une authenticité incontestable, mais qui restaient inexpliqués.

La plupart de ces phénomènes ne sont que des effets de suggestion.

Nous avons vu qu'il y a des cas d'auto-hypnotisation spontanée, et que la suggestion post-hypnotique s'effectue par une succession d'auto-hypnotisation et d'auto-suggestion. Il y a aussi des cas d'auto-suggestion spontanée ; c'est-à-dire, que le sujet peut se mettre lui-même dans un état psychique tel qu'il se fasse à lui-même des suggestions qui se traduisent par des phénomènes matériels incontestables.

Beaucoup de faits de stigmatisations, qu'il faut ranger dans cette dernière classe, ont été observés, le plus souvent, chez des femmes qui avaient déjà été sujettes à des crises d'extase et de catalepsie. Les premiers faits de ce genre, qui furent observés au XVe siècle, produisirent une émotion profonde sur les imaginations exaltées de cette époque portée au merveilleux. Cela ne pouvait manquer de propager un phénomène pour lequel, on le sait, l'imitation est un puissant moyen de reproduction. Aussi ce fut une véritable épidémie, et, pendant près d'un siècle, on ne parlait plus que de semblables prodiges. Ils se reproduisirent encore jusqu'au siècle dernier, et sont devenus beaucoup plus rares de nos jours où les symptômes de la grande hystérie et de l'hystérie latente affectent plutôt d'autres formes.

Les faits d'auto-suggestion sont assez nombreux, et des phénomènes semblables à ceux de la stigmatisation ont été obtenus en d'autres circonstances. Ainsi on a vu des individus s'imaginer en rêves recevoir des blessures, des coups, être frappés de maladies, et avoir au réveil, ou quelques jours après, les stigmates de ces contusions sur les parties qu'ils supposaient atteintes, ou les symptômes de la maladie rêvée. L'histoire nous apprend que les solitaires de la Thébaïde et quelques visionnaires faisaient voir sur leur peau les marques rougeâtres, laissées par le fouet du démon ou de l'ange qui les avait châtiés. On sait aussi que les malades lutinés pendant le sommeil par le succube, montraient sur le corps des taches violacées, que les auteurs de démonologie ont appelées *sugillationes*, stigmates qui, dans les procès de sorcellerie, servaient à établir le fait de la pression démoniaque. Burdach dit qu'on a vu une tache bleue sur le corps d'un homme qui venait de rêver avoir reçu une contusion.

(*) Le Dr Marmisse, de Bordeaux, a rapporté en 1862 le fait curieux que voici : une dame, souffrante déjà depuis quelque temps, eut besoin d'être saignée. Sa femme de chambre, qui lui était très attachée et qui la soignait très assidûment, assista à cette petite opération ; elle en ressentit une émotion si profonde, qu'au moment où le praticien enfonçait sa lancette dans le bras de la malade, la servante éprouva au pli du coude le sentiment d'une piqûre, et vit, peu de temps après, apparaître une petite plaie dans cet endroit.

Le Dr Elliotson a recueilli un assez grand nombre de faits, dans lesquels l'attention concentrée sur une partie du corps y a fait naître de la douleur. Ainsi, les hystériques, dont les fonctions périodiques sont supprimées, ont souvent des hémorragies par les divers organes sur lesquels elles portent leur attention.

Cette influence de l'imagination sur la vitalité des organes, sur leurs fonctions et sur les sensations, est telle, qu'on a vu le trouble de cette faculté être suivi d'une mort immédiate. En voici un exemple. En 1750, à Copenhague, voulant éprouver les effets de l'imagination sur le corps, quelques médecins obtinrent qu'un criminel, condamné au supplice de la roue, périrait par un moyen plus doux, tel que l'hémorragie. Après l'avoir conduit, les yeux bandés, dans la pièce où il devait mourir, on piqua le patient aux bras et aux jambes et l'on simula un bruit d'écoule-

(*) *Paris Médical*, 1885.

ment de liquide. Bientôt le condamné fut pris de syncopes, de sueurs froides, de convulsions, et il mourut au bout de deux heures et demie.... Or il n'y avait pas eu de saignée, de simples piqûres, sans hémorragie, avaient été faites aux bras et aux jambes, et l'eau s'écoulant de quatre robinets ouverts simulait le bruit du sang tombant dans un vase. La mort de ce malheureux fut donc l'effet des troubles de son imagination.

Les maux engendrés par l'imagination exaltée, agissant par auto-suggestion, ne sont rien en comparaison des bienfaits qu'elle procure ; ses guérisons sont innombrables, et, quand elle ne guérit pas, elle apporte souvent l'espérance d'une amélioration prochaine. Souvent il suffit d'avoir confiance en celui qui peut guérir, pour être soulagé ou guéri. Les incubations dans les temples, les paroles magiques, les charmes, les talismans, les philtres, les amulettes, les attouchements d'un roi, d'un oracle ou d'un magicien, les guérisons des homœopathes, en sont la preuve; et les malades, qui croient fermement à ces influences et sont capables de se suggestionner, dans beaucoup de cas, peuvent être guéris.

C'est ainsi que Pyrrhus, roi des Epirotes, avec son pied, obtenait, dit Tacite, des guérisons miraculeuses.

Hertwig rapporte qu'un médecin, ayant donné à un paysan une ordonnance écrite pour avoir une purgation, lui dit: vous prendrez cela. Notre homme, rentré chez lui, troublé par cette suggestion, se met au lit, avale le papier, qui le purge fortement, et peu après il revient dire au médecin que sa purgation l'a guéri.

Une prétendue possédée faisait beaucoup de dupes au temps d'Henri III. Amenée devant l'évêque d'Amiens, celui-ci ordonna à un laïque de se vêtir d'habits sacerdotaux, et de feindre de l'exorciser sur l'Evangile ; mais on lut en place les épîtres de Cicéron. Ce diable ne connaissait ni le latin ni Cicéron, mais la malade n'en fut pas moins sensible à la suggestion produite par l'appareil imposant de la cérémonie et fut guérie.

Ainsi à Cachemire, on conserve précieusement trois poils de la barbe de Mahomet, qui accomplissent des cures miraculeuses chez les nombreux pélerins qui viennent chaque année implorer la relique du grand prophète.

A ces faits nous en joindrons encore un autre, dans lequel un simple effort de suggestion, la confiance et l'espérance de guérir, a déterminé la disparition subite d'une paralysie.

(*) Un médecin anglais, le Dr Beddoës, croyait que l'oxyde nitreux était un spécifique certain contre la paralysie. Davy, Coleridge et lui se déterminèrent à tenter une expérience sur un paralytique de bonne maison, abandonné par les médecins. Le patient ne fut point averti du traitement auquel on allait le soumettre. Davy commença par placer sous la langue de ce malade un petit thermomètre de poche, dont il se servait dans ces occasions pour connaître le degré de chaleur du sang, degré que l'oxyde nitreux devait augmenter. A peine le paralytique eut-il senti le thermomètre entre ses dents, qu'il fut persuadé que

(*) *Revue britannique.*

la cure s'opérait et que l'instrument merveilleux qui devait le guérir n'était autre que le thermomètre: « Ah! s'écria-t-il, je me sens mieux. » Davy adressa un regard expressif à Beddoës et à Coleridge. Au lieu du spécifique, on se contenta du thermomètre, qui, pendant quinze jours consécutifs, fut placé, avec toute la solennité convenable, sous la langue de ce pauvre homme, dont les membres se délièrent, et dont la santé renaquit, dont la cure fut complète, et auquel on ne fit subir aucun autre traitement. Si Davy n'eût pas entouré d'un certain mystère son expérience, s'il avait dit au patient : Voici un thermomètre qui doit servir à tel usage, le malade serait resté paralytique.

Tous ces faits de suggestion personnelle ou communiquée par une personne étrangère, et se traduisant par des ecchymoses, des hémorragies et des plaies comme dans les stigmatisations, des guérisons subites de folie ou de paralysie, s'expliquent aujourd'hui tout autrement qu'on ne le faisait jadis, et rentrent dans le domaine des expériences que chacun peut faire sur des sujets prédisposés au nervosisme par l'hystérie et l'hypnotisme.

Aux faits dont nous venons de parler, et sur lesquels nous avons cru devoir nous étendre assez longuement parce qu'ils sont les plus communs, il serait facile d'en ajouter d'autres.

Ainsi, les sécrétions comme l'urine, la sueur, les larmes, le lait, etc., peuvent être excitées par suggestion ; le flux menstruel peut être régularisé, diminué ou augmenté ; on peut même exciter d'un seul côté la sécrétion lacrymale ; en un mot, il n'est pas, pour ainsi dire, de fonction organique qui échappe à la suggestion hypnotique.

La suggestion est un phénomène unique et qui dans son essence est toujours le même, quel que soit le degré auquel on l'observe ; mais ces différents degrés varient beaucoup, surtout en intensité, et leurs caractères comme leurs effets peuvent paraître absolument opposés. C'est pour ne pas les avoir tous observés, que plusieurs auteurs sont tombés dans l'erreur d'attribuer à toute suggestion en général ce qui n'est vrai que pour certaines phases de ce phénomène. Il ne faut donc pas faire de la suggestion hypnotique un pouvoir prodigieux et absolument irrésistible, qui mette le premier venu sous la dépendance complète de celui qui pourra et qui voudra l'hypnotiser ; pas plus qu'il ne faut nier que, dans certains cas, mais dans certains cas seulement, l'hypnotisé perd son initiative propre et son libre arbitre, pour ne plus agir que sous l'influence de l'hypnotiseur. Jusqu'à quel point cette influence peut-elle s'exercer et dans quelles circonstances peut-elle être absolue, c'est ce que nous allons voir, en attendant que nous examinions en détail le côté pratique de cette question dans le chapitre médico-légal.

(*) Dans la plupart des cas, surtout dans les suggestions actives, qui sont entre toutes les plus compliquées et les plus difficiles à obtenir, ou quand le sujet auquel on s'adresse n'est pas déjà un somnambule naturel ou un individu chez lequel un long entraî-

(*) Bernheim, *De la suggestion dans l'état hypnotique et dans l'état de veille.*

nement a déterminé le développement complet de la névrose hypnotique, la passivité à la suggestion n'est pas absolue. C'est par un certain effort de volonté qu'il obéit à l'injonction qui lui a été faite, il apporte à la suggestion une sorte de passivité voulue. Le sujet ne ferait alors que se plier au désir exprimé par celui qui lui fait une suggestion, il mettrait sa volonté à son service pour jouer une comédie, comme un acteur qui serait bien entré dans son rôle. Par sa volonté, il accepterait le rôle qu'on lui propose, puis l'état hypnotique lui faciliterait l'exécution et l'assimilation. Par la suggestion, le médecin modèlerait, pour ainsi dire, un moule, et le patient s'y adapterait ; c'est-à-dire que celui-ci accomplirait ce qu'on attend de lui ; mais seulement autant qu'il comprendrait bien que c'est un phénomène admis comme possible et désiré par l'expérimentateur.

La suggestion pourrait se faire par persuasion, par injonction, par simple geste significatif, dont le sujet en expérience pourrait comprendre la portée.

Mais dans cette théorie, pour que l'effet d'une suggestion quelconque par l'application d'un objet ou par telle ou telle excitation périphérique se produisît, il faudrait toujours que l'hypnotisé fût à même de les percevoir. Qu'il fût endormi en apparence, privé de l'usage de tous ses sens, en catalepsie, par exemple, ou en léthargie, il n'en aurait pas moins besoin d'être mis au fait des désirs de l'expérimentateur, soit par des paroles, soit par des actes dont le but lui fût bien connu.

Ainsi, suivant M. Bernheim, chez les personnes que l'on met en état de catalepsie ou de léthargie, il ne faudrait pas croire à l'abolition vraie de toutes les fonctions sensitives ou sensorielles. Elles restent à même de percevoir les impressions, de les apprécier, d'y réfléchir, d'en découvrir le but, de réagir en conséquence dans les limites de ce qu'elles savent.

« Tous mes hypnotisés, dit M. Bernheim, quelque inertes qu'ils paraissent, étaient en réalité par quelque sens en communication avec le monde extérieur. La suggestion vocale a toujours suffi à les réveiller. »

A propos par exemple de l'hyperexcitabilité neuromusculaire, il s'exprime ainsi : « Que les yeux soient ouverts ou fermés, que l'on fasse ou non des frictions sur les muscles à contracter, le phénomène se produit par le seul effet de la suggestion ; c'est-à-dire, par l'idée du phénomène introduite par la parole ou un geste compris dans le cerveau de l'individu. »

M. Bernheim va jusqu'à étendre cette opinion au somnambulisme complet. « Même dans le somnambulisme actif, dit-il, les facultés psychiques ne sont pas éteintes ; le somnambule aussi résiste à certaines suggestions, refuse d'accomplir certains actes ; il réfléchit avant de répondre à certaines questions, il accomplit un travail intellectuel actif. »

On ne peut contester la réalité de ces faits, on les observe évidemment dans un certain nombre de cas. Souvent des hypnotisés peuvent reproduire des mouvements, par ce seul fait que le sens de la vue ou de l'ouïe leur suggère l'idée d'un mouvement à reproduire, par simple imitation ; mais il faut ajouter que ces faits se rencontrent surtout quand on opère sur un sujet nouveau et qui n'a subi aucun entraînement hypnotique, ou quand on fait la suggestion avant que le sommeil hypnotique soit complet. L'erreur consisterait donc ici à généraliser ces faits, et à prétendre que la suggestion consiste toujours à imiter volontairement une action vue ou entendue. Il ne faut pas non plus confondre absolument la suggestion pendant le sommeil avec la suggestion à l'état de veille, cette dernière est, tout à la fois, difficile à obtenir et il est plus facile au sujet d'y résister.

Comment expliquerait-on, par cette simple soumission bénévole au désir de l'expérimentateur, cette expérience de suggestion, banale à force d'être répétée, qui consiste à faire déguster au sujet, sous le nom de sa liqueur favorite, un médicament d'une amertume excessive; ou bien à lui donner une pomme de terre crue qu'on le voit savourer avec délices, si on lui a suggéré qu'il avait en main un fruit délicieux. De même, une anesthésie partielle ou complète peut être obtenue par le sommeil hypnotique et par suggestion pour des opérations douloureuses, et il existe des observations authentiques de grandes opérations chirurgicales pratiquées de cette façon. Tout cela ne peut être l'effet de la bonne volonté du sujet.

Pour croire encore que l'on peut obtenir les phénomènes d'hyperexcitabilité neuro-musculaire par simple imitation, ou parce que le sujet comprend ce qu'on désire de lui, il faudrait d'abord admettre qu'il connaît très exactement son anatomie, pour faire contracter immédiatement le muscle touché par une petite baguette, ou même ceux qui sont sous la dépendance d'une branche nerveuse sur laquelle on porte une légère excitation.

Dans ces différents cas, les phénomènes obtenus

par la suggestion sont, sinon inconscients, au moins involontaires. Mais c'est surtout dans les cas où l'action suggérée est plus compliquée, surtout quand elle doit être accomplie à l'état de veille, un certain temps après la suggestion, que l'activité volontaire du sujet se réveille et qu'il peut résister à la suggestion.

(*) L'effet de la suggestion, comme le dit M. Bernheim, n'est pas absolument fatal; certains sujets y résistent. L'envie de commettre l'acte ordonné peut être plus ou moins intense, ils peuvent y résister si la crainte, la honte ou quelque autre sentiment vient combattre la première impulsion,

Presque toujours le sujet accomplira sans résistance tout acte indifférent, tout acte qui n'est pas en opposition avec ses idées et ses habitudes ordinaires; mais s'il s'agit d'un acte de nature à engager sa responsabilité, d'un acte qui révolte sa conscience, il y résistera. Et le sujet se rend parfaitement compte de tout ce qui n'est pour lui qu'un rôle à jouer, de tout ce qui, même avec toutes les apparences de la réalité, n'est qu'une expérience, à laquelle il se soumet, et qui n'engage en rien sa responsabilité.

L'on peut facilement prouver ce fait par une expérience bien simple. Il faut pour cela prendre un sujet ordinaire, et, après l'avoir plongé dans le sommeil hypnotique, on lui suggère d'accomplir, quelques instants après son réveil, un acte banal et absolument indifférent. Supposons par exemple qu'il lui ait été suggéré d'écrire quelques mots sur une feuille

---

(*) Bernheim, *op. cit.*

de papier placée sur une table. Si on le laisse dans ces conditions, cet acte n'éveillant en rien chez lui l'action de la conscience et de sa personnalité, il obéira à la suggestion. A l'état normal, s'il s'agissait d'un acte plus important, le rôle de la conscience consisterait à juger l'acte et ses conséquences, et la conclusion serait : cet acte est bon et il faut l'accomplir ; ou bien : cet acte est mauvais et il ne faut pas le commettre.

Reprenons maintenant l'expérience ; le sujet auquel la suggestion a été faite vient d'être éveillé, c'est le moment où il va obéir ; mais, à ce moment, une personne, autre que celle qui a fait la suggestion, dit au sujet : malgré l'impulsion qui vous porte à écrire sur ce papier, gardez-vous bien de le faire ; faites tous vos efforts pour résister à cette envie. Dans ces conditions, le sujet n'obéira pas à la suggestion. On prend, pour prévenir le sujet et l'engager à résister, une personne autre que celle qui a fait la suggestion, afin que l'on ne puisse en aucune façon prétendre qu'il s'agit d'une seconde suggestion contraire. Et que fait cette personne, sinon éveiller l'attention du sujet, lui conseiller une décision qu'il peut prendre dans un sens ou dans l'autre ; c'est précisément là le rôle que jouerait la conscience, dans un acte qui engagerait sa responsabilité.

Nous voyons donc que, dans la plupart des cas, même dans le somnambulisme, il y a encore une certaine spontanéité, desorte qu'il serait bien difficile de faire accomplir au sujet un acte qu'il ne voudrait pas commettre.

Mais, supposons un instant une suggestion plus

énergique, ou un sujet manquant d'une force de résistance suffisante pour la dominer, que peut-il arriver dans ce cas? Si le sujet se trouve ainsi, entre un acte qu'il ne veut pas accomplir et une suggestion dont il ne peut se débarrasser, il tombe dans le sommeil hypnotique, et reste toutefois immobile et inerte, sans accomplir la suggestion.

L'expérience est simple et a été répétée bien des fois. Vous prenez un sujet très entraîné et accomplissant très bien des suggestions compliquées, et, après l'avoir placé en état de somnambulisme, vous lui suggérez une action très simple, comme, par exemple, de fermer un livre que vous aurez laissé ouvert sur une table. Après avoir éveillé le sujet, on le prévient en lui recommandant de résister à la suggestion. Au moment où la suggestion doit s'accomplir, si le sujet est bien entraîné et si la suggestion lui a été faite d'une manière assez énergique, il regardera le livre comme instinctivement, il semblera soutenir en lui-même une lutte violente, puis ses yeux deviendront fixes, l'on observera tous les phénomènes qui précèdent ordinairement le sommeil hypnotique, et il s'endormira pendant quelques instants dans la position où il se trouve.

Quant aux suggestions faites pendant le sommeil hypnotique, pour ne recevoir leur accomplissement qu'à une époque plus ou moins éloignée, c'est par une succession d'idées et de sensations, se succédant par un enchaînement non interrompu, depuis le moment où la suggestion est faite jusqu'à celui de son exécution, qu'elles peuvent être réveillées et accomplies. L'activité cérébrale, dit M. Beaunis dans ses éléments de physiologie, en un instant donné, représente un ensemble de sensations, d'idées, de souvenirs, dont quelques-uns seulement sont saisis par la conscience d'une façon assez forte pour que nous en ayons une perception nette et précise, tandis que les autres ne font que passer sans laisser de traces durables. Les premiers pourraient être comparés aux sensations nettes et distinctes que donne la vision dans la région centrale de la tache jaune, les autres aux sensations indéterminées que fournit la périphérie de la rétine. Aussi, arrive-t-il très souvent que, dans un processus psychique, composé d'une série d'actes cérébraux successifs, un certain nombre de chaînons intermédiaires vient à nous échapper. Il paraît même très probable que la plus grande partie des phénomènes qui se passent ainsi en nous se passent à notre insu, et ce qu'il y a d'important, c'est que ces sensations, ces idées, ces émotions auxquelles nous ne faisons aucune attention, peuvent cependant agir comme excitants sur d'autres centres cérébraux et devenir ainsi le point de départ ignoré de mouvements, d'idées, de déterminations dont nous avons conscience.

C'est là ce qu'on observe dans le somnambulisme provoqué, spécialement en ce qui concerne la volonté du sujet. Et si l'acte suggéré est un peu étrange, un peu insolite, le sujet cherche des raisons pour faire ce qu'il fait et il en trouve.

En somme on le voit, dans la plupart des cas, la personnalité du sujet persiste, sa volonté continue à diriger ses actes que sa conscience juge et apprécie ; et quant à ces suggestions célèbres, exécutées ponctuellement, à longue échéance, et dans lesquelles la personnalité et la responsabilité du sujet semblent annihilées, on peut dire que ce sont de véritables expériences de laboratoire, et qu'elles ne peuvent être exécutées que par un sujet qui se trouve dans un véritable état pathologique.

Bibliographie des auteurs cités dans ce chapitre : — Charcot, *Leçons de la Salpêtrière ;* — Beaunis, *le Somnambulisme provoqué, Paris*, 1886 ; — Bottey, *Communication à la Société de Biologie*, 1884 ; — Richet, *Communication à la Société de Biologie*, 1884 ; — Dumontpallier, *Communication à la Société de Biologie ;* — Bourru et Burot, *Association Française pour l'avancement des sciences*, Congrès de Grenoble, 1885 ; — Bernheim, *De la suggestion dans l'état hypnotique et dans l'état de veille.*

CHAPITRE NEUVIÈME

Etude médico-légale de l'hypnotisme et de la suggestion. — Attentats que l'on peut commettre sur les sujets hypnotisés. — Viol dans l'hypnotisme. — Suggestion d'actes criminels accomplis pendant le sommeil. — Suggestion post-hypnotique d'actes criminels. — Responsabilité des hypnotisés.

La connaissance de l'hypnotisme, à la suite de la faveur dont a joui cette étude dans ces dernières années, s'est répandue rapidement en dehors du monde médical. Il n'est personne maintenant qui ne commente et discute ces phénomènes, qui, par leur nature même et parfois l'étrangeté de leurs manifestations, ont la propriété de passionner l'esprit public.

Cette extension et l'abus que l'on fait d'une puissance aussi considérable qui devrait uniquement rester dans le domaine de la thérapeutique, sont tout d'abord, pour la santé publique, un danger qui nous est démontré par la fréquence des accidents nerveux que provoquent les manœuvres intempestives des magnétiseurs de toute catégorie. A une époque où tous les esprits sont tellement empreints de nervosisme, qu'on pourrait l'appeler l'âge du système nerveux, ce danger est plus à craindre que l'emploi criminel de cette force. Toutefois, à cause même de cette faveur plus grande que jamais accordée à l'hypnotisme extra-médical, il est nécessaire de faire entrevoir la possibilité du crime, et de rechercher quelles seront les règles qui devront guider le médecin légiste pour se garer également de la simulation et de l'erreur.

D'abord, nous ne nous arrêterons pas longtemps à la question préalable de savoir si l'hypnotisme peut être employé d'une manière criminelle. C'est là un fait incontestable; la nature de l'hypnotisme, nous ne la connaissons pas ; mais, quelle que soit la théorie que l'on adopte, on peut considérer l'hypnotisme comme une force, une puissance considérable mise en jeu par un individu et déterminant dans un autre homme des troubles profonds ou des modifications importantes de l'organisme. Or l'existence d'un agent de cette sorte entraîne toujours et nécessairement la possibilité de nuire: d'une façon, plus ou moins dangereuse suivant le mode d'action même de l'agent; plus ou moins fréquente suivant la facilité avec laquelle les criminels pourront s'en servir. Dans le cas actuel, d'une part, l'agent étant puissant peut être très redoutable ; d'autre part, il est entre les mains d'un grand nombre, car il sera aussi facile aux gens mal intentionnés de l'étudier que de rechercher dans un traité de chimie les effets et les caractères des différents poisons.

Ceci étant donné, de quelle manière l'hypnotisme pourra-t-il être employé d'une façon criminelle, et comment le médecin légiste aura-t-il à intervenir?

L'individu hypnotisé doit être considéré, au point de vue médico-légal, dans deux conditions absolument différentes : à l'état passif, comme victime d'un attentat; à l'état actif, comme auteur d'une action coupable.

Dans le premier cas, il, se plaindra d'un attentat commis sur sa personne ou sur ses biens, à la faveur de l'état d'inconscience et d'impuissance dans lequel il s'est trouvé par le fait du sommeil provoqué; il sera accusateur. Le tribunal demandera à l'expert de l'éclairer sur l'authenticité des phénomènes physiologiques qui servent de base à sa plainte, et sur la possibilité de la perpétration de l'acte criminel qu'il dénonce.

Dans le second cas, c'est lui qui sera l'accusé; il aura accompli un acte criminel, mais il prétendra n'en avoir pas conscience; il dira avoir été privé de son libre arbitre par celui qui l'a plongé dans le sommeil hypnotique. Le juge d'instruction demandera au médecin de déterminer le degré de responsabilité du prévenu, au moment où il a accompli l'acte criminel.

Les attentats, dont peut être victime une personne plongée dans le sommeil hypnotique, peuvent être dirigés contre ses biens ou contre sa personne.

Une partie de ces cas rentre dans une catégorie de faits tout à fait vulgaires et qui ne mériteront pas de nous arrêter bien longtemps. S'il s'agit en effet d'un simple vol, ou de la soustraction d'objets ou de papiers importants à la faveur du sommeil hypnotique, cet état pourra être assimilé au sommeil, à l'ivresse ou à une perte de connaissance due à une cause naturelle, si le sommeil n'a pas été provoqué par le coupable lui-même. Si, au contraire, le sommeil hypnotique a été provoqué par le coupable, dans le but de favoriser l'accomplissement de son crime, le fait même d'enlever à quelqu'un sa connaissance, sa raison et les moyens de résistance dont il jouit à l'état de veille est déjà un acte de violence qu'on lui fait subir, puisque, par le moyen de l'agent que l'on met en jeu, on domine ou on paralyse sa force et on le met hors d'état de se défendre. Il faudra donc considérer ici que la culpabilité de l'accusé se complique d'un acte agressif et violent.

Mais nous en sommes encore à des manifestations qui ne sont pas le fait spécial et unique de l'état hypnotique. Des cas analogues se sont présentés déjà, dans lesquels on a vu des crimes de ce genre commis à la faveur de l'ivresse ou du sommeil provoqué par l'opium, le chloroforme, etc... Il ne peut donc y avoir aucune hésitation dans ces cas et l'enquête ne donnera lieu à aucune expertise nouvelle, puisque rien ici ne sort des conditions d'un sommeil normal ; ce qui, du reste, ne pourrait ici en aucune façon modifier l'instruction.

Un des phénomènes qui, d'une part, se présente spontanément dans certaines phases du sommeil hypnotique, et qui, d'autre part, peut être le résultat d'une suggestion, est la perte de la mémoire. Ce moyen pourra-t-il être employé pour se débarrasser du témoin gênant d'un acte coupable ? Pour bien poser tout d'abord la question, nous n'étudions pas encore ici le cas d'un rôle actif de l'hypnotisé, dans lequel on aurait fait de lui un témoin à décharge, en lui suggérant de faire de lui-même une déposition négative.

Nous nous demandons seulement maintenant si l'on peut simplement effacer complètement de la mémoire d'un hypnotisé le souvenir d'un fait dont il a été témoin.

Pour tout ce qui se passe autour de lui et sans nécessiter son intervention pendant le sommeil provoqué, si celui-ci est assez profond, l'hypnotisé ne sera qu'un témoin inconscient et en aura généralement perdu tout souvenir au réveil. Mais, si le sujet a été témoin de l'acte ou de ses préparatifs avant d'être endormi, c'est en vain que le coupable tentera de lui en faire perdre le souvenir par l'hypnotisation.

Pour arriver par la suggestion à une suppression partielle de la mémoire des faits antérieurs, il faudrait avoir affaire à un individu déjà entraîné par des suggestions de ce genre, et l'on comprend dès lors les réserves qu'entraînerait dans les conclusions de l'expert ce fait que le plaignant aurait été endormi par celui qui a coutume de l'hypnotiser. Si, tombant sur un individu prédisposé d'une manière extraordinaire aux suggestions, le coupable parvenait, par une première hypnotisation, à obscurcir ses souvenirs ; tout au moins la victime se rappellerait-elle les premières manœuvres de l'hypnotiseur et un certain enchaînement de faits précédents, qui peu à peu raviveraient ses souvenirs et seraient suffisants pour mettre sur la voie de la vérité.

Nous arrivons maintenant à un ordre de faits dans lesquels l'individu hypnotisé ne sera déjà plus cette masse inerte et inconsciente, mis simplement hors d'état de se défendre ou favorisant l'accomplissement d'un crime par l'absence de tout témoignage. C'est un commencement de rôle actif qu'il va jouer ici, et nous allons voir d'abord l'acte le plus simple qu'il peut accomplir, même en dehors de toute suggestion, pendant les premières périodes du sommeil provoqué. L'hypnotisé peut parler pendant son sommeil, il peut à certains moments parler de lui-même et sans provocation aucune ; ensuite on peut lui poser des questions auxquelles il répondra. De là, la possibilité d'obtenir de lui des révélations ou des renseignements qu'il refuserait à l'état de veille, ou de lui arracher des secrets de toute nature.

Pour ce qui est de l'emploi de ce moyen par un malfaiteur vulgaire, je répéterai ici ce que j'aurai encore plusieurs fois l'occasion de dire à ce sujet. Ce n'est pas dans une première hypnotisation que l'on pourra arriver à annihiler la personnalité du sujet, au point de lui faire dire des choses qu'il a la volonté de tenir cachées. Dans une première séance d'hypnotisation on obtiendra un sommeil plus ou moins profond, pendant lequel, dans certains cas, l'hypnotisé pourra parler, mais comme on parle dans un rêve ; ce ne seront que des paroles incohérentes, répondant aux idées que le rêve a fait naître, le plus souvent sans suite, et surtout ne présentant aucune garantie de véracité.

Mais si le coupable a déjà pu endormir plusieurs fois son sujet et lui faire subir un entraînement nécessaire, s'il a surtout entre les mains un individu prédisposé au somnambulisme, alors il pourra arriver à des résultats beaucoup plus considérables, donner une direction aux idées qui inspireront les paroles, et poser des questions qui provoqueront des réponses. Mais encore dans ce cas, les révélations que pourrait faire un homme ainsi plongé dans le sommeil ne présenteront pas souvent un caractère de certitude tel qu'elles puissent servir de base à des conséquences bien graves. En effet, supposons que, pour cacher un fait qu'il a intérêt à tenir secret, un individu ait construit dans son imagination tout un échafaudage de récits purement fictifs, il pourra bien se faire que tout ce qu'il racontera pendant son sommeil ne soit que la continuation de la fable qu'il aura inventée, au lieu d'être l'expression de la vérité. Ce serait une erreur de croire que le sommeil hypnotique soit une garantie de sincérité de la part de l'hypnotisé ; en effet, de même qu'il est facile de lui suggérer de prendre pour la réalité des faits imaginaires et de soumettre toutes ses réponses à cette fiction, il pourra aussi très facilement se reproduire des phénomènes d'auto-suggestion, comme nous venons de le supposer tout à l'heure, dans lesquels l'invention ne fera que prendre corps et devenir plus vraisemblable, par le fait même du passage par le sommeil provoqué.

Nous ne devons que toucher en passant une autre question relative à la révélation des secrets pendant le sommeil hypnotique, car elle est résolue par avance. Il peut se faire que dans le cours d'une hypnotisation, sans qu'il y ait la moindre intention d'indiscrétion de la part de l'hypnotiseur et même tout à fait malgré lui, il soit mis en possession de secrets qu'il ne devrait pas connaître. Mais cela peut également se produire sous l'influence de l'administration du chloroforme, au moment où un médecin pratique l'anesthésie chez un patient, ou s'il est témoin d'un accès de délire chez un malade qu'il observe. Dans l'un comme dans l'autre cas, il est devenu dépositaire de ces secrets dans l'exercice de sa profession et mis à couvert par l'inviolabilité du secret professionnel.

Dans un état qui demande un degré encore plus avancé du sommeil hypnotique, on peut suggérer à l'hypnotisé l'accomplissement d'actes, non délictueux en eux-mêmes, mais qui peuvent être attentatoires à sa réputation ou à ses biens, en tous cas qu'il n'accomplirait pas à l'état de veille.

C'est ainsi que l'on pourrait obtenir des signatures compromettantes, faire rédiger et signer des attestations fausses, faire reconnaître par écrit des dettes fictives. Tout cela peut être fait, c'est absolument certain, et cela réussira surtout très bien expérimentalement, dans un laboratoire de physiologie ; mais de là à en faire une arme qui menace la sécurité publique, il y a loin et l'on a beaucoup exagéré ce danger en particulier.

Tout d'abord, pour pouvoir faire jouer un rôle actif à un individu hypnotisé, il faut arriver à la période somnambulique du sommeil hypnotique ; or le somnambulisme est une phase déjà avancée de l'hypnotisme et tous les hypnotisés n'arriveront pas à cet état. Chez ceux-là même qui pourront y arriver, je dirai même le plus facilement, ce ne sera pas encore dans la première séance d'hypnotisation que l'on obtiendra ce résultat ; il faudra pour cela un entraînement plus ou moins long suivant les sujets. Cet entraînement exige nécessairement un certain nombre de séances d'hypnotisation, il faudra donc que le sujet se soit soumis volontairement pendant quelque temps à l'hypnotiseur. L'on voit facilement combien ces conditions écartent le danger, et que ce moyen est loin d'être à la portée de tous.

Quoi qu'il en soit, supposons qu'un attentat de ce genre a été commis : la victime a déposé une plainte, l'enquête est ouverte et un expert est nommé. Le rôle du médecin légiste consistera ici à rechercher si les faits sont physiologiquement possibles, de la manière et dans les circonstances racontées par le plaignant.

Il faudra d'abord rechercher si, dans le récit fait par le plaignant et en tenant compte des vérifications qui auront pu en être faites par l'enquête, il n'y a rien qui soit contradictoire, ou en opposition avec les phénomènes hypnotiques que nous connaissons. Il s'agira ensuite de déterminer expérimentalement si le sujet est facilement hypnotisable ou non. Je dis facilement avec intention, car ce qui importera pardessus tout à l'instruction, sera de savoir s'il peut arriver aux différentes périodes de l'hypnotisme d'une façon relativement facile, et c'est seulement dans ce sens que l'expert déclarera que l'individu soumis à son examen est actuellement hypnotisable ou non.

En effet, il n'est probablement personne qui, dans un temps donné et en multipliant avec une patience suffisante les séances, soit absolument réfractaire à l'hypnotisme. Mais l'on peut considérer que ceux qui auraient besoin d'un entraînement très long (et l'on a vû des sujets chez lesquels des mois entiers de tentatives journalières étaient nécessaires), n'auront guère à craindre l'influence qu'un hypnotiseur pourra exercer sur eux et seraient mal fondés à s'en plaindre. Une fois cela posé, et en tenant compte à la fois du degré auquel peut arriver le plaignant dans le sommeil hypnotique, et de l'attentat qu'il déclare avoir été commis pendant ce sommeil, le médecin légiste pourra déclarer si sa déposition est admissible ou non; mais, en aucun cas, il ne doit et ne peut aller plus loin. Le reste est affaire de l'instruction.

S'il est prouvé qu'une signature a été extorquée par le moyen du sommeil hypnotique, pour obtenir le consentement à une donation, un contrat ou une obligation conventionnelle, elle devra être annulée ; dans le premier cas, par l'article 901 du code civil : « Pour faire une donation entre vifs ou un testament, il faut être sain d'esprit. » Dans les autres cas, par les articles 1109 : « Il n'y a point de consentement valable, si le consentement n'a été donné que par erreur, ou s'il a été extorqué par violence ou surpris par dol ; » et encore article 1111 : « La violence exercée contre celui qui a contracté l'obligation est une cause de nullité, encore qu'elle ait été exercée par un tiers autre que celui au profit duquel la convention a été faite. » De plus, le fait lui-même tombe sous le coup de l'article 400 du code pénal visant : « quiconque aura extorqué par force, violence ou contrainte, la signature ou la remise d'un écrit, d'un acte, d'un titre, d'une pièce quelconque contenant ou opérant obligation, disposition ou décharge. »

L'hypnotisme est une névrose provoquée, dans laquelle l'hypnotisé est privé en partie de ses facultés mentales ; il n'est donc pas sain d'esprit. De plus, le sommeil hypnotique, poussé à un certain degré, plaçant le sujet d'une manière irrésistible sous l'entière domination de l'hypnotiseur, est une violence morale qui, sans aucun doute, doit être assimilée à la violence physique.

Parmi les attentats dont les personnes hypnotisées peuvent être victimes, par l'abus que peut faire l'hypnotiseur de l'état passif dans lequel il a plongé son sujet, nous trouvons encore le viol dans l'hypnotisme. Quoique cela paraisse un des plus simples, ce cas n'est pas très fréquent, peut-être n'est-il que rarement découvert. La littérature médico-légale en fournit cependant un certain nombre parfaitement authentiques.

(*) Des différents états dans lesquels peut se trouver un individu hypnotisé, l'état léthargique est de tous, on le comprend, le plus favorable à la perpétration du viol, c'est aussi ce que prouvent les faits connus. Dans la léthargie, la résolution musculaire est complète, absolue ; toute puissance physique et intellectuelle a disparu ; le léthargique n'est plus qu'un mannequin inconscient à la merci du premier venu.

Au point de vue médico-légal, la catalepsie doit être rapportée, d'une part, à la léthargie, lorsque l'intelligence sommeille presque complètement, comme cela existe chez un grand nombre de sujets ; de l'autre au somnambulisme, lorsque le cataleptique est suggestible.

Le somnambule n'est plus la statue inanimée dont

(*) Ces considérations sur le viol dans l'hypnotisme sont empruntées en partie au livre de M. Gilles de la Tourette, *l'Hypnotisme et les états analogues au point de vue médico-légal.*

nous venons de parler. Il peut se défendre contre une agression ; ses forces sont même décuplées ; le danger naît de son état mental. En effet, son cerveau peut obéir aux suggestions du magnétiseur ; c'est alors en quelque sorte une violence psychique qu'il subit ; d'un autre côté, il est de remarque usuelle que les somnambules sont en général très affectueux pour celui qui vient de les endormir. On conçoit donc facilement qu'il puisse ainsi s'établir dans cet état des rapports sexuels, qu'à priori nous assimilerons au viol.

Donc deux variétés : viol en léthargie, viol en somnambulisme. Dans toutes les deux, oubli complet au réveil de ce qui s'est passé pendant le sommeil. Toutefois à l'inverse de la léthargie, si le crime a été commis pendant le somnambulisme, le souvenir en peut renaître lors d'une deuxième hypnotisation.

Il peut arriver du reste que le criminel se serve concurremment de ces deux états d'une manière inconsciente. C'est ce qui eut lieu dans le cas du mendiant Castellan, qui usa du somnambulisme pour enlever à sa famille une jeune fille qu'il viola à plusieurs reprises en léthargie.

(*) Comme type de viol dans la période léthargique, nous citerons le cas du dentiste de Rouen rapporté par M. Brouardel. L'instruction révéla que le dentiste L... endormait la fille B. en lui renversant fortement la tête en arrière, lui faisant boucher les narines avec la lèvre supérieure relevée, et la forçant ainsi à fixer le plafond. Les dispositions de la chambre étaient

(*) Brouardel, *Annales d'hygiène et de médecine légale*, 1879, 3e série, t. I, p. 39.

telles que le viol, commis à plusieurs reprises, put s'accomplir sans que la mère de la victime en eût connaissance.

Parmi les nombreuses questions que dut résoudre le professeur de médecine légale, nous retiendrons seulement qu'il fut démontré que la fille B. était hystérique et très facilement hypnotisable. Sa grossesse de quatre mois et demi coïncidait bien comme date avec ses premières visites chez le dentiste.

Enfin cette question du viol pendant la léthargie hystérique s'est présentée tout récemment devant les assises de la Seine. Les débats démontrèrent l'innocence de l'inculpé, qui d'ailleurs avait été laissé libre; l'expertise médico-légale n'en fut pas moins fort intéressante.

Nous ne pouvons citer ici le remarquable rapport fait à cette occasion par M. Brouardel, nous ne donnerons que ses conclusions qui pourront nous fournir quelques enseignements utiles, les voici :

(*) 1° La demoiselle G... est atteinte d'hystérie. Nos constatations ne laissent aucun doute sur ce point.

2° Les crises hystériques de cette demoiselle seraient caractérisées par une durée très longue (plusieurs heures), et se termineraient par une longue période d'inconscience et d'anéantissement (léthargie).

Les renseignements fournis par Mme G... et sa fille sont, en tout point, conformes aux données de l'observation habituelle.

3° Il est possible que, pendant la phase léthargique,

(*) Brouardel, *Annales d'hygiène et de médecine légale*, 1886.

la demoiselle G... ait subi, sans en avoir conscience, des rapprochements sexuels.

Nous ne pouvons évidemment dire que le fait s'est passé ainsi que le rapporte la demoiselle G..., nous disons seulement qu'il est possible qu'il se soit passé ainsi.

— Les débats ne durèrent pas longtemps, il résulta de la déposition de plusieurs témoins que la plaignante, contrairement à ses assertions, avait eu des rapports volontaires avec le prévenu ; aussi le ministère public abandonna-t-il l'accusation.

Il n'en est pas moins vrai que ce cas, tout négatif qu'il est, présente un vif intérêt. Il prouverait, s'il en était besoin, que le viol peut s'accomplir pendant la léthargie hystérique. Les faits étaient si bien présentés, grâce à la possibilité même de la perpétration, que le parquet se résolut à poursuivre. De plus, les conclusions de l'éminent professeur de médecine légale nous montrent que le médecin ne peut et ne doit, dans un cas semblable, faire autre chose que rechercher s'il est possible que les choses se soient passées dans les circonstances décrites par l'accusation, et déclarer uniquement que le fait est possible ou non.

(*) Enfin, il peut encore se faire qu'un criminel sache, par exemple, qu'une femme est hystérique et que ses attaques se jugent par une longue phase de léthargie. Par la pression sur une zone hystérogène qu'il connaît, il détermine une attaque de sommeil et commet son crime.

Cette hypothèse, qui semble bien bizarre, s'est pour-

(*) Gilles de la Tourette, *op. cit.*

tant réalisée dans un cas signalé par le professeur Pitres. Un misérable saisit une hystérique par les deux coudes, sachant pertinemment qu'il existait là deux zones hypnogènes, provoqua ainsi la léthargie et viola sa victime. Une enquête toute privée permit de reconstituer presque entièrement cette scène.

Le viol peut encore être perpétré pendant l'état somnambulique. Son accomplissement présente alors deux modalités différentes : il s'accompagne ou non de violences, particularité qui n'existe pas dans la léthargie, pendant laquelle le sujet est complètement inerte.

(*) On cite un cas unique dans lequel une somnambule, qualifiée du reste de spontanée, fut violée dans les conditions suivantes : Une domestique, ayant remarqué que cette jeune femme ignorait à son réveil ce qui s'était passé pendant ses accès, introduisit un homme dans la maison. Ces misérables mirent leur projet à exécution en bâillonnant la somnambule avec des draps de lit ; par ce moyen et d'autres ils vainquirent la résistance qu'elle opposait, même dans son état de somnambulisme. A son réveil, elle n'avait aucun souvenir de l'outrage subi ; mais, quelques jours plus tard, étant retombée en somnambulisme, ces événements lui revenaient à la mémoire et elle en racontait tous les détails.

Cette observation est donnée du reste d'une manière très courte, mais il s'agit là probablement d'un cas de somnambulisme spontané. La scène pourrait

(*) Dyce, *Edimburgh philosophical transactions*. Cité par Azam, *les Altérations de la personnalité*.

identiquement se reproduire pendant le somnambulisme hypnotique.

(*) Mais s'il y a peu d'exemples appartenant à la première modalité (viol avec violences), il n'en est pas de même en ce qui regarde la seconde, et certainement, tous n'ont pas été publiés.

Les choses se passent le plus souvent comme dans une observation rapportée par le Dr Bellanger.

Dans ce cas, les hypnotisations répétées avaient créé, pendant le somnambulisme seulement, une intimité telle entre la malade et l'hypnotiseur, que celui-ci profita de la situation pour abuser de sa cliente. Le fait fut péremptoirement démontré, et, si l'hypnotiseur ne fut pas poursuivi, c'est qu'il jugea prudent de s'exiler.

N'eût-il pas dit pour sa défense, ce qui est vrai dans le sens strict du mot, que les rapports avaient été mutuellement consentis ?

Mais ce qui arrivera le plus souvent, c'est qu'une hystérique tombera dans une attaque de léthargie, et que le viol sera consommé par l'unique personne ou par les divers spectateurs de l'accès, comme cela s'est vu plusieurs fois. Nous disons léthargie, mais il pourra en être de même pendant la catalepsie et le somnambulisme naturel ou hystérique.

L'extase, qui n'est qu'une manifestation de l'état cataleptique de l'hystérie, peut durer fort longtemps et laisser la malade exposée inconsciemment à tous les attentats.

Nous ne pouvons nous empêcher de constater qu'il

(*) Gilles de la Tourette, *op. cit.*

existe à ce sujet une lacune regrettable dans notre code pénal. Le paragraphe 3 de l'article 332 vise bien l'attentat à la pudeur avec violence; la loi protège l'enfant âgé de moins de quinze ans accomplis ; l'article 333 condamne les abus de ceux qui ont autorité sur la victime. Mais quel est l'article qui protège l'individu qui se trouve plongé dans un état d'inconscience et d'inertie naturel ou artificiel ?

(*) Et pourtant, cette lacune n'existe pas dans la majorité des législations étrangères ; ainsi *le Code Pénal autrichien*, dit à l'article 125 : « Quiconque par menaces, par violences ou par l'*étourdissement artificiel de ses sens*, aura mis une femme hors d'état de lui résister et s'en sera servi dans cet état pour l'accomplissement d'un coït illicite, commet le crime de viol. »

Cet article vise bien les différents états d'inconscience et de sommeil provoqué, de quelque manière que ce soit. Mais, ce n'est pas tout, le même code, un peu plus loin, n'est pas moins explicite pour les états analogues de cause purement pathologique ; en effet nous trouvons à l'article 127 : « Le coït illégal accompli sur une femme qui se trouve dans un état où elle n'a *ni la volonté ni la conscience* de résister à une action attentatoire à sa pudeur, même si cet état n'est pas le fait du coupable, ou sur une jeune fille âgée de moins de quatorze ans, est considéré comme viol et puni comme tel. »

(*) Ces divers textes de lois sont empruntés à un travail intéressant du laboratoire de médecine légale de Lyon (Prof. Lacassagne) : *Des attentats à la pudeur chez les petites filles*, par le docteur P. Bernard, 1886.

Le Code Pénal allemand, à l'article 176 : « Celui qui abuse d'une personne se trouvant dans un état où elle n'a *ni la volonté ni la conscience* de résister à une action attentatoire à sa pudeur... »

Le Code des Pays-Bas, article 247 : « Celui qui commet des actes d'immoralité avec une personne sachant qu'elle est *évanouie et sans connaissance...* »

Le Code espagnol, article 453 : « — 2° Si la femme a été *privée de raison ou de sentiment* par un moyen quelconque... »

Et *le Code Pénal belge*, article 375 : « Sera puni de la réclusion quiconque aura commis le crime de viol, soit en abusant d'une personne, qui, par l'effet d'une maladie, par l'altération de ses facultés ou par toute autre cause accidentelle, avait *perdu l'usage de ses sens, ou en avait été privée par quelque artifice.* »

(*) En France, la lacune qui existe en cette matière laisse malheureusement le champ libre à la discussion. Et pourtant l'hésitation n'est pas permise, car pour ce qui est de la violence elle existe dans tous les cas ; en effet la violence morale doit être assimilée à la violence physique. Celui qui provoque le sommeil dans un but criminel ne commet-il pas une véritable violence ? A l'état de veille, le sujet qu'il endort ne se fût pas abandonné, puisqu'il choisit, pour obtenir ses faveurs, le moment où il est impossible à celui-ci de les refuser.

A côté de ces cas réels existe la simulation, M. Tardieu en a publié deux exemples. N'oublions pas seulement que si les filles véritablement violées sont des

(*) Gilles de la Tourette, *op. cit.*

hystériques, celles qui ne l'ont pas été et qui viendront néanmoins s'en plaindre seront, bien plus souvent encore que les autres, atteintes de la névrose.

La femme hystérique est essentiellement menteuse, on en a vu tenir en échec, pendant de longues années, les tribunaux, les médecins, leur famille, sur un échafaudage de mensonges emboîtés avec un art inouï les uns dans les autres.

C'est ainsi que sous l'empire, en 1855-56, une enfant de quatorze ans prétendit avoir été victime d'un enlèvement, avoir été violée, etc... Celui qu'elle accusait était un personnage tout-puissant et l'affaire menaçait de prendre les proportions d'un gros scandale ; la préfecture de police commençait à se remuer, lorsque M. Lasègue, après plusieurs médecins qui avaient accepté les dires de l'enfant, constata tout simplement qu'elle était vierge.

(*) Un autre exemple remarquable est celui auquel se rattache le nom de la Roncière Le Noury, qui, étant élève à Saumur, fut accusé faussement par la fille du général de s'être introduit chez elle pendant la nuit : il avait soulevé l'espagnolette des volets, avait cassé un carreau, qui se trouvait cassé effectivement, etc... Par une fatalité où il a d'ailleurs montré beaucoup de caractère, les circonstances ont tourné contre lui ; il se trouvait précisément absent de l'école cette nuit-là, et il a dû faire dix ans de travaux forcés. Le père de cette jeune fille ayant ensuite été envoyé à Paris, à chaque instant elle mettait la police en mouvement. C'est aujourd'hui une grande hystérique.

L'enquête judiciaire et médicale n'est donc pas

(*) Brouardel, *Leçons de médecine légale.*

chose aisée dans tous ces cas où un individu viendra se plaindre d'avoir été victime, pendant le sommeil provoqué, d'un attentat sur sa personne ou sur ses biens. La tâche du juge d'instruction sera certainement très compliquée ; le médecin expert ne pourra qu'émettre une possibilité ; mais celle-ci s'entourera de considérations qui pèseront parfois lourdement dans la balance.

(*) Après avoir examiné l'état physique du plaignant et constaté, bien souvent, qu'il est hystérique, l'expert devra rechercher immédiatement s'il est hypnotisable et si, facilement, on peut obtenir chez lui un état d'insensibilité complète.

Cette épreuve sera d'une grande importance, au moins si elle est positive ; et le sujet averti ne peut refuser de s'y soumettre.

Il s'agit là de constater s'il existe une véritable névrose, l'hypnotisme ; celui qui voudrait se soustraire à ces recherches ne serait pas plus excusable que l'hystérique refusant de laisser prendre son champ visuel.

Il ne suffit pas que le plaignant dise : j'ai été endormi ; il faut, autant que possible, qu'on puisse en acquérir la preuve, afin de déjouer toute tentative de simulation. Cette preuve résidera surtout dans les contractures, spéciales aux divers états hypnotiques, découvertes par M. Charcot.

L'hypnotisme, enseigne le professeur de la Salpêtrière, est une maladie comme une autre, et partant, doit avoir son déterminisme : ce sont ces diverses contractures qui le constituent principalement. Il est

(*) Gilles de la Tourette, *op. cit.*

vrai que les simulateurs peuvent être hystériques et qu'ils pourront également être hypnotisables. Mais il restera encore à déterminer si l'état que l'on obtient d'emblée est assez profond pour permettre la perpétration du crime.

Il faut des sujets exceptionnels pour tomber en léthargie vraie dès la première séance d'hypnotisation, il est encore plus difficile d'arriver au somnambulisme. D'une façon générale plusieurs séances seront nécessaires pour obtenir un semblable résultat. Pendant les premières, en effet, l'individu présente une série de symptômes vagues, auxquels M. Charcot a donné le nom de petit hypnotisme. Dans ces cas, l'oubli au réveil n'est pas complet ; et bien que néanmoins un crime à la rigueur puisse s'accomplir pendant cet état, le plaignant, qui n'aura pas été complètement privé de communications avec le monde extérieur, devra donner certains détails et éclairer la justice, les conclusions du médecin devront alors forcément se ressentir de ces hésitations.

Ces questions se présentent encore avec beaucoup de desiderata ; aussi ne saurait-on s'entourer de trop de précautions. Nous avons aujourd'hui en notre possession quelques signes, qui ne peuvent être simulés tant par les hystériques que par les hypnotiques ; ne craignons pas de nous en servir pour la recherche de la vérité.

Une question se pose ici : l'expert a constaté que l'individu qu'il est chargé d'examiner est hystérique, facilement hypnotisable ; devra-t-il, de lui-même ou à l'instigation du juge d'instruction, en supposant même que le sujet donne son consentement, provoquer cette période somnambulique dans laquelle l sujet donne les notions les plus précises sur l'attenta dont il dit avoir été victime ? Nous répondrons san hésiter qu'il ne le doit pas, c'est ce qui résulte d l'enseignement de M. Brouardel.

« Le médecin ne doit jamais jouer le rôle de jug d'instruction ; il ne doit pas, par des moyens artifi-ciels, provoquer, soit des aveux, soit des accusations En un seul cas son silence serait coupable ; c'est lors-que, au cours de son examen, il surprend que la jus tice fait fausse route et qu'on va condamner un inno-cent. »

Nous arrivons maintenant à la seconde partie d cette étude, dans laquelle nous devons considérer le cas où l'hypnotisé aura joué un rôle actif. Ici il n'es plus accusateur, il va bientôt s'asseoir sur le ban des prévenus, car il est dès maintenant l'auteur d'acte coupables. A mesure que le fait devient plus grave a point de vue criminel, nous arrivons parallèlement sous le rapport physiologique, à des états plus compli qués et à des périodes plus avancées de l'hypnotism

Ce n'est pas dans la phase de léthargie, où sembla-ble à un cadavre, inerte, inconscient, l'hypnotisé es étranger à tout ce qui se passe autour de lui ; ni dan la catalepsie, où il se fige dans la position qui lui a été donnée et n'offre d'autre résistance que celle d la contracture impassible de ses muscles, qu'il pourr agir et prendre part lui-même à des faits. Jusqu'ic tout est danger pour lui, mais il n'est pas à craindre maintenant apparaît une nouvelle phase, celle du som nambulisme ; une vie nouvelle vient animer ce cadavre, il va de nouveau pouvoir parler, se mouvoir et agir.

Mais bientôt aussi, les centres cérébraux de la personnalité et de la volonté vont rester frappés de sommeil et d'inactivité ; de sorte que les actes cérébraux, qui, en somme, prendront toujours naissance dans des influences, soit extérieures : impressions ou sensations, soit intérieures : différentes parties de la mémoire, ne subiront plus sur leur trajet aucune modification et produiront d'emblée des actes extérieurs, devenant absolument semblables à des actes purement réflexes.

Arrivé à cet état, l'hypnotiseur, pouvant déterminer chez son sujet les différentes impressions ou sensations, pourra lui faire produire fatalement les actes correspondants, et celui-ci pourra par conséquent devenir lui-même l'agent d'actes criminels.

Nous trouvons d'abord, dans cet ordre, des crimes ou actes délictueux, dans lesquels la personne hypnotisée peut devenir le sujet actif par le fait d'hallucinations suggérées.

En effet, une des choses les plus simples, chez un sujet placé en état de somnambulisme, est de lui suggérer des hallucinations. Sans qu'un acte délictueux ait été suggéré en lui-même par l'hypnotiseur, le seul fait d'hallucinations peut en devenir la cause. C'est ainsi qu'en faisant passer sous les yeux du sujet des scènes imaginaires, on pourrait en obtenir de faux témoignages, des aveux d'actes purement fictifs. Une hallucination, répétée d'une manière permanente, pourrait devenir une véritable impulsion. Tout le monde connaît en effet les actes de folie, accomplis par des aliénés, sous l'influence de l'hallucination d'une voix leur commandant toujours le même acte ;

ou encore les actes agressifs auxquels ils peuvent se livrer, quand l'hallucination leur fait entendre des injures ou des excitations d'une personne étrangère.

Tout ce qui, sur ce point, a été observé dans les hallucinations chez les aliénés est applicable aux hallucinations provoquées. Il importe ici de se demander combien de temps les hallucinations provoquées peuvent persister après le réveil.

(*) Les hallucinations de la vue sont celles sur lesquelles on peut expérimenter le plus facilement; on ne peut en effet, à cause de la gêne que cela causerait au sujet, donner une hallucination persistante de l'ouïe, du toucher, voir même de l'odorat ou du goût; tandis qu'on peut, sans inconvénient, lui faire voir, par exemple, son vêtement d'une autre couleur que celle qu'il a en réalité. Il faut distinguer, à ce point de vue, le cas dans lequel on précise, en le suggérant, le temps que doit durer l'hallucination provoquée, et celui dans lequel on n'assigne pas de durée précise à la suggestion.

Dans le premier cas, l'hallucination dure, en général, le temps prescrit; mais il est vrai que les expérimentateurs n'ont jamais pu assigner une bien longue durée pour l'hallucination.

Quand la durée n'en est pas précisée, l'hallucination dure un temps variable, quelques minutes, quelques heures, quelques jours, sans qu'on puisse toujours en déterminer la cause.

La façon dont disparaît l'hallucination suggérée mérite aussi l'attention; elle ne disparaît pas en bloc,

(*) Beaunis, *le Somnambulisme provoqué.*

tout d'un coup, mais elle s'éteint graduellement et quelquefois par fractions pour ainsi dire.

Pour suggérer à un individu des hallucinations compliquées, persistant après le réveil et de longue durée, il faut nécessairement avoir affaire à un sujet exceptionnellement prédisposé ou ayant subi un entraînement. Or, d'un côté comme de l'autre, le sujet n'est pas dans une situation normale, il est dans un état pathologique, et c'est là ce que devra rechercher le médecin légiste (nous verrons plus tard comment), et c'est de là qu'il devra tirer ses conclusions.

Laissant de côté les hallucinations qui ne sont qu'un moyen détourné, nous avons à étudier maintenant les crimes ou actes délictueux qui peuvent être suggérés directement pendant le sommeil hypnotiqne.

L'hypnotiseur peut, pendant le sommeil hypnotique, suggérer et faire accomplir à son sujet des actes; nous allons voir s'il peut se servir de cette puissance dans un but coupable, et de quelle manière on pourra le découvrir.

Les conditions mêmes de la suggestion accomplie pendant le sommeil rendent la chose presque impossible au point de vue criminel. Il faut que l'hypnotiseur soit présent pour endormir son sujet dans les conditions dont nous parlons; il faut, pour obtenir une suggestion, qu'il lui intime par la parole, par le geste, ou par tout autre moyen sensible l'ordre d'agir. Tout cela l'exposerait beaucoup plus que de commettre le crime lui-même. De plus, le fait du sommeil de l'hypnotisé serait évident pour tous ceux qui pourraient le voir, si nous pouvions même supposer l'absence de l'hypnotiseur.

Si le fait a lieu sans témoins, il est vrai que l'hypnotisé n'a aucune conscience de ce qu'il fait pendant son sommeil, qu'il ne lui en reste aucun souvenir à son réveil; mais le phénomène même du réveil ne peut lui échapper, pas plus que les différentes manœuvres ou les actes qui ont précédé son sommeil.

A un autre point de vue, pendant un certain temps le phénomène de la conscience persiste, à divers degrés il est vrai, dans les différentes phases du sommeil hypnotique, même dans celles où la suggestion est possible, et la perte complète de la personnalité n'arrive qu'à un degré beaucoup plus avancé.

Il y, a dans le développement de la névrose hypnotique chez un individu, toute une progression régulière, et c'est le travail de cette progression, la marche suivie dans le développement de ces facultés nouvelles, pour ainsi dire, par l'hypnotisé sous la direction de l'hypnotiseur que nous avons souvent appelé l'entraînement hypnotique.

Pendant un certain temps, la faculté de percevoir les impressions venues du dehors, celle de les mesurer, d'en sentir la portée, d'y réfléchir, d'agir en conséquence, de proportionner exactement l'effort physique à l'effet voulu, l'intelligence du sujet, en un mot, est également en activité dans tous les états où on réalise sur lui une action physique qu'on pourrait croire purement passive.

Bien entendu je ne parle ici que des individus qui n'ont pas encore subi d'entraînement, et qui ne sont pas dans un état pathologique tel qu'il puisse remplacer l'entraînement et leur permettre d'arriver d'emblée aux degrés les plus élevés des différentes phases du sommeil hypnotique. Car ces différents degrés existent d'une manière plus ou moins régulière pour toutes les phases, pour la léthargie, la catalepsie, comme aussi pour le somnambulisme.

(*) Chez ces sujets la passivité est donc d'abord une passivité voulue. Le sujet se livre de lui-même à l'expérimentateur, mais il est passif comme un esclave qui exécute une injonction, et non pas comme un instrument qu'une main habile conduit sans qu'il le sache.

Tout effet physique est, chez lui, précédé d'un effet psychique. Les centres nerveux sentants et pensants sont affectés d'abord; la volonté reste toujours l'intermédiaire forcé entre l'indication reçue et le résultat à en obtenir. Maintenant elle subit passivement la volonté d'autrui pour en devenir l'exécuteur; plus tard elle sommeillera, ne reconnaîtra plus que vaguement d'où lui vient l'impulsion qui lui est donnée, la discutera mollement; plus tard encore elle sera complètement endormie, son existence deviendra pour ainsi dire virtuelle, son action sera nulle.

Aussi dans les premières expériences, faut-il, pour que la suggestion réussisse, que le sujet s'abandonne docilement à la volonté de l'expérimentateur. Il le fera d'autant plus aisément qu'il y sera plus accoutumé. Tant qu'il conserve sa personnalité, il peut lutter dans une certaine mesure; on peut obtenir de lui des phénomènes suggestifs de l'ordre des actes indifférents, mais surtout qui ne soient pas en

---

(*) Bernheim, *De la suggestion dans l'état hypnotique et dans l'état de veille.*

opposition flagrante avec le caractère, la nature ou les habitudes du sujet, et contre lesquels sa volonté, qui persiste encore, se réveillerait soudain par la contradiction avec l'ordre habituel de ses idées, et formerait un obstacle à la suggestion.

Pendant longtemps, le suggestionné joue un rôle et il n'ignore pas qu'il joue un rôle, il s'y prête avec complaisance. Il éteint volontairement les souvenirs qu'il faut éteindre, et il conserve volontairement ceux qui lui sont indispensables pour l'acte ou pour la série d'actes qu'on attend de lui. Il y en a, si l'on sait les prendre justement au moment voulu après le début des expériences, qui peuvent se rendre compte de l'effort nécessaire. Il ne leur est pas plus difficile de ne pas voir, d'après l'ordre donné, telle ou telle personne qui est devant leurs yeux ou de ne pas l'entendre si elle parle.

Si en ce moment, il était question de faire commettre un crime, par un sujet à conscience délicate, on ne réussirait pas. Quand, au contraire, on dit au sujet endormi de prendre un coupe-papier, que l'on considérera comme un poignard, et de frapper une porte que l'on regardera comme un homme, comme un ennemi de sa personne, sa conscience ne fait aucune résistance. Il se plie très bien au désir qu'on lui exprime ; il met sa volonté au service d'autrui. Comme un bon acteur, il entre pleinement dans son rôle ; il voit l'ennemi dans cette porte, il le frappe à coups redoublés. Il efface ensuite de sa mémoire le souvenir de ce qu'on lui a dit de faire, parce que c'est toujours dans le programme qui lui a été dicté, pour jouer son rôle complètement il doit avoir oublié l'ordre.

Si on lui prescrit, après cela, de croire que cet ordre lui a été donné par quelqu'un qui en est innocent, il le déclare sans hésitation, parce que tout cela rentre dans son jeu, et, après tout, lui est indifférent.

L'impulsion donnée par la suggestion, la passivité acceptée peut l'emporter sur la crainte du ridicule et sur certaines répugnances ; d'ailleurs celui qui joue un rôle change à ses yeux de personnalité. Mais la conscience est encore là, prête à résister au besoin contre tout acte qui la choque violemment.

M. Bernheim exprime aussi cette opinion, même en ce qui touche le somnambulisme complet : « même dans le somnambulisme actif, dit-il, les facultés psychiques ne sont pas éteintes ; le somnambule aussi résiste à certaines suggestions, refuse d'accomplir certains actes ; il réfléchit avant de répondre à certaines questions, il accomplit un travail intellectuel actif. »

Mais ceci est aller trop loin dans cette voie, car le somnambulisme complet sera la conséquence, soit d'un état pathologique, soit d'un entraînement hypnotique ; et cet entraînement aura pour résultat, à un certain moment, de supprimer sur un point donné la conscience, la volition, la personnalité morale et intellectuelle d'un individu, pour y substituer le besoin fatal d'exécuter passivement, inconsciemment, les injonctions reçues. Le sujet auquel on aura dit, durant l'état de somnambulisme, de commettre un acte à son réveil, le commettra instinctivement, comme le sujet auquel on aura dit d'être paralysé de la moitié du corps sera, par cela même, hémiplégique.

Avant de quitter le domaine de la suggestion immédiate, voyons s'il y a des crimes ou des actes délictueux qui peuvent être suggérés à l'état de veille.

Y a-t-il, au point de vue de la facilité de résistance, une différence entre les suggestions faites pendant le sommeil hypnotique, ou les suggestions faites à l'état de veille? Il semblerait, à priori, qu'il doit en être ainsi et qu'il doit être plus facile au sujet de résister aux suggestions faites à l'état de veille. C'est en effet ce qui arrive ordinairement, du moins chez les sujets qui n'ont pas été hypnotisés très fréquemment, et sur lesquels la volonté de l'hypnotiseur n'a pas encore acquis toute son influence. Mais, quand le sujet est arrivé à cet état dans lequel il est soumis absolument à la volonté de l'hypnotiseur, la résistance est pour lui aussi difficile à l'état de veille qu'à l'état de sommeil.

Il faut admettre que le sujet qui obéit à une suggestion, même à l'état de veille, ne se trouve pas dans un état normal. Ce n'est pas l'imagination seule du sujet qui suffit pour que la suggestion se réalise ; il faut encore que cette suggestion lui ait été faite dans un état mental particulier, et quand cet état n'est pas le sommeil provoqué, c'est néanmoins un état dans lequel le sujet est doué d'une hyperexcitabilité excessive, joint à la concentration de toutes ses puissances et de toute sa sensibilité nerveuse sur celui qui lui fait une suggestion et sur l'acte suggéré lui-même, c'est ce qu'on appelle l'état de veille somnambulique. De plus, au moment où le sujet va obéir à la suggestion, il se trouve replacé, d'une manière inconsciente et tout à fait involontaire, dans un état qui fait que la suggestion, qui avait été déposée et pour ainsi dire cachée dans son appareil cérébral comme une force latente, reprend à ce moment toute son intensité. Ce n'est pas brusquement et d'une manière inattendue que cette idée reparaît dans son cerveau, mais elle y reparaît doucement et comme progressivement, de sorte qu'à mesure qu'elle s'élève, celle-ci, quoique automatique, s'associe à toutes les idées et à tous les actes collatéraux et volontaires qui sont produits en même temps par l'individu, qui ne s'aperçoit pas que l'un d'eux est le résultat de l'insinuation d'une force étrangère.

Voilà ce qui se passe pour les suggestions à l'état de veille. C'est en somme, on le voit, toujours la même question qui se pose, et c'est le point sur lequel nous avons voulu insister d'une manière particulière. Ou bien l'individu est dans un état pathologique, ou il a subi un entraînement hypnotique préalable, ce qui revient au même ; ou bien les suggestions criminelles n'auront aucun effet sur lui.

J'ai dit que s'il avait subi un entraînement hypnotique, cela était exactement la même chose que s'il se trouvait dans un état pathologique. En effet, M. Charcot considère l'hypnotisme comme une névrose expérimentale.

D'après P. Richer, l'hypnotisme est un trouble du fonctionnement régulier de l'organisme, qui se confond avec la prédisposition hystérique. De même que l'hystérie, dans ses formes atténuées, se rencontre chez beaucoup de femmes et chez quelques hommes, de même s'y rencontre l'hypnotisme, mais dans ses formes imparfaites et plus ou moins atténuées.

Pour M. Dumontpallier et ses élèves, l'hypnotisme peut être considéré comme une névrose expérimentale à plusieurs degrés.

Pour MM. Ball et Chambard, il y a trois catégories de somnambules : 1° ceux qui jouissent, au moins en apparence, d'une bonne santé ; 2° ceux qui sont manifestement névropathiques ; 3° ceux chez qui le somnambulisme n'est qu'une manifestation symptomatique d'une maladie du cerveau ou de ses enveloppes. Chez ceux des deux dernières catégories, il n'y a pas de doute qu'il ne s'agisse de véritables manifestations pathologiques. Quant aux sujets de la première, en ne considérant que les apparences, on pourrait hésiter, mais l'étude de leurs antécédents de famille vient lever tous les doutes ; ce sont des névropathes, par conséquent des malades. « Nous concluons donc, ajoutent ces auteurs, en émettant cette proposition, que la plupart des sujets atteints de somnambulisme idiopatique, ou remarquables par leur grande sensibilité à l'action des agents hypnogéniques, sont des névropathes, ainsi que le montrent leurs antécédents héréditaires, leurs antécédents personnels et une analyse soigneuse de leur état au moment où on les soumet à l'observation. »

Pour M. Bernheim, bien qu'il ne se soit pas très catégoriquement expliqué sur ce point, on peut penser qu'il ne voit rien de pathologique dans le sommeil provoqué. Non seulement pour lui toutes les personnes hypnotisables ne sont pas des névropathes, mais, chez le plus grand nombre de ses sujets, il n'a constaté aucune trace de prédispositions aux troubles nerveux. Il ne nie pas cependant que la suggestion hypnotique, pour agir sur l'être psychique, n'exige une certaine disposition, une certaine réceptivité cérébrale. Mais pour lui cette disposition spéciale est l'apanage d'un grand nombre de personnes, et non l'apanage exclusif de la névropathie et de l'hystérie.

Il y a là évidemment une confusion entre le petit et le grand hypnotisme, entre les personnes simplement hypnotisables, et celles que nous avons toujours désignées comme très facilement hypnotisables, par suite d'une prédisposition spéciale ou d'un entraînement préalable,

C'est une loi aujourd'hui bien établie, font observer MM. Charcot et Richer, que les manifestations pathologiques ne sauraient comporter en elles-mêmes aucun élément nouveau ; qu'elles ne sont que des déviations, des modifications plus ou moins profondes des conditions physiologiques. Partant de ce précepte, nous admettrons volontiers, quant à nous, qu'il y a des distinctions à établir entre les nombreux individus susceptibles d'être hypnotisés.

Beaucoup ne dépassent jamais un degré léger ou moyen d'hypnotisation. Il n'y a probablement pas de sujets absolument réfractaires aux manœuvres hypnogéniques ; mais la somnolence hypnotique et les quelques phénomènes psychiques et somatiques dont elle s'accompagne ne peuvent pas encore selon nous être considérés comme d'ordre pathologique.

Quant aux grands somnambules, bien qu'il n'y ait pas entre eux et ceux dont nous venons de parler de différence fondamentale, on trouverait facilement chez eux des traces certaines de la diathèse névropathique. Tout en admettant qu'ils sont encore d'ordre physiologique, les phénomènes hypnotiques frisent la pathologie avec une simple différence de degré, et quelques observations prouvent que des personnes longtemps hypnotisées ont pu tomber dans le somnambulisme spontané.

Dans tous les cas, le rôle du médecin légiste est bien défini, il devra rechercher, dans les antécédents du sujet soumis à son examen et dans l'observation directe, les traces de son état pathologique.

Ce n'est qu'en apportant aux magistrats les données précises d'une observation clinique rigoureuse, établissant la filiation des phénomènes morbides, qu'il nous sera permis d'espérer forcer leur conviction.

On ne saurait oublier avec quel succès le Dr Motet défendit, il y a quelques années, devant le tribunal de la Seine, la cause d'un malade.

M. Motet, à qui on avait donné le prévenu en observation, ne tarda pas à reconnaître qu'il avait affaire à un homme qui était hystéro-épileptique et somnambule. En présence des magistrats, il plaça ce malade en condition seconde, et n'eut pas de peine à leur faire voir que, dans cet état, il pouvait produire des actes absolument inconscients, de sorte qu'une ordonnance de non-lieu fut rendue en sa faveur.

En effet, pour ce qui est de la responsabilité encourue par un homme dont la conduite est régie par l'automatisme somnambulique, il y a aujourd'hui unanimité pour la déclarer nulle. On ne peut, en effet, qu'exonérer de toute sanction pénale des impulsions irrésistibles inconscientes ; mais il est bien évident que l'expert doit se tenir en défiance, afin de se mettre à l'abri contre toute supercherie et de déjouer les tentatives de simulation.

Le meilleur exemple que nous puissions citer est le cas observé par le Dr Mesnet, et qui a donné lieu à une expérience qui a fait grand bruit à ce sujet. Il s'agissait d'un homme, accusé d'un vol commis dans des conditions si particulières, que son état mental fut soumis à l'examen du Dr Mesnet.

(*) En surveillant cet homme au dépôt, même devant le magistrat, on constate qu'il a comme des attaques de sommeil, il s'endort. Ces phénomènes n'étaient point nouveaux chez lui, le présent se rattachait au passé, et l'on put établir nettement tout un enchaînement d'accidents psycho-névropathiques.

X. est le fils d'une mère nerveuse, impressionnable à l'extrême et sujette à des attaques d'hystérie. Cette constatation, qui a sa valeur, est tout ce qu'on relève dans ses antécédents héréditaires.

Dans ses antécédents personnels on trouve, vers l'âge de onze ans, des troubles généraux graves, attribués, à tort ou à raison, à une insolation. Pendant plusieurs semaines sa vie fut en danger : il eut du délire d'action, des attaques convulsives d'une grande intensité ; il aurait même dès cette époque, au déclin de cette affection encéphalique, présenté quelques accès de somnambulisme.

Enfin on put croire à une guérison durable et tout semble rentrer dans l'ordre, toutefois, il conservait de cette première atteinte une disposition mala-

---

(*) Mesnet, *Etude médico-légale sur le somnambulisme spontané et le somnambulisme provoqué.*

dive du système nerveux et une instabilité mentale particulière.

Plus tard une fièvre typhoïde se déclara, et, bien que la maladie ait paru plutôt bénigne que grave, tout indique cependant son retentissement sur un organe déjà anormal. Mais c'est principalement l'année suivante que les accidents nerveux se prononcent et se précisent. Agitation, terreurs, divagations. Il se lève la nuit, erre dans sa chambre en déplaçant des objets, ou se livre à l'une de ses occupations habituelles à l'état de veille. Le plus souvent il regagne son lit sans accident, mais d'autres fois il est frappé d'une attaque convulsive.

Une nuit, ses parents qui l'observent pendant son somnambulisme, le voient se diriger vers une fenêtre, l'ouvrir et faire mine de la franchir. On se précipite sur lui, on le saisit, et immédiatement une crise hystéro-épileptique d'une extrême violence éclate, et après quelques minutes le réveil a lieu, sans le moindre souvenir de cette scène.

Ces troubles nerveux deviennent de plus en plus fréquents et ne se montrent plus seulement la nuit. L'accès de somnambulisme ne survient plus uniquement à la faveur de l'état cérébral qui accompagne ou produit le sommeil naturel, mais d'étranges absences, des attaques de sommeil viennent, à l'état de veille, suspendre la vie courante. Enfin sa manière d'être, ses propos, sa conduite, témoignent d'un véritable désordre mental.

Après qu'il a commis son acte délictueux, les gardiens qui le surveillent disent qu'il ne dort pas la nuit, se lève et se promène sans paraître entendre ce qu'on lui dit, il a l'air d'un homme qui cherche quelque chose et qui ne trouve rien.

De semblables indications, les renseignements contenus dans les pièces du dossier, étaient de nature à donner aux investigations du médecin légiste une direction déterminée.

Dans cette voie on put aboutir à des résultats fort nets ; l'examen de la sensibilité générale et spéciale fit découvrir les altérations suivantes : analgésie complète de la surface cutanée, sauf deux plaques d'hypéresthésie, grandes comme une pièce de un franc environ, situées symétriquement sur la face postéro-externe de chaque poignet. Rétrécissement du champ visuel, anesthésie gustative et olfactive. Une compression circulaire, exercée sur l'avant-bras, amène avec la plus grande facilité la contracture de la main.

Enfin on put observer à plusieurs reprises des accès de somnambulisme et quelquefois, au moment du retour à la vie normale, de violentes attaques convulsives avec arc de cercle, contorsions, hallucinations, sanglots qui venaient clore l'accès. Un jour il eut une véritable attaque de catalepsie, qui dura quarante-huit heures et qui se termina par une attaque convulsive.

M. Mesnet, dans le service duquel il était placé, à l'Hôtel-Dieu, put facilement le mettre en état de fascination hypnotique. Pendant ce sommeil provoqué, le malade n'a plus aucune communication avec le dehors ; il n'est plus accessible à d'autres excitations que celles que lui donne l'expérimentateur, dont il suit obstinément tous les mouvements.

Pendant cet état de fascination hypnotique, on

peut suggérer au malade des hallucinations très nombreuses de la vue et de l'ouïe. Pour le réveiller, il suffit de lui souffler vigoureusement sur la face ; à l'état de veille, le malade ne garde aucun souvenir des faits et des actes accomplis par lui pendant la période hypnotique. La mémoire de ces faits se rétablit au contraire complètement lorsque le malade est de nouveau plongé dans l'hypnose.

A la suite de ces séances répétées de somnambulisme provoqué, le malade eut un jour une attaque convulsive, de forme franchement hystérique, puis il s'endormit d'un sommeil très calme.

Il était encore intéressant de savoir, pour compléter ces expériences, si ce jeune homme était accessible aux suggestions post-hypnotiques. Dans ce but, un jour après l'avoir endormi, on lui ordonna impérieusement de prendre le lendemain la montre d'un élève du service, de la mettre dans sa poche et de s'en aller immédiatement après.

Le lendemain, à la visite, on vit le malade, debout et immobile, fixer obstinément les yeux sur la chaîne de M. X... Sa physionomie était calme, son regard contemplatif ; il devint bientôt évident pour tous les assistants qu'il s'hypnotisait lui-même à la vue des anneaux brillants qu'il avait devant les yeux. Après avoir incliné sa tête et son corps du côté de M. X..., il fit lentement un pas en avant et porta plusieurs fois la main vers la chaîne sans la toucher, puis brusquement, dans un mouvement rapide, il détacha la clef de la boutonnière, retira la montre et la mit dans la poche de son pantalon ; au même instant, il quitta la salle et s'enfuit. On le réveilla en lui soufflant sur les yeux, et quand on retira de sa poche la montre, en lui disant qu'il l'avait dérobée un instant auparavant, il protesta de son innocence et se mit à fondre en larmes.

Le choc moral produit sur lui par son arrestation, sa prévention, de nombreux interrogatoires, étaient autant de circonstances propres à ébranler une organisation déjà si instable. Il n'est pas surprenant que celles-ci aient eu pour résultat de provoquer une exacerbation des phénomènes nerveux auxquels il était sujet depuis longtemps, et pour effet de superposer à de courts intervalles les périodes d'inconscience et de somnambulisme.

En mettant en lumière la situation intellectuelle de l'inculpé avant l'acte incriminé, en montrant son existence traversée par de fréquentes absences, par des phases suspensives de la vie consciente, on a pu en quelque sorte renouer le lien qui rattache cet acte même à l'automatisme somnambulique. Accompli avec une souveraine imprévoyance qui dénonce déjà une participation maladive, il apparaît comme un simple anneau dans une chaîne ininterrompue de désordres variés, comme une manifestation épisodique dans une longue histoire pathologique.

La conclusion du Dr Mesnet fut celle-ci :

« Dans notre conviction entière, X... est un malade, c'est un hystéro-épileptique, sujet à des attaques convulsives graves et à des accès de somnambulisme engendrant des actes automatiques parmi lesquels il convient de ranger le vol qui lui est imputé. On ne saurait demander compte de sa conduite à un homme dont la raison subit de telles absences, la volonté de telles défaillances et un si complet effacement. »

Conformément aux conclusions de ce rapport, X... a bénéficié d'une ordonnance de non-lieu.

Il n'est pas besoin d'insister pour démontrer l'importance médico-légale de pareils faits. Il s'agit là d'actes parfaitement inconscients qui ne laissent au réveil aucun souvenir. Quand le magistrat intervient, qu'il s'agisse d'un vol, d'un homicide, etc..., en présence d'un homme qui ne peut expliquer ses actes, qui se retranche derrière la défaillance de sa mémoire, le juge d'instruction est amené à croire à un système de défense ; il passe outre, bien que le malade lui réponde immédiatement : je ne sais pas, et que le fait accompli et qu'il ignore réellement ait souvent eu pour témoin une nombreuse assistance. Mais, si le magistrat demande le concours d'un expert et soumet le malade à l'examen d'un médecin légiste, celui-ci pourra assez facilement démontrer que l'accusé est un malade et un irresponsable, même dans les cas qui ne seront pas aussi évidents que celui que nous venons de citer.

Que si au point de vue social, la gravité de l'acte vient en première place, on doit reconnaître qu'elle n'a qu'une importance secondaire au point de vue scientifique. Qu'il s'agisse d'un vol, d'un outrage public à la pudeur, d'un incendie, d'un suicide, d'un homicide, au fond le fait médico-légal reste le même. Dans un cas comme dans l'autre, c'est toujours le même automatisme qui préside à l'exécution, qui livre l'individu, sans défense et sans discernement, à tous les hasards d'excitations spontanément éveillées et soustraites à tout contrepoids.

Etablir qu'une action incriminée est sous la dépendance d'une impulsion inconsciente, c'est poser, du même coup, le principe de l'irresponsabilité absolue.

Nous avons, après les suggestions faites et exécutées soit pendant le sommeil, soit à l'état de veille, à étudier les crimes ou actes délictueux qui peuvent être suggérés pendant le sommeil hypnotique, pour être accomplis à une époque plus ou moins éloignée, ou par suggestion post-hypnotique.

Tout le monde connaît les expériences très intéressantes qui ont été faites dans ce sens sur des sujets bien préparés, et chez lesquels on a obtenu l'accomplissement des actes suggérés, longtemps après la suggestion elle-même. Nous n'avons qu'une chose à dire sur ce point : c'est que la suggestion post-hypnotique est, dans l'échelle de l'hypnotisme, un degré bien plus élevé encore que les autres suggestions. Par conséquent, tout ce que nous avons dit pour la suggestion simple est applicable à celle-ci.

La passivité absolue, dans les actes accomplis par suggestion post-hypnotique, n'existe que pour les sujets primitivement en état pathologique ou amenés à cet état par le développement artificiel de la névrose hypnotique. Pour les autres, les actes, les illusions, les hallucinations post-hypnotiques qui, commandées pendant l'hypnose, se réalisent après le réveil, alors que la conscience et les facultés coordinatrices ont certainement repris leur empire, il n'y faut pas voir la preuve d'une passivité absolument insurmontable.

L'effet de la suggestion, remarque M. Bernheim, n'est pas absolument fatal : certains sujets y résistent.

(*) L'envie de commettre l'acte ordonné est plus ou moins impérieuse ; ils y résistent dans une certaine mesure. A D... je suggère de faire, après son réveil, trois fois le tour de la salle ; il ne le fait qu'une seule fois. Au jeune A. je suggère qu'à son réveil il se mettra debout sur la table ; réveillé, il regarde bien la table, mais n'y monte pas. L'envie de le faire existait sans doute chez lui ; mais le respect pour l'assistance lui donne la force de modérer ce désir.

Il en est ainsi de nombreux exemples donnés par M. Bernheim. A une malade on commande, pendant le sommeil somnambulique, de pincer fortement le bras d'un des assistants qui lui est désigné, sitôt qu'elle sera réveillée. A son réveil elle fit bien le geste de pincer, mais elle se garda bien de serrer, parce qu'elle n'osait pas.

Puisque les conséquences de l'hypnotisme dans ce sens ne sont à craindre que chez les sujets ayant déjà été hypnotisés pendant un certain temps, la question se pose maintenant de savoir si l'on peut être endormi malgré soi.

D'après Braid « l'état hypnotique ne peut être déterminé à aucune de ses périodes, sans le consentement de la personne opérée ». Et, plus loin, il répète la même assertion en d'autres termes : « personne ne peut y être soumis, à aucune période, à moins de consentement libre ».

Le Dr Bernheim semble se rattacher à la même opinion : « Le sommeil provoqué, dit-il, ne dépend pas de l'hypnotiseur, mais du sujet ; c'est sa pro-

(*) Bernheim, *op. cit.*

pre foi qui l'endort ; nul ne peut être hypnotisé contre son gré, s'il résiste à l'injonction. »

(*) Malgré ces autorités, M. Beaunis ne croit pas possible d'être aussi affirmatif : j'ai, dit-il, comme plusieurs autres expérimentateurs, observé des faits qui prouvent qu'une personne peut parfaitement être hypnotisée malgré elle ; seulement c'est à une condition, c'est que cette personne ait déjà été hypnotisée.

Quand on opère pour la première fois, le sujet peut toujours résister en ne se prêtant pas au procédé qu'on veut employer. Ainsi le rire est un excellent moyen d'éviter le sommeil provoqué ; dès que la personne que vous voulez endormir se met à rire et tourne la chose en plaisanterie, vous pouvez cesser votre tentative, elle ne réussirait pas. Donc l'affirmation de Braid et du Dr Bernheim est vraie, mais seulement pour ceux qui n'ont jamais été hypnotisés.

(**) Pour ceux qui l'ont déjà été, et surtout qui

(*) Beaunis, *op. cit.*

(**) Il est très important de noter que cela n'a lieu que pour un nombre d'individus excessivement restreint. Notre propre expérience nous permet d'affirmer que l'hypnotisme, employé au point de vue médical comme agent thérapeutique, ne place pas les sujets sous l'influence de l'hypnotiseur au point de leur enlever cette impossibilité de résister à l'injonction. Nous reconnaîtrons seulement, comme arrivant à ce degré d'assujettissement, deux classes d'individus : 1° les sujets soumis, dans un but scientifique, à un entraînement hypnotique ayant pour objet des expériences absolument spéciales. Tels sont les sujets qui se sont soumis aux expériences du laboratoire de physiologie de Nancy ; 2° les sujets des *magnétiseurs* de théâtre, qui, dans un but tout différent, sont soumis eux aussi, à un entraînement constant et à des répétitions journalières de leurs expériences.

Mais on comprend que, dans une question de médecine légale,

l'ont été très souvent, il n'en est plus de même. Il en est toujours un certain nombre (non pas tous évidemment, car il est des degrés dans la facilité à entrer en hypnotisme) qu'on peut endormir malgré eux. Ceux-là, au bout d'un certain temps, sont absolument sous la puissance de celui qui les endort habituellement, toute résistance de leur part est impossible ; ils peuvent éviter le regard de l'hypnotiseur ; celui-ci trouvera un autre procédé pour les endormir. « Nul ne peut être hypnotisé contre son gré s'il résiste à l'injonction » ; mais c'est précisément cette résistance à l'injonction dont ils sont incapables.

Chez les somnambules naturels, le passage au sommeil hypnotique est facile à produire ; il est aisé par exemple, en causant avec un individu qui parle haut pendant son sommeil, de le faire arriver peu à peu au sommeil hypnotique. Mais le sommeil somnambulique n'est déjà pas le sommeil naturel normal.

Peut-on faire passer une personne endormie, sans la réveiller, du sommeil naturel au sommeil hypnotique? La chose est possible, au moins pour certains sujets ; le professeur Geischdlen a fait sur ce point un certain nombre d'expériences qui mettent le fait hors de doute ; et le professeur Bernheim cite un cas analogue dans sa lettre à M. Paul Janet.

On peut encore produire le somnambulisme pendant le sommeil ordinaire, au moyen de l'imposition des mains sur la tête. L'hypnotiseur approche ses

---

il nous soit impossible de distinguer ainsi des catégories exceptionnelles.

mains chaudes de la tête du sujet endormi : au bout de quelques minutes, le sommeil naturel est changé en sommeil somnambulique. Il n'y aurait là, disent les auteurs, d'autre agent particulier que la chaleur, puisque, à l'aide de plaques convenablement chauffées, on peut obtenir le même résultat.

Nous n'avons pas ici à discuter le mode d'action des mains ou des plaques dans ce cas, nous ne pouvons y voir, au point de vue médico-légal, qu'un moyen de surprendre la volonté du sujet et de le faire passer, non seulement malgré lui, mais encore sans qu'il en ait conscience, dans l'état de somnambulisme provoqué.

La chose a son importance, on sait que le sommeil hypnotique ne s'obtient pas, ou du moins ne s'obtient qu'avec la plus grande difficulté chez les aliénés, phénomène qui trouve son explication dans ce fait, que le sommeil normal est très léger et quelquefois presque nul chez eux.

D'autres personnes sont très difficilement hypnotisables, et surtout il est très difficile et presque impossible d'endormir pour la première fois une personne qui voudrait résister à l'hypnotiseur.

S'il était possible de profiter des instants de sommeil pour hypnotiser une personne dans ces conditions, on pourrait la surprendre pour ainsi dire sans défense.

La difficulté serait grande si ces moyens pouvaient réussir sur des sujets sains, mais, dans ce cas comme dans l'autre, on ne peut ainsi faire passer du sommeil naturel au sommeil somnambulique que des sujets qui sont déjà des somnambules naturels, ou des sujets qui auraient antérieurement subi un entraînement hypnotique et même été soumis au sommeil somnambulique provoqué.

Mais le somnambule naturel n'est pas un homme sain et le médecin légiste devra toujours dans ce cas réserver sa responsabilité. Et encore ne pourra-t-on pas, dans ce premier sommeil, lui faire une suggestion post hypnotique durable, comme il serait nécessaire par exemple pour lui suggérer de ne plus opposer de résistance à l'hypnotiseur; ce qui lui ferait franchir, par le fait même, les limites de son libre arbitre, de sorte que l'hypnotiseur, animé d'intentions coupables, pourrait de suggestion en suggestion l'amener à sa volonté à tout ce qu'il voudrait.

Le somnambule naturel n'étant pas un homme dont on puisse dire que l'état mental soit sain, on retrouvera toujours, dans sa vie passée, les traces d'un état nerveux anormal ; en le prenant en observation, on pourra fournir des preuves de sa disposition somnambulique, qui est un véritable état pathologique. Il n'en faudra pas plus au médecin légiste pour pouvoir affirmer que cet homme est sujet à des actes inconscients et dont il ne peut être responsable.

Le rôle de l'expert n'est pas, il faut le répéter, de découvrir le coupable. Le médecin ne pourra pas connaître l'homme qui a suggéré au somnambule un acte criminel ; il ne fera que démontrer que l'accusé n'a été qu'un vulgaire instrument qui a pu servir à commettre le crime ; mais au juge d'instruction alors à élargir le cercle de ses recherches et à poursuivre son enquête dans cette nouvelle voie.

Il en est de ceci comme de toutes les choses nouvelles sur lesquelles le public aime à s'emporter; il s'effraie de quelques conséquences qui lui paraissent extraordinaires et que son imagination grossit, et aussitôt il lui faut un remède. C'est là le secret du triomphe des rebouteurs et des charlatans, et des guérisons merveilleuses des maladies extraordinaires. Mais, en médecine légale, quand il s'agit d'un empoisonnement, quand l'expert a trouvé de l'arsenic au fond du verre placé près d'un cadavre, va-t-on lui demander encore de déterminer, de par la science, quelle est la main qui a versé le poison. L'empoisonnement est prouvé, le poison est découvert, mais il peut y avoir eu suicide, il peut y avoir eu accident, enfin ce peut être un crime, et c'est à l'instruction à rechercher les indices, à poursuivre habilement son enquête pour découvrir la vérité et trouver le coupable.

L'asservissement du sujet, qui, dans des circonstances particulières, a subi un entraînement hypnotique suffisant (*), peut s'étendre non seulement au sommeil hypnotique mais aussi à l'état de veille; il peut exister non seulement pour les suggestions les plus simples, mais pour toute espèce d'actes, même les plus compliqués et les plus criminels, et les conséquences les plus sérieuses peuvent résulter de cet assujettissement à la volonté d'un autre.

Il ne faut ni exagérer ni nier le fait pour chercher à en atténuer la gravité, il faut l'envisager sous son véritable jour et tel qu'il est en réalité ; et cette réalité c'est, dans certains cas, mais seulement dans des

(*) Voir la note de la page 277.

cas rares et bien déterminés, le pouvoir absolu de l'hypnotiseur sur l'hypnotisé.

Hâtons-nous de dire que ce fait, qui, malgré sa rareté, pourrait effrayer quelquefois dans la pratique, trouve sa correction dans cet autre, que l'on peut suggérer à une personne hypnotisée que personne ne pourra l'endormir pendant un temps déterminé, ou limiter ce pouvoir à quelques personnes. Et c'est ce qui se fait toujours dans la pratique de l'hypnotisme (*).

Un individu pourra toujours abuser, dans un but criminel, du pouvoir qu'il aura acquis sur son sujet. A ceci nous ne pouvons rien, pas plus que nous ne pouvons empêcher un malfaiteur d'employer pour empoisonner les gens les substances que le médecin emploie pour les guérir. Les phénomènes de somnambulisme sont aujourd'hui entrés dans le domaine public ; tout le monde sait à peu près ce qui en est, tout le monde en parle et il serait impossible d'en faire un mystère. Il sera aussi facile à un individu mal intentionné de se mettre au courant des procédés d'hypnotisme, que de prendre connaissance des propriétés toxiques de l'arsenic ou de la strychnine.

Sans doute la fréquence des attentats commis sous le couvert du sommeil hypnotique ne peut aller qu'en augmentant, par suite de la véritable fièvre magnétique qui sévit en ce moment et qui se traduit par de nombreuses exhibitions théâtrales, la formation de sociétés particulières, etc... où on se livre aux manœu-

(*) Voir notre observation au chapitre de l'hypnotisme en thérapeutique.

vres hypnotiques en dehors de tout contrôle médical. Mais il faut aussi ajouter que la connaissance plus approfondie de cette partie de la physiologie et son étude scientifique, nous mettant à même de dévoiler les coupables, les arrêtera dès maintenant dans cette voie où ils ne trouveraient ni facilité pour accomplir des actes coupables, ni sécurité devant la justice.

L'hypnotisme peut rendre de grands services dans bien des cas de maladies nerveuses et en particulier dans le traitement de l'hystérie confirmée. Toutefois dans d'autres cas, qu'il n'appartient qu'au médecin de discerner, c'est une puissance considérable qui peut être souvent nuisible; c'est d'abord le meilleur agent révélateur de la grande névrose, ensuite l'hypnotisme lui-même, poussé hors de certaines limites qui varient avec chaque individu, devient une véritable névrose, une maladie.

L'hypnotisme étant une puissance physiologique considérable, qui, employée avec discernement, peut avoir les effets les plus utiles, et au contraire, employée d'une manière inopportune et sans mesure, peut produire dans l'organisme les troubles les plus graves, doit être assimilé à un agent thérapeutique dangereux entre les mains du public. Son emploi extra-médical devrait donc être interdit dans les limites du possible (*).

(*) Cette opinion vient d'être corroborée par celle des plus éminents des hommes de lois. En effet, la Conférence des avocats de Paris vient de discuter la question ci-dessous : « L'individu non médecin, qui se livre sur un tiers à des expériences hypnotiques, peut-il être poursuivi pour exercice illégal de la médecine? » La conférence a adopté l'affirmative.

Les accidents nerveux qui peuvent en être la conséquence constituent le véritable danger des manœuvres hypnotiques inconsidérées, bien plus que les attentats et surtout que les suggestions criminelles qui ont trop vivement excité l'attention publique. Un criminel intelligent n'emploiera pas l'hypnotisme pour commettre un crime, parce que l'expertise médicale ferait bien vite découvrir l'irresponsabilité du sujet, et le vrai coupable n'aurait employé qu'un instrument dangereux. A plus forte raison, si le criminel employait ce moyen sur un individu qu'il a coutume d'endormir et qui est devenu son sujet habituel, l'enquête ne serait pas difficile et le coupable serait aisément découvert.

Les suggestions criminelles resteront donc une pure expérience de laboratoire et ne sont pas à craindre, par le fait même qu'elles ne sauraient donner aucune sécurité à leur auteur.

Si l'enquête judiciaire peut se trouver, dans certains cas, singulièrement compliquée, l'expertise médicale, en s'entourant de toutes les précautions nécessaires pour déjouer la simulation et étudier à fond l'état mental du sujet qui lui est soumis, ne manque pas de données certaines pour éclairer la justice sur son état de responsabilité.

Bibliographie des auteurs cités dans ce chapitre: Gilles de la Tourette, *l'Hypnotisme et les états analogues au point de vue médico-légal;* — Brouardel, *Annales d'hygiène et de médecine légale;* — Dyce, *Edimburgh philosophical transactions;* — Bernard, *Des attentats à la pudeur chez les petites filles;* Lyon. 1886, — Beaunis, *le Somnambulisme provoqué;* — Bernheim, *De la suggestion dans l'état hypnotique et dans l'état de veille;* — Mesnet, *Etude médico-légale sur le somnambulisme spontané et le somnambulisme provoqué.*

CHAPITRE DIXIÈME

L'hypnotisme et la suggestion au point de vue thérapeutique. — Anesthésie dans les opérations et en particulier dans l'accouchement. — La suggestion dans les manifestations de l'hystérie. — Chorée. — Incontinence d'urine. — Enfants arriérés et habitudes vicieuses. — Miroirs rotatifs de Luys. — Leur emploi dans les troubles du système nerveux et dans certaines maladies des centres nerveux.

En présence des modifications physiologiques si importantes et si profondes que l'on peut produire dans l'organisme par l'hypnotisme, il était naturel de chercher à utiliser cet agent en thérapeutique.

Le premier phénomène observé dans l'hypnotisme, le plus anciennement connu et le plus facile à obtenir étant le sommeil, on comprend que la première idée fut d'obtenir par ce moyen l'insensibilité des patients dans les opérations chirurgicales ; d'autant plus qu'à l'époque des premières études sur l'hypnotisme, on ne connaissait pas encore l'anesthésie chirurgicale par l'éther ou le chloroforme.

Un chirurgien du Bengale, le docteur Esdaile,

employa assez largement l'anesthésie hypnotique dans les opérations chirurgicales. Ce praticien relate en effet deux cent soixante-dix opérations, pratiquées sans douleur pendant le sommeil hypnotique. En France, le docteur Azam de Bordeaux et quelques autres profitèrent également de l'insensibilité obtenue dans le sommeil hypnotique pour pratiquer des opérations douloureuses ; on signale en particulier une amputation de cuisse pratiquée à Poitiers par le Dr Guérineau. Il n'y eut du reste en France que des tentatives isolées, que les procédés d'anesthésie par l'éther et le chloroforme firent bientôt oublier.

On pourrait toutefois se demander pourquoi, depuis la vulgarisation des procédés hypnotiques et la connaissance plus approfondie de ces phénomènes, ce mode d'anesthésie ne vient pas se substituer au chloroforme qui n'est pas, on le sait, sans danger.

Il y a à cela plusieurs raisons ; et d'abord l'hypnotisme n'est pas, comme le public est trop disposé à le croire, une chose extraordinaire et en dehors des lois communes. L'hypnotisme est une puissance considérable qui, de même que tous les agents thérapeutiques actifs, utile dans certains cas, peut être nuisible dans beaucoup d'autres. Il y a donc des contre-indications à l'emploi de l'hypnotisme, tout comme à celui du chloroforme et, pas plus que ce dernier, il ne peut être considéré comme étant toujours d'une innocuité absolue.

Les principales raisons de la rareté de l'emploi de l'hypnotisme tiennent plutôt encore à des difficultés dans la pratique. Tout le monde n'est pas assez facilement hypnotisable pour arriver à une anesthésie absolue ; si l'on a signalé certains cas, dans lesquels on avait pu obtenir l'anesthésie dans une première séance d'hypnotisation, il faut avouer que ces cas sont extrêmement rares et qu'il s'agissait de sujets tout à fait exceptionnels. C'est ainsi que nous connaissons un seul cas dans lequel on a pu, dans une première séance d'hypnotisme, pratiquer sans douleur l'avulsion d'une dent. Il faudrait donc, comme nous l'avons montré dans les chapitres précédents, soumettre le patient à un certain entraînement hypnotique, plus ou moins long suivant les sujets. Cela le rend déjà impraticable pour toutes les opérations d'urgence ; de plus, les malades, qui acceptent assez volontiers l'hypnotisme quand il est la base même de la médication, quand chaque séance d'hypnotisation fait partie du traitement qui leur est prescrit, se soumettraient difficilement à une préparation aussi longue, dont le résultat ne serait qu'une partie accessoire de l'opération.

L'hypnotisation ne peut donc pas être une méthode générale d'anesthésie chirurgicale, mais devra être réservée à certains cas particuliers ; on pourrait par exemple s'en servir dans les cas où il y aurait une contre-indication formelle à l'emploi du chloroforme. Plus souvent encore ce sera l'aptitude même des sujets qui jugera la question ; ainsi, si l'on est obligé de pratiquer une opération sur une personne ayant déjà suivi un traitement hypnotique pour une autre cause, ou chez laquelle on reconnaîtrait une aptitude spéciale aux phénomènes hypnotiques, on pourrait avec avantage profiter de l'entraînement acquis ou de la prédisposition naturelle.

L'anesthésie hypnotique présente sur celle que l'on obtient par le chloroforme l'avantage d'être beaucoup plus rapide et surtout celui d'un réveil instantané. En effet, chez les personnes suffisamment disposées, on peut provoquer le sommeil en quelques secondes, et il suffit de quelques insufflations sur le visage pour obtenir un réveil complet. Il est des cas dans lesquels ces avantages pourront être précieusement utilisés. Ainsi, dans l'excision des amygdales, le danger du chloroforme vient des hémorrhagies qui peuvent se produire après l'opération, et qui sont favorisées par l'état de torpeur dans lequel le malade reste un certain temps après l'administration du chloroforme. On pourra donc dans ces cas employer l'anesthésie hypnotique, qui est très facile à obtenir chez les enfants, et chez lesquels la crainte de la douleur pourrait faire hésiter à pratiquer cette opération sans anesthésie.

Nous ne pouvons indiquer toutes les circonstances dans lesquelles l'anesthésie hypnotique pourra être employée avec avantage, mais il est spécialement un cas dans lequel l'insensibilisation par l'hypnotisme paraît être particulièrement favorable ; c'est dans l'accouchement. Tout ici semble s'y prêter : d'abord le sexe et l'âge du sujet ; c'est chez les femmes et chez les femmes de cet âge que l'on provoque le plus facilement les phénomènes hypnotiques. L'entraînement est facile à obtenir pendant les mois de la grossesse ; il présente encore bien des avantages, avant même l'accouchement, en permettant de faire disparaître une foule de petits désagréments, auxquels sont sujettes les femmes dans cette situation, tels que nausées, vomissements, fatigues excessives, névralgies et douleurs diverses, caprices irréalisables, etc., etc... pour n'en citer que quelques-uns. Rien que pendant l'entraînement méthodique, préalablement nécessaire pour arriver à l'analgésie, on peut concurremment se servir de la suggestion pour remédier à tous ces inconvénients.

Si nous l'examinons maintenant au moment du travail, l'analgésie hypnotique présente encore des avantages sur le chloroforme. Non seulement elle n'entrave pas non plus la marche du travail, mais elle pourrait, dans certains cas, permettre de régulariser les contractions si cela était utile ; de plus, quand les douleurs sont lentes, irrégulières, espacées, l'administration du chloroforme présente des inconvénients que n'a pas l'anesthésie hypnotique, grâce à la facilité avec laquelle on provoque instantanément le sommeil et le réveil.

Ces données théoriques ont été déjà plusieurs fois vérifiées par la pratique; l'on possède en effet un certain nombre d'observations de l'emploi de l'analgésie hypnotique dans le travail de l'accouchement. L'une de ces observations, due à M. Dumontpallier, est très instructive, nous la donnerons en entier. L'autorité du professeur, qui déjà en 1878 avait fait connaître les avantages de l'analgésie chloroformique pendant le travail de l'accouchement, et les détails de son observation en diront plus que toutes les démonstrations théoriques.

(*) M. Dumontpallier avait dans son service, à la Pi-

(*) Une autre observation analogue a été communiquée par M. Mesnet à l'Académie de médecine, séance du 12 juillet 1887.

tié, une jeune femme de vingt-quatre ans, enceinte de six mois. Cette femme était hypnotisable et dès les premiers jours d'octobre, on déterminait facilement le somnambulisme par la pression sur le vertex, en même temps que par la suggestion verbale. La pression sur le vertex ou la suggestion, employées isolément, suffisaient pour produire le somnambulisme, mais les deux procédés, employés simultanément, donnaient un résultat plus rapide et plus complet.

Le somnambulisme fut d'abord mis en usage, pendant la grossesse, et cela avec succès, pour calmer et faire disparaître les douleurs utérines qui se répétaient plusieurs fois par jour. Bientôt ces douleurs cessèrent complètement.

L'hypnotisme ne fut déterminé chez cette jeune femme, jusqu'à la fin de sa grossesse, que dans le but de produire un entraînement qui devait rendre plus facile et plus certaine l'hypnotisation au moment de l'accouchement.

Au commencement du neuvième mois de la grossesse, après avoir calculé, d'après l'apparition des dernières règles, que l'accouchement pourrait avoir lieu vers le milieu du mois de décembre, M. Dumontpallier avait à plusieurs reprises suggéré à cette jeune femme, pendant le somnambulisme, que le travail de l'accouchement commencerait le 15 décembre et lui avait plusieurs fois recommandé, toujours dans le sommeil provoqué, de n'accoucher qu'en sa présence.

Le 15 décembre venu, le travail n'eut pas lieu, et le toucher permit de constater que le col utérin n'était point effacé.

La première phalange de l'index pénétrait facilement dans le col utérin mollasse, mais l'orifice interne était fermé. Il n'y avait pas de douleurs, mais l'état de la vulve et des seins autorisait à dire que le travail commencerait dans un avenir prochain. La tête du fœtus se présentait en occipito-iliaque gauche antérieure.

Le 28 décembre, les premières douleurs avaient commencé dans la nuit ; douleurs faibles, éloignées d'abord, puis plus fortes, plus fréquentes à partir de six heures du matin, et, quand M. Dumontpallier arriva à huit heures et demie, la parturiente lui demandait de tenir sa promesse, de la faire accoucher sans douleur.

La tête du fœtus était engagée dans le petit bassin, en occipito-iliaque gauche antérieure. Le col de l'utérus complètement effacé et appliqué sur la tête du fœtus, présentait une dilatation de trois centimètres de diamètre. Les douleurs étaient assez vives, les contractions utérines bien accusées et nettement appréciables.

Le somnambulisme fut facilement déterminé par la pression sur le vertex; les contractions utérines avaient lieu toutes les six à dix minutes et avaient une durée de une minute à une minute quarante-cinq secondes. La parturiente, pendant le somnambulisme, sentait très bien les contractions utérines, mais elle affirmait que ces contractions n'étaient pas douloureuses. Venait-on à la réveiller, aussitôt que les contractions utérines avaient lieu, la parturiente souffrait, elle criait et demandait à être endormie de nouveau.

Pendant l'état de veille on constate que les contractions utérines sont plus fortes, moins longues et que l'intervalle qui les sépare n'est guère que de quatre minutes.

Il conviendrait donc de rechercher, par de nouvelles observations, si l'accouchement est plus lent pendant le somnambulisme que pendant l'état de veille. Nous disons pendant le somnambulisme, parce qu'il a été constaté, dans trois observations de la clinique du docteur Karl Braun, de Vienne, que pendant la léthargie, l'accouchement s'est fait très rapidement. L'influence de l'hypnotisme sur la fréquence, sur la puissance des contractions utérines, et sur la durée du travail, doit donc être réservée.

Quoi qu'il en soit, dans le cas particulier dont nous rapportons l'observation, il est permis de supposer, sinon d'affirmer, que l'état de somnambulisme a diminué la fréquence et la puissance des contractions utérines, tout en prolongeant la durée de chacune des contractions. — Mais la patiente, lorsqu'elle était réveillée, réclamait l'hypnotisation, parce qu'elle ne souffrait pas, bien qu'elle se rendît parfaitement compte, dans l'état somnambulique, de la marche du travail. — « Voilà, disait-elle, une grosse douleur, voilà une petite douleur. » — Voulez-vous être réveillée? — « Oh ! non, répondait-elle immédiatement, quand je dors je ne souffre pas, et quand je suis réveillée, je crie. J'ai tant souffert avant votre arrivée ! »

Les contractions petites et moyennes ne réveillaient pas la parturiente, mais une très forte contraction la réveillait en sursaut, ses yeux étaient hagards et sa figure exprimait subitement une très vive souffrance. Elle pouvait cependant être endormie de nouveau, et si les douleurs n'étaient pas excessives, le réveil n'avait pas lieu. De une heure vingt minutes à sept heures du soir, le travail marchait d'une façon régulière et la parturiente réclamait toujours d'être réendormie, lorsqu'elle avait été réveillée par l'acuité d'une douleur ou par l'expérimentateur.

Il résultait donc de l'observation attentive, continue, pendant dix heures, de neuf heures du matin à sept heures du soir, que l'état somnambulique avait procuré plusieurs heures d'analgésie utérine, et cela, à la grande satisfaction de la parturiente.

A partir de sept heures vingt minutes, la pression sur le vertex et la suggestion verbale ne déterminèrent plus le somnambulisme, les douleurs étaient trop vives. A huit heures quarante minutes, l'accouchement était terminé. Les suites de couches furent normales et le 27 janvier cette jeune femme était bien portante. L'enfant est né dans des conditions favorables, il n'y a pas eu de menace d'asphyxie au passage ; il a été mis en nourrice quatre jours après sa naissance.

Quels enseignements peuvent être tirés de cette observation ? D'abord, il est établi par ce fait particulier que, chez une primipare, l'état somnambulique a pu déterminer, pendant la première période de l'accouchement, une analgésie complète ; et que, pendant la seconde période, l'analgésie complète n'a été qu'intermittente, c'est-à-dire que l'analgésie cessait d'exister lorsque survenaient de très violentes contractions utérines.

Mais, dans la troisième période du travail, lors des fortes pressions de la tête sur le périnée et de l'engagement de l'occiput sous l'arcade pubienne, l'hypnotisation a été impossible chez cette jeune femme.

Toutefois, une observation rapportée par le docteur Pritzl, assistant de Karl Braun, à Vienne, permet de penser que, dans l'état léthargique, la femme peut accoucher sans avoir conscience de l'accouchement.

Il importe donc de ne pas s'en tenir à la période somnambulique, mais de produire l'état léthargique, pour obtenir l'analgésie absolue, surtout à la fin du travail de l'accouchement.

Ces faits imposent des remarques d'ordre scientifique et d'ordre pratique.

Scientifiquement, ils démontrent que l'hypnotisation peut produire l'analgésie utérine pendant le travail de l'accouchement. Cette analgésie, analogue à l'analgésie utérine chloroformique, est incomplète dans l'état somnambulique, parce que de violentes contractions utérines suffisent pour déterminer le réveil. Cette analgésie peut être complète dans l'état léthargique, parce que les violentes contractions utérines ne détermineraient pas le réveil.

Dans cette dernière phase de l'hypnotisme, la femme peut accoucher sans avoir conscience de la naissance de son enfant, et, si elle a souffert, sans crier, pendant le travail, elle n'a pas conservé le souvenir de la douleur, une fois réveillée.

Dans l'état somnambulique, la parturiente conserve sa conscience, elle cause avec les personnes qui l'assistent, elle mesure la durée et la force des contractions utérines, elle se rend parfaitement compte de la marche du travail et elle ne souffre pas.

Cette analgésie somnambulique est analogue à l'analgésie chloroformique obstétricale de Simpson et de Campbell, mais elle en diffère en ce que la sensibilité cutanée persiste dans l'analgésie Simpsonienne, tandis qu'elle est éteinte dans l'analgésie hypnotique.

Dans la léthargie obstétricale, les choses sont bien différentes, la parturiente paraît morte à la vie de relation : la sensibilité cutanée est abolie, la conscience n'existe plus, tous les sens sont fermés, l'analgésie utérine et peri-utérine est complète et la femme accouche sans avoir aucune conscience du travail. Dans l'état de léthargie expérimentale, la parturiente est dans un état identique à la chloroformisation chirurgicale.

Voilà pour les remarques d'ordre scientifique qui découlent de l'observation des faits. Quant aux remarques pratiques, elles se déduisent facilement. Toute parturiente ne peut être soumise à l'hypnotisation, comme toute parturiente ne peut être soumise à la chloroformisation obstétricale. L'hypnotisation nécessite un entraînement spécial et ce n'est pas d'emblée, sauf certains cas exceptionnels, que l'on réussira à hypnotiser une parturiente. Mais un grand nombre de femmes, hypnotisables avant le commencement du travail, pourront bénéficier de l'hypnotisme au moment de l'accouchement, et pour que le résultat soit complètement satisfaisant, il faudra avoir la certitude de pouvoir produire l'état léthargique à un moment déterminé.

L'état somnambulique est insuffisant. Cependant il

pourra encore être d'une grande utilité, car il suffira souvent pour déterminer l'analgésie utérine et péri-utérine dans la première période de l'accouchement, et permettre ainsi à la dilatation du col utérin de suivre une progression régulière.

Le plus souvent, c'est dans la suggestion que l'on trouvera les principaux moyens d'action de la thérapeutique hypnotique ; on provoquera par l'hypnotisme cet état psychique spécial, pour exploiter, dans un but de guérison et de soulagement, la suggestibilité ainsi excitée artificiellement. Règle générale, l'action obtenue est d'autant plus rapide et plus complète que le sommeil est plus profond ; c'est donc dans la période somnambulique que la suggestion aura son maximum d'efficacité.

C'est surtout chez les hystériques que l'on trouvera le plus souvent un emploi thérapeutique utile de l'hypnotisme ; soit pour combattre les attaques convulsives de l'hystéro-épilepsie, soit pour faire disparaître les différentes manifestations de la grande névrose. Dans cette dernière circonstance, les guérisons peuvent être quelquefois instantanées et prendre alors une apparence merveilleuse ; dans d'autres cas, après une guérison momentanée, elles récidiveront, mais on pourra obtenir la guérison définitive après un certain nombre d'alternatives de rechutes et de guérisons partielles.

Nous signalerons d'abord une observation de vomissements incoercibles, d'origine hystérique, guéris par l'hypnotisme ; observation publiée par M. Mialet en 1887 (*). Le sujet de son observation était une jeune

(*) Mialet, *Vomissements incoercibles d'origine hystérique, datant de*

fille de trente-deux ans, qui avait déjà présenté à plusieurs reprises toute une série de manifestations hystériques : parésie d'un membre, clou hystérique, névralgies ovariennes, brachiales, intercostales, nombreuses syncopes, parésie des membres inférieurs, etc... Après un temps de calme assez long, pendant lequel elle put se croire guérie, elle fut reprise de nouveau de tous ces accidents auxquels vinrent se joindre les vomissements. D'abord ils se succédaient à un certain intervalle, laissant quelques jours de répit, puis ils devinrent quotidiens et enfin se répétaient plusieurs fois dans les vingt-quatre heures : vomissements aqueux le matin, bilieux et alimentaires après les repas, toujours précédés d'une sensation d'ardeur, de brûlure à l'épigastre, quelquefois suivis de lipothymies ou tout au moins de vertige stomacal.

Toutes les médications avaient été essayées, et enfin on se servait de la sonde œsophagienne pour faire ingérer à la malade, entre deux vomissements, un peu de nourriture liquide. Les vomissements reparaissaient de plus belle et plus nombreux, quand on faisait l'essai d'une alimentation plus substantielle et demi-solide.

La malade fut endormie par le procédé de Braid, et bientôt elle se montra sensible à toutes les suggestions. Elle était en proie à des insomnies continuelles, qui la débilitaient autant que les vomissements ; on commença par lui suggérer un repos profond et réparateur avec un succès complet. Elle était toujours

---

onze mois, guéris par l'hypnotisme, in *Gazette des hôpitaux*, 27 septembre 1887.

au régime des gavages par la sonde, régime exclusivement liquide, quand on fit la tentative de la faire passer, sans transition, à l'alimentation solide par la viande et le pain. On lui suggéra donc un jour de manger à midi une tranche de bœuf rôti, saignant, avec un morceau de pain, qu'elle devait arroser d'eau vineuse. On la prévint, pour répondre à ses appréhensions, que la digestion serait peut-être un peu lente, mais qu'elle ne vomirait pas. Ainsi qu'il avait été prescrit, elle ingéra la nourriture et la boisson indiquées, accusa une légère lourdeur de la digestion, mais n'eut ni vomituritions, ni vomissements.

Pendant un certain temps, on fut ainsi obligé de l'hypnotiser chaque jour pour lui suggérer son régime alimentaire quotidien ; on lui prescrivait ainsi quatre repas à heures fixes, lui détaillant la nature et la quantité des aliments, tout en laissant à sa fantaisie le choix de leur préparation. La contre-épreuve se fit dans deux circonstances où le médecin qui l'hypnotisait avait été empêché de lui faire la suggestion ; les deux fois elle fut reprise de vomissements et d'insomnie.

Un peu plus tard, on put lui suggérer le régime et le sommeil, pour deux jours et deux nuits, avec le même succès. Enfin, après quatre mois de ce traitement, jugeant l'entraînement suffisant pour l'abandonner à ses seules forces, on cessa toute suggestion et tout sommeil. Depuis ce jour, elle dort et digère et a repris un parfait état de santé.

Nous avons tenu à citer, dans ses principaux détails, cette intéressante observation, car, outre l'importance qu'elle présente, elle peut faire prévoir les bons effets que l'on pourrait attendre de la suggestion, dans les vomissements incoercibles de la grossesse.

Les exemples de contractures de nature hystérique, guéries par la suggestion, sont assez nombreux ; du reste, la facilité avec laquelle on provoque dans l'hypnotisme des contractures, absolument semblables aux contractures hystériques, que l'on peut ensuite faire disparaître à volonté, était déjà un indice suffisant de l'efficacité que pourrait présenter ce moyen chez les hystériques. Nous en citerons cependant, très succinctement, une observation.

Il s'agit d'une jeune fille de dix-huit ans, qui avait le membre supérieur droit contracturé dans la flexion, la main fléchie sur l'avant-bras. Cette position, très gênante et douloureuse, durait depuis assez longtemps; tout d'abord, il fut facile de s'assurer que, même en déployant une certaine énergie, il était impossible de remettre le membre dans sa position normale, quoique la malade ne fît aucun effort apparent. La nature de sa contracture ne pouvait laisser aucun doute, la malade déclarait qu'elle avait eu, à plusieurs reprises, des crises dont la description ne pouvait laisser le diagnostic incertain ; de plus, comme stigmates permanents, l'analgésie pharyngienne était facile à constater, ainsi qu'un certain degré d'anesthésie du membre inférieur droit.

L'hypnotisation fut acceptée d'emblée, et il fut facile d'endormir la malade par la suggestion accompagnée de légères frictions sur les globes oculaires. Pendant le sommeil, l'on pouvait, sans la moindre difficulté, lui allonger le bras, plier et tourner le bras, l'avant-bras et la main et les placer dans leur position naturelle. Cette première fois, la malade fut éveillée sans qu'il lui eût été fait de suggestion, aussi la contracture se reproduisit aussitôt après le réveil.

A la troisième séance d'hypnotisation, la malade étant arrivée à un état de somnambulisme complet, il lui fut suggéré que sa contracture ne se reproduirait plus; le résultat fut complet, et depuis, elle peut mouvoir son bras et sa main, et s'en servir sans difficulté.

Chez bien des hystériques, on peut encore employer avec grand succès l'hypnotisme, pour les guérir de manifestations, le plus souvent, il est vrai, moins frappantes que celles dont nous venons de parler. Ainsi, une malade, sur laquelle nous avions, à plusieurs reprises, fait les diverses expériences d'hypnotisme, sans avoir jamais eu de grandes attaques d'hystéro-épilepsie, présentait tous les caractères de l'hystérie à l'état latent. Elle se plaignait surtout d'insomnies continuelles et de névralgies lombaires, et avait déjà employé sans succès une foule de médications diverses. Par la suggestion, il fut facile de lui rendre un sommeil régulier, et de faire disparaître complètement des douleurs névralgiques qui persistaient depuis plusieurs mois.

Les grandes attaques convulsives, qui constituent le symptôme le plus éclatant et le plus grave de l'hystéro-épilepsie, peuvent aussi, dans certains cas et quand l'hypnotisme est bien dirigé, être très utilement influencées par ce moyen puissant. On peut réduire le nombre des attaques quand elles sont fréquentes, on peut en diminuer la violence et la durée; enfin, il existe des observations qui prouvent que l'on a pu quelquefois, après un traitement plus ou moins long, les faire disparaître complètement.

M. Peter, dans une de ses cliniques, signale un cas de mutisme hystérique guéri par la suggestion; ce n'est pas le seul cas de ce genre qui soit connu, mais nous citerons celui-là, de préférence à tout autre, à cause de la grande autorité du professeur.

Il s'agissait d'une jeune hystérique qui avait été amenée à l'hôpital Necker, plongée dans une prostration profonde; elle était muette, aphone, ne pouvant prononcer aucun son, aphasique et de plus anesthésique et analgésique, les révulsions faites sur elle ne provoquant aucune douleur.

Pendant trois jours elle était restée dans le même état, c'est-à-dire avec le même mutisme et la même aphonie. Cependant l'intelligence était conservée, la malade comprenait les questions, quoiqu'elle n'y pût pas répondre. Enfin, lorsqu'on essaya de la traiter par la suggestion, les accidents dataient déjà de huit jours.

L'hypnotisme ne produisit pas chez elle le sommeil complet, mais, pendant l'état hypnotique, on lui affirma que, le soir même, elle aurait recouvré la parole, qu'elle pourrait parler. Elle entendait et comprenait très bien ce qu'on lui disait. Quelques instants plus tard, un des élèves de M. Charcot, venu pour l'examiner, lui fit exactement la même suggestion, à savoir qu'elle parlerait dans la soirée de ce même jour.

Or, sous l'empire de cette suggestion renouvelée, elle a, le soir même et pour ainsi dire à l'heure fixée, recouvré la faculté de parler très correctement. Il y a donc eu persuasion, la chose est des plus évidentes ; on lui a suggestionné de parler et elle a parlé.

Après ces diverses observations de manifestations hystériques traitées par la suggestion, nous devons signaler une autre névrose, la chorée, dont on possède également plusieurs observations de guérisons par l'hypnotisme. Nous en citerons une qui est donnée en détail par M. Beaunis, dans son livre sur le somnambulisme.

(*) Victorine L..., âgée de douze ans et demi, d'un tempérament lymphatique, mais forte et bien constituée, est atteinte d'une hémichorée droite, sur laquelle sa mère donne les renseignements suivants :

Première atteinte. — A quatre ans et demi, à la suite d'une frayeur, elle fut prise d'une chorée généralisée très intense. L'enfant ne pouvait ni marcher, ni articuler les mots, ni presque manger. En outre, le mal s'aggravait à certains moments de la journée ; ces crises ou ces accès duraient dix à quinze minutes et se répétaient six à sept fois par jour. Le durée de cette première atteinte fut de trois mois. Les douches d'eau froide furent le seul traitement employé.

Entre six et sept ans, douleurs articulaires.

Deuxième atteinte, à sept ans et demi. — Elle fut aussi forte que la première et offrit les mêmes caractères, mais elle ne dura que six semaines. Même traitement.

Troisième atteinte, à neuf ans et demi. — Le côté

(*) Beaunis, *Observation publiée dans la Gazette médicale de Paris du 2 août 1884.*

droit seul fut pris ; six à sept accès par jour ; durée, six semaines. Pas de traitement.

Quatrième atteinte, à onze ans et demi. — Même forme hémichoréique ; même durée ; toujours six à sept accès par jour. Pas de traitement.

Cinquième atteinte, à douze ans et demi. — Le premier accès eut lieu le 27 mai, et fut suivi dans la même journée de six accès très violents. Le 28 et le 29, même nombre d'accès très violents ; sa mère l'amène ce jour-là chez M. le docteur Liébeault, qui l'endort pour la première fois. Elle a encore deux accès dans l'après-midi, mais moins forts.

Le 31 mai, elle est soumise encore au sommeil provoqué ; un seul accès léger qui fut le dernier.

Le 9 juin, à la suite d'une frayeur, les mouvements choréiques reparaissent, avec moins d'intensité cependant. Mais les mouvements sont très désordonnés, surtout dans la main et dans le bras. Sa mère la ramène pour la faire endormir.

M. Bernheim avait précisément, quelques jours auparavant, signalé un cas de chorée dans lequel l'hypnotisme avait réussi, en une séance, à faire cesser le désordre des mouvements de la main et à permettre l'écriture, impossible auparavant. M. Liébeault essaya la même épreuve sur sa petite malade.

On dit d'abord à Victorine L... d'écrire son nom. Malgré toutes ses tentatives, l'enfant, très intelligente et très docile du reste, n'arrive qu'à faire un gribouillage informe dans lequel on distingue à peine une L, première lettre de son nom.

Alors M. Liébeault l'endort, et, une fois endormie, il lui dit d'écrire son nom. Aussitôt elle l'écrit d'emblée, sans hésitation, d'une manière très nette, les yeux fermés. Tous les mouvements choréiques avaient du reste disparu pendant le sommeil.

A son réveil, on lui fait de nouveau écrire son nom, les yeux ouverts cette fois. Elle l'écrit également bien.

Les jours suivants, on continua les séances d'hypnotisme et l'amélioration se maintint.

Au bout de quelques jours, l'enfant n'avait plus de mouvements désordonnés et pouvait écrire, coudre et se livrer à toutes les occupations manuelles comme auparavant.

Cette observation, que nous avons tirée textuellement de l'ouvrage de M. Beaunis, n'a pas besoin de commentaires, il suffit de savoir que ce n'est pas le seul exemple de cas de chorée guérie par l'hypnotisme.

Nous avons vu comment on peut, par la suggestion hypnotique, provoquer l'hyperémie, la congestion, et même des hémorrhagies dans un point déterminé à volonté. Il était facile d'en conclure que l'on pourrait utiliser ce moyen pour agir sur les congestions normales, par exemple pour régulariser le flux menstruel diminué ou augmenté.

(*) M. Auguste Voisin a traité, par la suggestion, trois femmes aménorrhéiques, qu'il a guéries à l'aide de ce seul procédé.

Le sujet de la première observation est une femme atteinte de phénomènes hystériformes et de névralgies du ventre, de la poitrine, du cou et de la tête, et

(*) A. Voisin, in *Gazette des Hôpitaux*, 22 janvier 1887.

qui n'avait pas eu ses règles depuis trois mois. Tous les moyens habituels ayant été employés sans résultat, certain, d'ailleurs, que cette femme n'était pas enceinte, M. Voisin eut l'idée de recourir à la suggestion hypnotique comme moyen de rappeler les règles. Le 16 octobre dernier, le sommeil ayant été facilement obtenu, M. Voisin lui suggéra, pendant qu'elle était dans l'état somnambulique, d'avoir ses règles le 20 au soir. Les règles apparurent à cette époque. Le 21 octobre, pendant un nouveau sommeil, M. Voisin lui suggéra d'avoir ses règles jusqu'au 23 au soir, ce qui eut lieu.

Le retour des règles devant se produire vers le 17 novembre, le 9 novembre M. Voisin lui suggéra, pendant le sommeil hypnotique, d'avoir ses règles le 12 jusqu'au 14 au soir. Il en arriva ainsi que cela avait été suggéré.

Cette femme a eu, depuis, une troisième fois ses règles, sous l'influence de la suggestion, dans la nuit du 3 au 4 décembre, trois semaines après la précédente époque.

La deuxième observation a trait à une femme qui était venue consulter M. Voisin à la Salpêtrière, en juillet dernier, pour des névralgies très douloureuses de la tête, de la poitrine et du ventre, ainsi que des étourdissements, des soubresauts, qui coïncidaient avec la suppression de la menstruation depuis trois mois. Il n'y avait aucun signe de grossesse. Il lui fut suggéré, pendant qu'elle était hypnotisée, d'avoir ses règles dans trois jours, à trois heures de l'après-midi ; ce qui arriva en effet. Depuis ce temps, la menstruation a eu lieu en temps voulu, et les phénomènes morbides qui avaient produit l'aménorrhée (ou qui en étaient peut-être le résultat) avaient cessé.

Enfin, dans la troisième observation, il s'agit d'une jeune fille de dix-huit ans, que M. le Docteur Liébeault de Nancy présenta à M. Voisin, pendant la session de l'Association française des sciences qui a eu lieu dans cette ville. Cette jeune fille était affectée d'une aménorrhée, qui durait depuis cinq à six mois, et de névralgies. M. Liébeault hypnotisa cette jeune fille, et M. Voisin lui suggéra, pendant le sommeil, d'avoir ses règles le lendemain à huit heures du matin. Le sang menstruel parut en effet le lendemain, et les névralgies cessèrent.

On peut rapprocher de ces faits les cas nombreux d'incontinence d'urine, guéris par la suggestion hypnotique. Toutefois il ne faut pas oublier que ces cas d'incontinence d'urine peuvent se rapporter à différentes causes, également justiciables de l'hypnotisme. Quelques-uns, par exemple, peuvent être considérés comme le résultat d'une habitude vicieuse; d'autres comme une manisfestation musculaire de l'hystérie: parésie du sphincter vésical ou contracture du tissu musculaire de la vessie.

Les cas d'incontinence d'urine, traités par l'hypnotisme étant fort nombreux nous n'en donnerons pas d'observation détaillée, mais nous citerons la statistique donné par M. Liébeault au congrès de Nancy.

(*) M. Liébeault a traité, par la suggestion hypnotique, soixante-dix-sept sujets, âgés de plus de trois ans

(*) Liébeault, *Association française pour l'avancement des sciences.* Congrès de Nancy, 1886.

ou adultes, atteints d'incontinence d'urine, et, sur cette série considérable, il a obtenu les résultats suivants :

1° Ont été guéris, en une ou plusieurs séances d'hypnotisme, et il en a eu des nouvelles ultérieures, vingt-trois malades ;

2° Sont portés guéris, à la suite d'un très petit nombre de séances, mais sans que plus tard il en ait reçu de nouvelles, vingt-trois malades également ;

3° Ont obtenu leur guérison par le même traitement, mais appliqué d'une façon plus prolongée, dix malades, sur lesquels il a eu des renseignements ultérieurs ;

4° Ont obtenu une amélioration notable et peut-être même leur guérison, par des séances du même genre souvent répétées, mais sans qu'il ait été renseigné ultérieurement sur leur état de santé, neuf malades ;

5° N'ont été soumis à la suggestion hypnotique que pendant une seule séance, quatre malades, desquels il n'a jamais entendu parler depuis lors ;

6° N'ont été ni guéris ni améliorés, huit malades.

Soit donc en tout soixante-dix-sept malades.

Des chiffres qui précèdent, il résulte que, par la méthode de l'hypnotisation, M. Liébeault a obtenu 42,85 0/0, de guérisons certaines ; 72,72 0/0 de guérisons incertaines, ou sans que la certitude en soit bien établie par une information ultérieure ; et si l'on ajoute à ces séries les cas d'amélioration lente, sur lesquels l'auteur n'a pas eu de nouvelles, on arrive au chiffre de 84,41 0/0, représentant les succès positifs ou partiels.

Il n'y a eu que huit enfants non améliorés ou non guéris, soit 10,38 0/0 dont cinq très affaiblis, anémiés, et trois dormant d'un sommeil trop profond.

L'auteur a fait remarquer que, sur ces soixante-dix-sept incontinents, 58,44 0/0 étaient des garçons et 41,56 des filles. Il a constaté aussi que leur âge moyen dépassait à peine sept ans. Enfin, sur ce nombre de soixante-dix-sept incontinents, quatre ont contracté leur affection à deux, trois, quatre et huit ans, à la suite de frayeurs; un à l'âge de trois ans, consécutivement à une pneumonie; un autre au même âge, après une angine compliquée d'abcès, et un dernier à six ans comme effet de la masturbation. Il en est aussi deux qui devinrent incontinents aux âges de trois et quatre ans, sans que l'auteur de ce travail ait pu en découvrir la cause. En dehors de ces neuf cas d'incontinence, reconnaissant comme origine des causes débilitantes, tous les autres malades, c'est-à-dire soixante-huit sur soixante-dix-sept, urinaient involontairement depuis leur naissance.

M. Liébeault a guéri aussi, par la suggestion, trois personnes âgées, atteintes d'incontinence d'urine: l'une à la suite d'une fausse couche datant de trois mois, l'autre à la suite d'un accouchement remontant à six ans, et, chez la dernière, une femme âgée de soixante-dix-huit ans, l'incontinence est survenue après de grands chagrins et datait de cinq mois. Une ou deux séances hypnotiques, pendant le sommeil profond, chez deux d'entre elles, et même pendant le somnambulisme chez l'autre, amenèrent, chez ces trois malades, une guérison complète.

M. A. Voisin de Paris, avait dejà démontré la possibilité de déterminer le sommeil hypnotique chez des aliénés. Il avait aussi démontré que les effets de l'hypnotisme et les suggestions qu'il permet d'employer ont une influence curative chez ces malades. Ces conclusions sont confirmées par deux observations récentes, où le sommeil hypnotique a pu être obtenu, à la Salpêtrière, chez deux aliénées atteintes, l'une de manie, l'autre de lypémanie aiguës.

(*) Chez la première malade agitée, le sommeil n'ayant pu, à un moment donné, être obtenu par les procédés habituellement employés (la fixation du regard ou du doigt de l'expérimentateur), les deux yeux ont été maintenus ouverts au moyen de deux écarteurs palpébraux, et la lumière de la lampe à magnésium, dirigée sur eux pendant dix minutes, a déterminé le sommeil. En deux jours, la malade, qui présentait au début une agitation des plus grandes, et se livrait constamment à des actes lubriques, était complètement calmée et sa tenue était excellente.

La seconde malade, lypémaniaque, refusait de manger depuis quinze jours ; elle gâtait et se livrait constamment à des tentatives de suicide. A la première séance d'hypnotisme, elle fut endormie en dix minutes. A son réveil, elle commença à obéir aux suggestions faites pendant le sommeil, cessa de gâter et consentit à boire du lait. Actuellement, au bout d'un mois du traitement appliqué tous les deux jours, elle est guérie et travaille cinq heures par jour.

En résumé, ces deux nouvelles observations prouvent d'une façon très nette que le sommeil hypnotique peut être obtenu dans l'aliénation mentale aiguë,

---

(*) A. Voisin, *Association française pour l'avancement des sciences*. Congrès de Nancy, 1886.

soit pendant l'excitation maniaque, soit au cours de la fièvre lypémaniaque la plus intense ; que les aliénés sont susceptibles de recevoir des suggestions et d'y obéir, et enfin qu'ils peuvent retirer de la pratique de l'hypnotisme et des suggestions les plus grands avantages.

Si, comme le démontrent d'une façon indiscutable les observations précédentes, on trouve dans l'hypnotisme un moyen de guérir certaines formes de folie, à plus forte raison, lorsqu'il s'agira seulement d'une anomalie partielle dans le fonctionnement cérébral, d'habitudes vicieuses, ou de modifications de caractère, trouvera-t-on dans ce moyen un modificateur puissant et un agent moralisateur de la plus grande efficacité.

(*) Pour M. Bernheim, tous les enfants sont suggestibles, c'est-à-dire susceptibles d'être soumis à la suggestion hypnotique. En effet, les enfants, depuis l'âge de raison, s'hypnotisent en général très facilement. Il suffit souvent de leur fermer les yeux, en les tenant clos pendant quelques instants, de leur dire de dormir, puis d'affirmer qu'ils dorment.

Un des caractères du sommeil hypnotique, c'est l'automatisme dans lequel se trouve l'individu endormi. Par suite de l'inertie passagère de sa volonté, il subit toutes les impulsions qu'on lui donne. A l'état de veille, le sujet peut se trouver de lui-même dans un état où il est disposé à accepter les affirmations, sans aucune réaction et sans aucun contrôle de sa volonté ni de son esprit.

(*) Bérillon, *Association française pour l'avancement des sciences* Congrès de Nancy, 1886.

Les observations recueillies à ce sujet par M. Bérillon permettent de formuler les conclusions suivantes :

Lorsqu'on se trouvera en présence d'enfants simplement paresseux, indociles ou médiocres, on se bornera à faire sur eux des suggestions verbales, à l'état de veille. Pour qu'elles aient quelque efficacité, il sera utile de se mettre dans les mêmes conditions que les expérimentateurs de Nancy, et en particulier M. Liébeault. Il faudra s'efforcer d'inspirer la plus grande confiance à l'enfant, l'isoler, lui mettre la main sur le front, lui faire les suggestions voulues avec douceur, avec précision, avec patience.

Lorsqu'on aura à s'occuper de l'avenir d'enfants vicieux, impulsifs, récalcitrants, incapables de la moindre attention et de la moindre application, manifestant un penchant irrésistible vers les mauvais instincts, il n'y aura aucun inconvénient à provoquer l'hypnotisme.

Pendant le sommeil hypnotique, les suggestions ont plus de prise. Elles ont un effet durable et profond. Il sera possible, dans bien des cas, en les répétant autant que cela sera nécessaire, de développer la faculté d'attention chez ces êtres jusqu'alors incomplets, de corriger les mauvais instincts et de ramener au bien des esprits qui s'en seraient écartés infailliblement.

Autant il y aurait d'inconvénients à pratiquer l'hypnotisme chez des sujets excellents, bien portants, autant il y aura d'avantages à l'appliquer, comme moyen pédagogique, à des sujets mauvais, vicieux ou malades. L'emploi de ce procédé sera surtout indiqué dans les cas où tous les autres moyens rationnels d'éducation auront échoué. Il devra toujours être appliqué sous la direction d'un médecin compétent et exercé.

M. le Dr Liébeault a fait un certain nombre d'expériences portant sur des enfants. Dans un cas, il est même parvenu à développer chez un jeune idiot la faculté d'attention, tout à fait absente. Au bout de deux mois, cet idiot, jusqu'alors rebelle à toute culture intellectuelle, connaissait ses lettres et avait appris les quatre règles de l'arithmétique.

Comme exemple d'un autre genre, nous citerons le fait d'une guérison par suggestion d'une habitude vicieuse, datant de dix ans, rapporté par M. Bérillon.

(*) Un enfant de onze ans avait contracté en nourrice, vers l'âge d'un an, l'habitude de tenir constamment dans la bouche deux doigts de la main gauche, l'index et le médius. Depuis lors, le soir, dès qu'il était dans son lit, il commençait à sucer ses doigts et ne pouvait s'endormir sans les tenir dans sa bouche. Il lui arrivait souvent aussi de le faire dans la journée. Seule, une occupation nécessitant l'emploi des deux mains interrompait cette succion.

Tout fut mis en œuvre pour le guérir de cette habitude vicieuse, mais en vain. La grand'mère ayant amené cet enfant à la consultation de M. Bérillon, pour le prier de tenter la guérison de cette habitude, à laquelle elle attribuait divers troubles digestifs auxquels il était sujet, notre confrère le fit asseoir dans un fauteuil et tenta immédiatement de l'hypnotiser

(*) Bérillon, *Revue de l'hypnotisme expérimental et thérapeutique.*

par fixation d'un objet brillant et par suggestion du sommeil. Au bout de quelques minutes, ses yeux se fermaient, ses membres étaient en résolution, les mouvements réflexes étaient abolis. Bien que le sommeil fût superficiel, M. Bérillon en profita néanmoins pour faire la suggestion verbale de s'endormir, dès le soir même et les jours suivants, sans mettre ses doigts dans la bouche. L'injonction fut répétée d'une façon formelle, à trois reprises. Après cinq minutes de sommeil, M. Bérillon réveilla l'enfant et lui demanda s'il se souvenait de ce qui venait de se passer. Il répondit qu'il s'était senti engourdi et sans volonté.

Dès le lendemain, les parents prévinrent notre confrère que, à leur grand étonnement, l'enfant avait obéi à la suggestion et qu'il s'était endormi, comme cela lui avait été ordonné. Il avait bien eu une légère tentation de mettre comme à l'ordinaire ses doigts dans sa bouche, mais il avait eu la force d'y résister. Il en fut de même la nuit suivante. Seulement, dans la matinée du jour d'après, il sentit renaître plus vivement l'idée de sa mauvaise habitude, sans cependant la mettre à exécution.

Ramené de nouveau chez M. Bérillon, celui-ci procéda à une nouvelle hypnotisation, qui fut plus facile et plus profonde que la première. Le sommeil obtenu, la même suggestion fut faite à haute voix et répétée à plusieurs reprises.

Le soir, l'enfant se coucha et s'endormit sans penser à sucer ses doigts, et depuis lors il n'a plus cédé à cette habitude invétérée. Il dort maintenant plus facilement qu'autrefois, et les troubles gastriques qu'il éprouvait ont cessé. La guérison s'est maintenue.

Ce n'est pas seulement les habitudes vicieuses insignifiantes, pour ainsi dire, chez les enfants, que l'on peut guérir par suggestion ; on peut encore obtenir des modifications persistantes du caractère, et corriger des habitudes, même invétérées et devenues de véritables passions.

(*) M. Beaunis en cite plusieurs exemples. Mlle A. E.., qui était anémique et avait des idées tristes, était devenue beaucoup plus gaie depuis qu'elle était hypnotisée (au bout d'un mois), elle constatait parfaitement elle-même le changement qui s'était opéré dans son moral ; elle était devenue plus gaie, moins sombre et en même temps, disait-elle, plus sérieuse.

(**) M. Liébeault cite l'exemple de M. D... qui était grand fumeur et, en même temps, grand buveur de bière, ce qui va souvent ensemble, et cela à un tel degré que sa santé en était réellement compromise et inquiétait sa famille. M. Liébeault l'hypnotisa et lui suggéra pendant son sommeil qu'il ne fumerait plus et ne boirait plus de bière ; il lui traça en un mot tout un programme hygiénique qui, suivi docilement par le sujet, amena un résultat excellent, que toutes les exhortations de la famille et la volonté même de M. D. avaient été impuissantes à obtenir. Quelques séances d'hypnotisation et la suggestion avaient suffi.

Le même effet fut obtenu par le même moyen, sur un médecin, très distingué d'ailleurs, mais trop adonné à l'alcool : chez lui aussi, quelques séances suffirent ; mais, au bout de trois mois, il retomba dans

(*) Beaunis, *le Somnambulisme provoqué.*
(*) Liébeault, cité par Beaunis, *le Somnambulisme provoqué.*

ses habitudes d'imtempérance et je ne sais s'il a de nouveau eu recours au Dr Liébeault.

On conçoit facilement en effet que, pour faire disparaître des habitudes invétérées, pour modifier profondément un caractère, il soit nécessaire de s'y prendre à plusieurs reprises et de continuer pendant longtemps les suggestions hypnotiques. Mais il est aussi absolument indispensable que le sujet s'y prête un peu lui-même.

(*) M. Beaunis cite encore de ce fait un exemple curieux. On amène un jour au Dr Liébeault un enfant indolent et paresseux, dont on ne pouvait rien faire. M. Liébeault l'endormit et lui suggéra de bien s'appliquer et de travailler; tout alla bien pendant quelque temps et l'enfant faisait merveille. Mais, au bout de quelques mois, les habitudes de paresse reprirent le dessus; les parents voulurent essayer du même moyen, mais on se heurta à un obstacle inattendu: l'enfant ne voulut absolument pas se laisser endormir. Il avait travaillé parce qu'il y avait été forcé par la suggestion qui lui avait été faite, mais il avait travaillé à contre-cœur et ne voulait plus s'exposer à recommencer. Il était, comme Figaro, paresseux avec délices, et toutes les exhortations de ses parents restèrent sans effet sur lui.

(**) En présence des faits d'exaltation de la mémoire chez les sujets en état de somnambulisme provoqué ou spontané, on s'est demandé si l'on ne pourrait pas augmenter cette faculté par la suggestion, lorsque

---

(*) Beaunis, *le Somnambulisme provoqué.*

(*) Beaunis, *op. cit.*

c'est surtout son défaut qui est un obstacle au progrès des études. Il ne paraît pas possible d'accroître la mémoire d'une façon générale, c'est-à-dire, de faire qu'un sujet, dont la mémoire est habituellement lente et paresseuse, retienne facilement une série de chiffres, une page de prose ou une tirade poétique qu'il voudra apprendre à un moment donné.

Mais ce qu'on peut faire, c'est surexciter localement la mémoire, c'est-à-dire raviver le souvenir d'une chose, déjà apprise, et qui paraît oubliée ; ou bien, en portant par suggestion l'attention du sujet sur un point déterminé, on pourra donner au sujet une idée fixe, de façon qu'il ne puisse parler, écrire, que d'après l'idée fixe qui lui aura été suggérée. Il y a là, dans l'ordre intellectuel, quelque chose de comparable à la contracture qu'on peut déterminer dans un muscle par suggestion. Si de plus, on se reporte à ce que nous avons dit précédemment des différentes espèces de mémoires, on reconnaîtra qu'une direction, ainsi donnée par suggestion, peut avoir la plus grande importance, dans les différentes formes d'amnésie par exemple ; et que l'on peut, par suite, modifier considérablement cette faculté.

Un des plus grands obstacles au traitement des malades par l'hypnotisme était, comme nous l'avons vu, la difficulté d'appliquer cette méthode à tous les individus. Elle ne pouvait être mise en œuvre que chez des sujets, doués d'une prédisposition naturelle particulière, ou soumis à un entraînement suffisant. Il s'agissait donc d'élargir le plus possible le cercle des individus hypnotisables, ou de faire apparaître, chez des sujets en apparence réfractaires, certaines aptitudes hypnotiques qu'ils possèdent plus ou moins à l'état latent.

C'est ce problème important que M. Luys a résolu par sa découverte du sommeil mécanique, obtenu au moyen des miroirs rotatifs.

En présence de l'infidélité des résultats obtenus chez un certain nombre de sujets, des difficultés sans nombre, fatigue, perte de temps, etc... M. Luys songea à mettre en œuvre des moyens mécaniques, des objets brillants en rotation, utilisant l'action de l'objet brillant par lui-même, et l'action du mouvement de cet objet. L'instrument est analogue au miroir à alouettes, constitué par une série de petits miroirs, plaqués sur une pièce de bois se mouvant dans le sens horizontal, et réfléchissant autour d'eux, dans tous les sens, des vibrations lumineuses. Il constata que des sujets non hystériques, placés devant ces appareils en mouvement, tombaient dans un état de sommeil spécial, caractérisé par de l'anesthésie cutanée et de la catalepsie des muscles, avec perte de connaissance, et que, au point de vue des applications thérapeutiques, cet état présentait des ressources d'un intérêt nouveau.

Muni de ce précieux moyen d'action, agissant d'une façon continue, certaine et rapide, il put étendre le cercle des actions hypnotiques à un grand nombre de sujets, atteints de maladies du système nerveux, que l'on n'avait pas, jusqu'à présent, songé à faire bénéficier des avantages du sommeil hypnotique. C'est ainsi, qu'après avoir produit la somniation chez des sujets hystériques d'abord, puis chez les épileptiques francs, il est arrivé à en faire l'application aux maladies organiques du système nerveux qui ont été très notablement amendées. Il put ainsi agir successivement chez des tabétiques, chez des hémiplégiques, chez des paraplégiques, chez des choréiques, chez des saturnins avec paralysie des extenseurs, et chez un sujet atteint de paralysie agitante, dont l'amélioration en six semaines de traitement avait fait des progrès véritablement extraordinaires (*).

La mise en œuvre des miroirs rotatifs est donc destinée à prendre une grande place dans la thérapeutique hypnotique, attendu qu'elle a un caractère pratique et qu'elle est absolument sans danger. Elle étend le champ des actions hypnotisantes sur un plus grand nombre de sujets, et elle permet d'agir avec une plus grande rapidité et une puissance d'action jusqu'ici inconnus aux autres agents.

Il est de toute nécessité, avant de commencer l'hypnotisation, que le sujet soit parfaitement consentant à l'opération qu'on lui demande, et qu'il désire même être endormi. Ce point obtenu, le manuel opératoire est des plus simples ; on doit placer d'abord le malade dans une chambre isolée, loin du bruit et des agitations du milieu ambiant ; on le fait asseoir dans un fauteuil qui lui permette de reposer sa tête à l'aise ; puis on présente devant lui, à hauteur de ses yeux, sur un support quelconque, le miroir en rotation. Une fois en présence de ce miroir, l'œil du sujet suit ses mouvements, il prend le contact avec lui et le fixe attentivement ; au bout de quelques minutes, dans les cas

(*) Luys, *Communication à la Société médicale des hôpitaux*, séance du 22 mars 1889.

favorables, deux, quatre, six, les paupières se fatiguent, elles se rapprochent insensiblement, et se ferment, la tête se renverse en arrière et le sujet dort d'un sommeil qui paraît le sommeil naturel.

En l'examinant cependant, on constate que ce n'est pas du sommeil naturel qu'il est envahi. Le sujet est en plein plongé dans l'état de fascination ; il présente, en effet, en réduction, les éléments caractéristiques du grand hypnotisme qui se sont fusionnés en lui. Ainsi, il a l'anesthésie générale de l'état léthargique, la plasticité des membres de l'état cataleptique, la rédivité et le timbre spécial de la voix de l'état somnambulique ; de plus, il est apte à s'imprégner de suggestions et à les exécuter.

La durée de ce sommeil spécial peut se prolonger pendant plusieurs heures, le réveil a lieu naturellement lorsque le sujet est abandonné à lui-même ; pendant tout le temps de ce sommeil la physionomie est calme et tranquille, elle exprime une véritable béatitude.

Lorsque l'on veut provoquer le réveil, la chose doit s'opérer avec douceur et méthode; on dit au sujet, par exemple, en lui parlant bas à l'oreille : Vous allez vous réveiller dans une minute, et, à votre réveil vous serez gai et content. L'incitation impérative chemine tout doucement, sans secousses, dans le cerveau, et, au bout du temps marqué, le sujet se réveille avec une physionomie de satisfaction (*).

Ce procédé de somniation ne produit pas, en général, d'emblée un sommeil profond : l'action n'est au

(*) Luys, *loc. cit.*

début que très superficielle; au moindre bruit le sujet se réveille, mais, au bout de trois ou quatre séances, l'action somnifère des miroirs se prononce, et l'on voit les sujets, de plus en plus fascinés, tomber dans un profond sommeil; ils peuvent même, au bout d'un certain temps, descendre peu à peu en période de léthargie profonde.

Les sujets ainsi traités deviennent au bout d'un certain temps d'une sensibilité très grande, aussi il ne faut jamais négliger avec eux les règles générales, dont on ne doit du reste jamais se départir lorsqu'on emploie l'hypnotisme. En particulier, l'hypnotiseur ne doit jamais oublier de faire à son sujet la recommandation suggestive de ne se laisser endormir par aucune autre personne que lui ou désignée par lui.

Nous avons eu, dernièrement encore, l'occasion d'observer un fait qui montre combien est puissante l'efficacité de cette mesure. Nous avions eu en traitement une malade que nous avions à plusieurs reprises hypnotisée, et chez laquelle nous avions pu faire disparaître, par suggestion, des hallucinations terrifiantes dont elle était poursuivie. Cette personne, à quelque temps de là, se rendit dans une ville étrangère, où elle alla consulter un médecin qui, pour des phénomènes analogues, voulut continuer le traitement hypnotique. Après plusieurs essais infructueux, il dut renoncer à l'endormir. Dans notre cabinet pourtant, cette dame s'endormait en quelques minutes, au moyen d'un objet brillant ou du miroir rotatif; mais nous avions eu soin de lui suggérer de ne se laisser endormir par aucun autre que nous, ou désigné par nous, et, comme elle ne nous avait pas prévenu de supprimer cette suggestion, son effet persistait toujours.

(*) Cet état de somniation du cerveau, provoqué par les miroirs rotatifs, paraît avoir des propriétés sédatives véritablement extraordinaires. Ainsi, l'action quotidienne du sommeil mécanique a amendé d'une façon tout à fait caractéristique les troubles nerveux, dans les cas d'insomnie prolongée, de fatigue cérébrale, de sensation d'étourdissement et de vertige, chez certains sujets épileptiques vertigineux, soumis à des attaques de colère irrésistible.

Dans le domaine des troubles du système nerveux, M. Luys a obtenu des résultats surprenants, en particulier chez un sujet atteint de paralysie agitante. Cet homme, dont la maladie remontait à plusieurs années, se trouvait, au commencement du traitement, avoir des mouvements d'incoordination tels qu'il ne pouvait plus porter un verre d'eau à la bouche ; il était obligé de baisser la tête et, le verre étant sur la table, de boire en ne se servant que de ses lèvres ; la préhension des aliments solides était presque impossible ; le tremblement des mains était continu, il y avait raideur des muscles du cou et le facies typique, avec immobilité des muscles de la face. Au bout de six semaines de traitement, avec trois séances par semaine, il était transformé, le regard vivant, la tête parfaitement mobile, il pouvait porter un verre d'eau à ses lèvres et avait récupéré dans sa main droite assez de dextérité pour pouvoir écrire quelques mots.

Un autre malade, atteint de tics dans la région de la nuque, avec renversement subit de la tête en arrière

(*) Luys, *loc. cit.*

qui, au bout d'un certain temps, provoquaient des sensations de vertige, fut également traité avec un succès rapide par M. Luys. Cette amélioration était d'autant plus remarquable que cet homme avait été déjà inutilement traité dans un hôpital spécial.

Enfin, comme nous l'avons vu, une des particularités du sommeil obtenu par l'action des miroirs rotatifs, est de développer chez les sujets des aptitudes aux suggestions. On pourra donc les employer, dans les cas analogues à ceux que nous avons vus plus haut, où la suggestion devient l'élément curatif par excellence. Ce qui caractérise cette nouvelle méthode de traitement et qui sollicite justement son application, dit M. Luys, c'est que non seulement elle est efficace, mais encore elle n'est pas nuisible. Ce n'est pas une substance active, pesante et matérielle, qui entre dans l'économie et y développe ses énergies propres. C'est un agent physique, impondérable, qui se manifeste d'une façon purement dynamique, dans l'intimité de la trame nerveuse et qui la pénètre à fond. Il se comporte comme les courants électriques, comme les courants magnétiques, sans déterminer de réactions douloureuses, et ne laisse, comme traces de son passage, que des effets sédatifs et bienfaisants (*).

Nous avons voulu, dans ce chapitre de thérapeutique, ne signaler que des faits absolument authentiques et dus à des observateurs que l'on ne peut soupçonner d'exagération ou d'illusion. Ces simples observations en diront plus que tous les commentaires et tous les raisonnements.

(*) Luys, *loc. cit.*

L'hypnotisme, pas plus qu'aucune autre méthode thérapeutique, ne constituera jamais une panacée universelle capable de guérir d'une façon merveilleuse. C'est une arme puissante, qui mérite d'avoir sa place dans l'arsenal thérapeutique, mais il ne faut pas oublier que toute arme est dangereuse entre les mains de quiconque ne sait pas s'en servir. La pratique de l'hypnotisme doit donc être, d'une manière absolue, réservée aux médecins, tout comme l'emploi du chloroforme anesthésique et des instruments chirurgicaux. Dans ces conditions, employé avec discernement et dirigé d'une manière rigoureuse et sûre, il pourra, dans des cas bien définis et qui vraisemblablement se multiplieront encore, rendre d'importants services pour soulager et guérir.

Bibliographie des auteurs cités dans ce chapitre : Dumontpallier, *un Accouchement pendant le sommeil hypnotique*;— Mialet, *Vomissements incoercibles d'origine hystérique, datant de onze mois, guéris par l'hypnotisme*, in *Gazette des hôpitaux*, 1887; — Péter, *un Cas de mutisme hystérique guéri par la suggestion* ; — Beaunis, *le Somnambulisme provoqué*, Paris, 1886; — ibid., *Observation publiée dans la Gazette médicale de Paris du* 2 août 1884 ; — A. Voisin, *Association française pour l'avancement des sciences, communication au congrès de Nancy*, 1886 ; — ibid., *Gazette des hôpitaux*, 1887; — Liébault, *Association française pour l'avancement des sciences*, Congrès de Nancy, 1886 ; — Bérillon, *Revue de l'hypnotisme expérimental ;* — ibid., *Association française pour l'avancement des sciences*, Congrès de Nancy, 1886 ; — Luys, *Communication à la Société médicale des hôpitaux*, 1889.

FIN

TABLE DES MATIÈRES

CHAPITRE PREMIER

CHAPITRE DEUXIÈME

CHAPITRE TROISIÈME

CHAPITRE QUATRIÈME

CHAPITRE CINQUIÈME

CHAPITRE SIXIÈME

CHAPITRE SEPTIÈME

CHAPITRE HUITIÈME

CHAPITRE NEUVIÈME

CHAPITRE DIXIÈME

FIN DE LA TABLE DES MATIÈRES

ERRATA. — Page 15, 2e ligne, *au lieu de* : mémoire criminelle — mémoire auditive, *lire* : mémoire visuelle — mémoire auditive.

Dijon. — Imprimerie Darantiere, rue Chabot-Charny.

ABADIE-LEROY. — **Précis élémentaire d'Anatomie pathologique**, par ABADIE-LEROY, de la Faculté de Paris. 1 vol. in-18, 1887 . . . . 4 fr.

AMBLARD. **Hygiène élémentaire publique et privée**, par le Dr A. AMBLARD, ancien interne des hôpitaux de Montpellier, membre de la Société de médecine publique ; ouvrage précédé d'une introduction par E. BERTIN SANS, professeur d'hygiène à Montpellier. In-8, 1891, avec fig., cart. . 6 fr.

APOSTOLI et GAUTIER. — **Le courant galvanique constant en gynécologie. Outillage technique, effets physiologiques.** In-8, 1890 . . . . 1 fr. 50

BONEVAL (RENÉ). — **Nouveaux éléments d'Histologie normale** à l'usage des étudiants en médecine. Troisième édition entièrement revue et considérablement augmentée par H. BERDAL. In-8, 1891, avec 186 figures. . . . . . 6 fr.

BONEVAL. — **Nouveau guide pratique de technique microscopique** appliquée à l'histologie et à l'embryogénie, suivi d'un formulaire indiquant la composition des réactifs employés en anatomie microscopique avec figures dans le texte. In-8, 1890 . . . . 4 fr.

HAGEN (Dr R.), professeur à l'Université de Leipzig. **Manuel pratique du Diagnostic et de Propédeutique**, édition française, profondément modifiée et considérablement augmentée, par le Dr J. TOISON, professeur suppléant à la Faculté libre de médecine de Lille. 1 vol. in-8 de 450 pages avec 78 figures et une planche hors texte, 1890. . 6 fr.

LEVILLAIN (Dr FERNAND). **La Neurasthénie, maladie de Beard** (Méthodes de WEIR-MITCHELL, traitement de VIGOUROUX), avec une préface du professeur CHARCOT et notice thérapeutique par le Dr VIGOUROUX, in-18, 1891. . 4 fr.

LUTAUD. — **La stérilité chez la femme et son traitement médico-chirurgical.** 1 vol. in-12, avec 50 fig., 1890. 3 fr. 50

SUZOR (J. R.) — **Exposé pratique du traitement de la rage, par la méthode Pasteur**, historique et description de la rage, collection complète des communications de M. PASTEUR, **Technique de sa méthode**, résultat statistique, etc., par J. R. SUZOR, docteur en médecine des Facultés de Paris et d'Edimbourg, délégué par le gouvernement de l'île Maurice pour étudier à Paris la méthode de prophylaxie de la rage après morsure. Ouvrage précédé **d'une lettre autographe de M. Pasteur.** In-8, 1888, avec figures. 5 fr.

VULLIET et LUTAUD. — **Leçons de gynécologie opératoire**, par VULLIET, professeur à la Faculté de Médecine de Genève, et LUTAUD, professeur libre de gynécologie à l'école pratique. Deuxième édition entièrement refondue, avec 200 figures dans le texte, in-8, 1890 . . . . 10 fr.

Dijon, imprimerie Darantiere, rue Chabot-Charny.

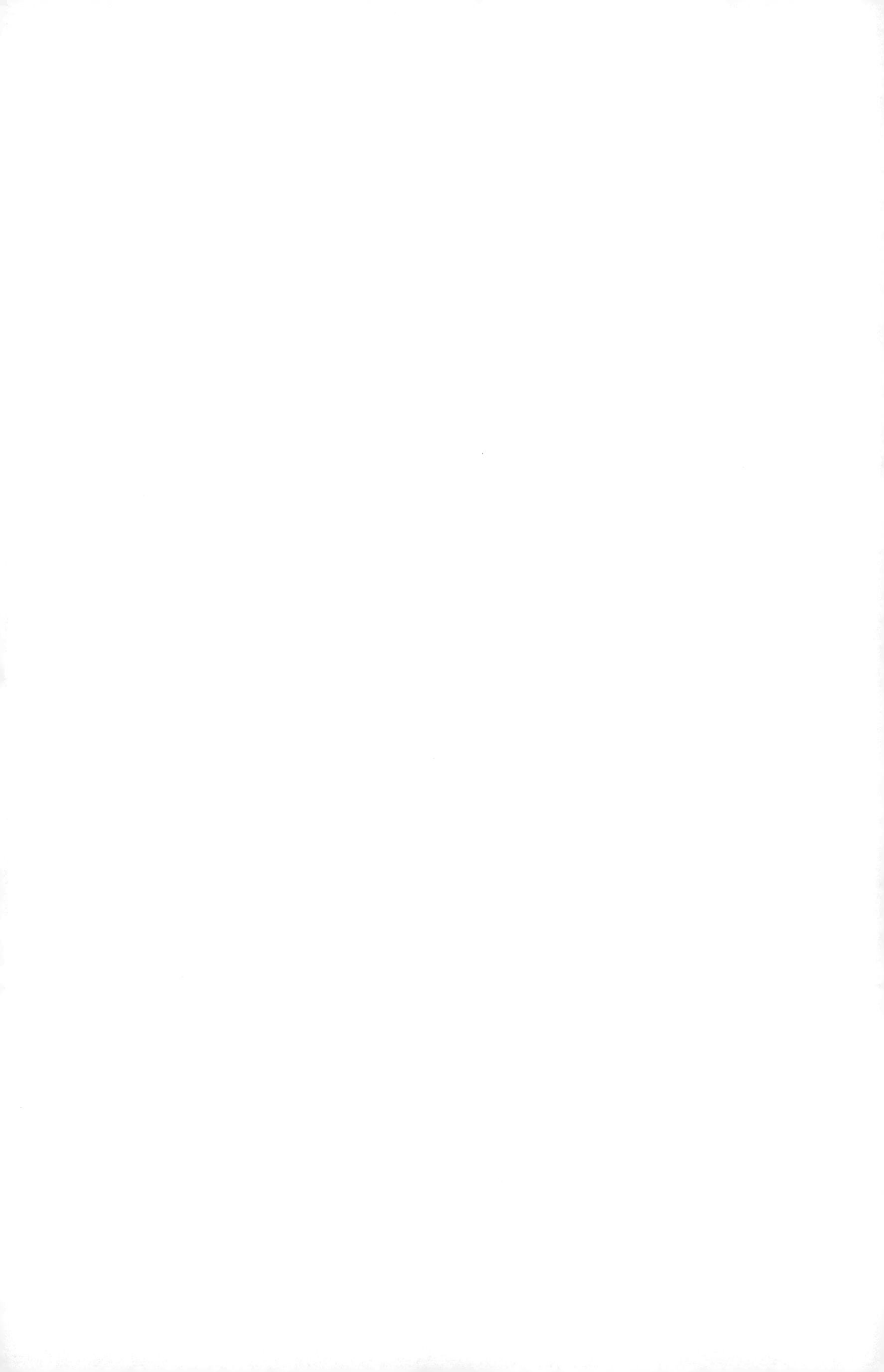

www.ingramcontent.com/pod-product-compliance
Ingram Content Group UK Ltd.
Pitfield, Milton Keynes, MK11 3LW, UK
UKHW012010240726
13965UKWH00001B/284

9 782012 928022